AI가 인체를 번역한다

AI가 인체를 번역한다

발행일	2025년 9월 12일
지은이	박상철, 권순용, 이희원, 강시철, 제노시스AI헬스케어
펴낸이	손형국
펴낸곳	(주)북랩
출판등록	2004. 12. 1(제2012-000051호)
주소	서울특별시 금천구 가산디지털 1로 168, 우림라이온스밸리 B동 B111호, B113~115호
홈페이지	www.book.co.kr
전화번호	(02)2026-5777	팩스	(02)3159-9637
ISBN	979-11-7224-803-1 93510 (종이책) 979-11-7224-804-8 95510 (전자책)

잘못된 책은 구입한 곳에서 교환해드립니다.
이 책은 저작권법에 따라 보호받는 저작물이므로 무단 전재와 복제를 금합니다.
이 책은 (주)북랩이 보유한 리코 장비로 인쇄되었습니다.

작가 연락처 문의 ▶ ask.book.co.kr
작가 연락처는 개인정보이므로 북랩에서 알려드릴 수 없습니다.

(주)북랩 성공출판의 파트너

북랩 홈페이지와 SNS에서 다양한 출판 솔루션을 만나 보세요!

홈페이지 book.co.kr • **블로그** blog.naver.com/essaybook • **출판문의** text@book.co.kr
카톡채널 북랩

내 몸을 설계하는 초지능 건강 코치 3세대 휴먼 디지털 트윈

AI가 인체를 번역한다

박상철, 권순용, 이희원, 강시철, 제노시스AI헬스케어

북랩

서문

21세기 의료기술의 발전은 인간의 생명현상에 대한 이해의 지평을 전례 없이 확장시키고 있다. 특히 디지털 기술과 의료 분야의 융합은 개별 인간의 생체 정보를 가상공간에 구현하는 휴먼 디지털 트윈(Human Digital Twin, HDT)이라는 혁신적 패러다임을 탄생시켰다. 이는 단순한 기술적 진보를 넘어서 의료 서비스의 근본적 전환을 의미하며, 개인 맞춤형 건강관리의 새로운 가능성을 제시하고 있다.

디지털 트윈 기술의 개념적 기초는 제조업 분야에서 물리적 시스템의 가상 복제본을 생성하여 성능을 최적화하고 문제를 예측하는 데서 출발하였다. Barricelli 등이 수행한 포괄적 연구에서 디지털 트윈은 물리적 객체나 시스템의 디지털 표현으로서 실시간 데이터를 활용하여 시뮬레이션, 모니터링, 제어 기능을 수행하는 기술로 정의되었다[1]. 이러한 개념이 의료 분야로 확장되면서 인간의 복잡한 생체 시스템을 디지털 공간에서 재현하려는 시도가 본격화되었다.

Forbes의 기술 전문가들은 디지털 트윈이 의료 변혁을 가속화할 수 있는 핵심 동력으로 작용하고 있음을 강조하였다[2]. 전통적인 의료 시스템이 질병 발생 후 반응적 치료에 의존했다면, HDT 기술은 개인의 생체 데이터를 실시간으로 분석하여 질병을 사전에 예방하고 최적의 건강 상태를 유지하는 선제적 의료로의 전환을 가능하게 한다. 이는 의료비 절감과 함께 개인의 삶의 질 향상이라는 이중 효과를 기대할 수 있게 한다.

HDT 기술의 발전 과정을 살펴보면, 그 진화의 궤적이 명확히 드러난다. 초기 단계의 디지털 트윈은 주로 제한적인 생체 데이터와 정적인 모델링에 의존하였으나, 최근 들어 인공지능 기술의 급속한 발전과 함께 더욱 정교하고 동적인 시스템으로 진화하고 있다. Liu 등이 실시한 연구에서는 인공지능이 의료 분야 디지털 트윈에서 수행할 수 있는 역할에 대해 체계적으로 분석하였으며, 머신러닝과 딥러닝 기술이 복잡한 생체 데이터의 패턴 인식과 예측 정확도 향상에 결정적 기여를 하고 있음을 확인하였다[5].

현재 우리가 목도하고 있는 차세대 HDT 시스템의 가장 주목할 만한 특징은 다중 오믹스 데이터의 통합적 활용이다. 유전체(Genomics), 후성유전체(Epigenomics), 전사체(Transcriptomics), 단백체(Proteomics), 대사체(Metabolomics), 미생물군유전체(Microbiomics) 등 생명과학의 다양한 분야에서 생성되는 빅데이터를 인공지능 기술을 통해 통합적으로 분석함으로써, 개인의 건강 상태에 대한 포괄적이고 정밀한 이해가 가능해졌다. 특히 후성유전체는 유전체와 단백체를 연결하는 핵심 고리이자 환경적 요인을 반영하는 중요한 요소로서, 개인의 생활 습관과 환경 노출이 유전자 발현에 미치는 영향을 추적할 수 있게 한다. 이는 마치 복잡한 교향곡의 각 악기가 조화를 이루어 완전한 음악을 만들어내는 것과 같이, 인체의 다양한 생물학적 층위가 통합되어 개인만의 고유한 건강 프로파일을 구성한다.

Forbes 비즈니스 개발 위원회는 디지털 트윈과 디지털 스레드 기술이 맞춤형 건강관리의 미래를 결정할 것이라고 전망하였다[1]. 특히 개인의 생활 패턴, 환경적 요인, 유전적 소인 등을 종합적으로 고려한 개인 맞춤형 건강 솔루션의 제공이 가능해지면서, 획일적인 표준 치료에서 벗어나 각 개인에게 최적화된 치료 전략을 수립할 수 있는 기반이 마련되고 있다.

이러한 기술적 진보의 핵심에는 실시간 데이터 수집과 처리 능력의 혁신적 향상이 자리잡고 있다. 웨어러블 기기, IoT 센서, 스마트 의료기기 등을 통해 수집되는 연속적인 생체 신호는 개인의 디지털 트윈을 지속적으로 업데이트하며, 건강 상태의 미세한 변화도 실시간으로 감지할 수 있게 한다. 이는 기존의 주기적인 건강검진에 의존하던 방식에서 벗어나 24시간 지속적인 건강 모니터링이 가능한 새로운 의료 생태계를 구축하고 있다.

Forbes의 전문가들이 지적한 바와 같이, 디지털 트윈 기술은 가정생활에서부터 의료 서비스에 이르기까지 일상의 모든 영역에 스며들어 혁신을 이끌고 있다[3]. 특히 HDT는 개인의 건강관리가 병원이라는 제한된 공간에서 벗어나 일상생활의 모든 순간으로 확장될 수 있게 하는 기술적 토대를 제공한다. 이는 의료 서비스의 접근성을 획기적으로 개선하고, 의료비 절감과 동시에 건강 결과의 향상을 기대할 수 있게 한다.

특히 주목할 점은 최근 급속도로 발전하고 있는 거대 언어 모델(Large Language Model, LLM) 기술과 HDT의 융합이다. 이러한 결합은 복잡한 의료 정보를 자연어로 소통할 수 있는 혁신적인 인터페이스를 제공하며, 전문적인 의학 지식이 없는 일반인도 자신의 건강 상태에 대해 직관적으로 질문하고 맞춤형 답변을 받을 수 있게 한다. 이는 의료 정보의 민주화라는 관점에서 매우 중요한 의미를 갖는다.

본서에서 제시하는 '초지능 HDT' 개념은 이러한 기술적 진보의 집대성이라 할 수 있다. 전통적인 의료 데이터의 선형적 분석을 넘어서 다차원적이고 동적인 생체 시스템의 상호작용을 포괄적으로 모델링함으로써, 개인의 건강 상태에 대한 전례 없이 정밀한 이해와 예측이 가능해진다. 이는 단순한 데이터의 축적이 아니라, 복잡한 생명현상의 패턴을 학습하고 미래를 예측할 수 있는 지능형 시스템의 구현을 의미한다.

HDT 기술의 사회적 함의는 개인의 건강관리를 넘어 사회 전체의 의료 패러다임 변화로 확장된다. 특히 한국과 같이 급속한 고령화를 경험하고 있는 사회에서 HDT는 시니어 케어의 혁신적 대안을 제시한다. 원격 건강 모니터링을 통한 선제적 개입, 응급상황의 사전 예방, 개인 맞춤형 건강관리 프로그램의 제공 등은 고령화 사회의 의료비 부담을 경감시키는 동시에 노인층의 삶의 질을 향상시키는 효과를 기대할 수 있다.

그러나 이러한 기술적 진보가 가져오는 편익과 함께 우리는 새로운 도전에도 직면하고 있다. 개인의 모든 생체 정보가 디지털화되는 과정에서 프라이버시 보호와 데이터 소유권 문제가 핵심 이슈로 부상하고 있다. 민감한 건강 정보의 보안과 개인의 데이터 주권 확보는 HDT 기술의 성공적 도입을 위한 필수 조건이 되고 있다.

본서에서 제안하는 블록체인 기반의 데이터 관리 시스템은 이러한 우려에 대한 기술적 해법을 제시한다. 분산 원장 기술을 활용하여 개인의 건강 데이터가 안전하게 보호되면서도 필요에 따라 적절한 권한을 가진 의료진이나 연구자들과 공유될 수 있는 구조를 구현함으로써, 개인 정보 보호와 의료 혁신 간의 균형점을 찾고자 한다.

HDT 기술이 가져올 의료 혁신의 규모를 가늠해보면, 이는 단순한 기술적 개선을 넘어서 의료 서비스의 본질적 변화를 의미한다. 질병 중심의 치료 패러다임에서 건강 증진과 질병 예방 중심의 웰니스 패러다임으로의 전환이 가속화될 것이며, 이는 의료 시스템의 지속가능성 확보와 국민 건강 수준의 전반적 향상에 기여할 것이다.

또한 HDT 기술은 의료 연구 방법론에도 근본적 변화를 가져오고 있다. 전통적인 임상시험이 제한된 표본 집단을 대상으로 한 단기간의 연구에 의존했다면, HDT 기반 연구는 대규모 실제 세계 데이터(Real World Data)를 활용한 장기간의 종단 연구를 가능하게 한다. 이는 의학 연구의 정확성과 신뢰성을 크게 향상시킬 뿐만 아니라, 신약 개발과 치료법 검증에 소요되는 시간과 비용을 대폭 절감할 수 있는 가능성을 제시한다.

특히 정밀의학(Precision Medicine)의 실현에 있어서 HDT 기술은 핵심적 역할을 담당한다. 동일한 질병이라도 개인의 유전적 특성, 생활환경, 과거 병력, 동반 질환 등에 따라 최적의 치료법이 달라질 수 있다는 인식이 확산되면서, 개인에게 특화된 맞춤형 치료의 중요성이 강조되고 있다. HDT는 이러한 개인 맞춤형 의학의 구현을 위한 핵심 인프라를 제공한다.

HDT 기술의 발전은 또한 의료 전문가의 역할에도 변화를 가져오고 있다. 인공지능이 대량의 데이터 분석과 패턴 인식을 담당하게 되면서, 의료진은 더욱 창의적이고 전략적인 사고를 요구하는 고차원적 의사결정에 집중할 수 있게 된다. 이는 의료의 질적 향상과 함께 의료진의 업무 만족도 증진에도 기여할 것으로 예상된다.

그러나 이러한 기술적 진보가 가져오는 변화의 속도와 규모를 고려할 때, 우리는 신중한 접근이 필요하다는 점도 인식해야 한다. HDT 기술의 확산 과정에서 디지털 격차로 인한 의료 불평등이 심화될 우려가 있으며, 알고리즘의 편향성이나 데이터의 품질 문제 등이 예상치 못한 부작용을 낳을 가능성도 존재한다.

따라서 기술 개발과 함께 적절한 규제 체계 구축, 윤리적 가이드라인 마련, 의료진 교육 프로그램 개발, 사회적 합의 형성 등이 병행되어야 한다. 특히 HDT 기술이 모든 계층의 국민에게 공평하게 혜택을 제공할 수 있도록 접근성과 형평성을 고려한 정책적 접근이 필요하다.

본서는 이러한 다면적 관점에서 HDT 기술을 조망하며, 기술적 가능성과 함께 사회적 책임에 대한 균형 잡힌 시각을 제시하고자 한다. 독자들이 HDT 기술의 혁신적 잠재력을 이해하는 동시에, 그것이 가져올 변화에 대한 건전한 비판적 사고를 기를 수 있기를 기대한다.

  궁극적으로 HDT 기술이 추구하는 목표는 인간의 건강한 삶과 행복이다. 기술 그 자체가 목적이 될 수는 없으며, 인간 중심적 가치를 실현하는 수단으로서 의미를 갖는다. 본서를 통해 독자들이 HDT 기술의 현재와 미래를 이해하고, 각자의 삶에서 이러한 기술을 현명하게 활용할 수 있는 통찰을 얻기를 바란다.

  동시에 HDT 기술이 만들어갈 새로운 의료 생태계에서 모든 구성원이 혜택을 누릴 수 있는 포용적이고 지속가능한 미래를 함께 모색해 나가기를 희망한다. 이를 위해서는 기술 개발자, 의료진, 정책 입안자, 그리고 일반 시민들 간의 지속적인 소통과 협력이 필수적이다. 본서가 이러한 대화의 출발점이 되기를 기대한다.

참고문헌

1. Forbes Business Development Council. (2024). Digital Twins And Digital Threads: The Future Of Customized Health. Forbes.
2. Forbes Tech Council. (2022). How Digital Twins Can Accelerate Healthcare Transformation. Forbes.
3. Forbes. (2022). Digital Twins: From Home Life To Healthcare. Forbes.
4. Barricelli, B. R., Casiraghi, E., & Fogli, D. (2019). A Survey on Digital Twin: Definitions, Characteristics, Applications, and Design Implications. IEEE Access, 7, 167653--167671.
5. Liu, Y., Zhang, L., Yang, Y., Zhou, L., Ren, L., Wang, F., ... & Luo, Y. (2022). Digital twins in healthcare: is there a role for artificial intelligence? Frontiers in Digital Health, 4, 939214.

차례

서문 … 4
프롤로그 … 16

1장 나의 아바타, 휴먼 디지털 트윈이란 무엇인가?

1. 디지털 트윈의 기본 개념 … 28
2. 디지털 트윈의 실제 활용 사례와 핵심 가치 … 31
3. 휴먼 디지털 트윈의 등장 … 32
4. HDT가 해결하고자 하는 현대 의료의 세 가지 거대한 도전 … 33
5. HDT의 혁신적 해답과 실제 적용 … 36
6. HDT의 현재 과제와 한계 … 38

2장 HDT, 어디까지 왔을까?

1. HDT의 초기 모습과 한계 … 46
2. 유명 HDT 기술 검토 … 49
   2.1 유전체 기반 HDT … 50
   2.2 실시간 모니터링 HDT … 51
3. 특정 장기 HDT … 54
   3.1 심장 디지털 트윈 … 54
   3.2 뇌종양 디지털 트윈 … 55

       3.3 가상 환자 시뮬레이션   56
       3.4 만성 대사 질환 관리 HDT   57
  4. 기존 HDT 기술의 공통적인 한계   60
  5. 현재의 성과와 미래를 향한 과제   64

3장 초지능 HDT는 왜 3세대인가?

  1. HDT 기술의 세대 구분   70
  2. 세대별 HDT 기술의 발전과 미래 전망   81
  3. 글로벌 헬스케어 형평성과 접근성   85

4장 다중 오믹스 데이터의 비밀

  1. 환원주의적 접근법의 한계와 시스템 생물학의 등장   99
  2. 생명 정보의 근본적 설계도, 유전체(Genomics)   102
  3. 유전체학의 한계와 후성유전학적 조절의 중요성   105
  4. 전사체(Transcriptomics), 유전자 발현의 실시간 스냅샷   111
  5. 생명 활동의 실질적 수행자 단백체(Proteomics)   115
  6. 생명 활동의 최종 산물, 대사체(Metabolomics)   121
  7. 인간과 공생하는 미생물군유전체(Metagenomics)   126
  8. 통합 오믹스 지도   132
  9. 설명 가능한 AI와 생물학적 해석   139
  10. 웨어러블 기술과 IoT 기반 환경 모니터링   143

5장 동적 시뮬레이션의 마법

  1. 실시간으로 변하는 나를 담는 웨어러블 기기와 센서   153
  2. 손가락 위 작은 비서, 스마트 링의 활약   158

3. 미래를 미리 살아보는 가상 개입 시뮬레이션　　161
4. 질병 서브타이핑　　166
5. 살아 움직이는 나의 디지털 쌍둥이　　172

6장　나와 대화하는 초지능 의사

1. 딱딱한 보고서가 아닌, 친절한 대화　　185
2. 나만의 초지능 건강 코치　　190
3. 의사 선생님의 든든한 조수　　195
4. LLM AI가 만드는 의료의 미래　　201

7장　안전한 나의 정보, 블록체인의 약속

1. 현재 헬스케어 시스템의 한계와 블록체인의 필요성　　209
2. 내 건강 정보, 내가 주인이다　　210
3. 투명하고 신뢰할 수 있는 시스템　　214
4. 실제 구현 사례와 기술적 도전 과제　　218
5. 법적·윤리적 고려 사항과 규제 대응　　220
6. 미래 전망과 발전 방향　　222

8장　매일 진화하는 초지능 디지털 트윈

1. 디지털 트윈: 나의 가상 건강 분신　　229
2. 잠들지 않는 나의 건강 비서　　231
3. AI가 설명해 주는 건강 예측　　234
4. 통합적 시스템 아키텍처와 구현　　238
5. 미래 전망과 발전 방향　　240

9장 초고령화 사회의 새로운 희망, 휴먼 디지털 트윈

1. 초고령화 사회: 도전과 기회　　　　　　　　　**250**
2. 기술적 혁신의 정수, 휴먼 디지털 트윈　　　　**253**
3. K-시니어 케어에서의 HDT 적용　　　　　　　**256**
   3.1 원격 건강 모니터링과 선제적 개입　　　　**256**
   3.2 선제적 의료 개입　　　　　　　　　　　　**258**
4. 고독사와 병상 사망 예방　　　　　　　　　　**259**
5. 개인 맞춤형 건강 관리와 치매 예방　　　　　**263**
6. 사회적 연결성 강화　　　　　　　　　　　　**267**
7. HDT 구현을 위한 기술적 기반　　　　　　　　**269**
8. 사회적 의미와 미래 전망　　　　　　　　　　**272**

10장 HDT가 열어갈 미래와 초지능 기술의 역할

1. 질병 없는 세상, 혹은 질병을 관리하는 세상　**281**
2. 개인 맞춤형 약의 시대　　　　　　　　　　　**283**
3. 미래 병원의 모습　　　　　　　　　　　　　　**285**
   3.1 위기를 기회로 전환하는 미래 의료 비전　**285**
   3.2 AI 기반 전문의 상담의 혁신　　　　　　　**288**
   3.3 AI 지원 임상 업무의 효율성 증대　　　　　**289**
   3.4 의료 영상 분석의 AI 혁신　　　　　　　　**290**
4. 윤리적 고려와 미래의 과제　　　　　　　　　**291**

에필로그　　　　　　　　　　　　　　　　　　　**299**

프롤로그

거울 속의 진정한 나, 초지능 휴먼 디지털 트윈

　내 몸 안에 또 다른 내가 있다면 어떨까? 이는 단순한 철학적 사유가 아니라 21세기 디지털 혁명이 의료 분야에 제기하는 현실적 질문이다. 거울을 들여다보며 자신의 모습을 확인하는 일상적 행위가 이제 가상공간에서 자신의 생체 정보를 실시간으로 관찰하고 미래의 건강 상태를 예측하는 혁신적 경험으로 확장되고 있다. 휴먼 디지털 트윈(Human Digital Twin, HDT)이라 불리는 이 기술은 인간 존재에 대한 우리의 이해를 근본적으로 재정의하며, 의료와 건강관리의 패러다임을 전면적으로 변화시키고 있다.

　그러나 모든 디지털 트윈이 같은 수준의 혁신을 제공하는 것은 아니다. 디지털 트윈 기술의 발전 과정을 살펴보면, 그 진화의 궤적은 마치 인간의 성장과 같이 단계적이고 역동적이다. Barricelli 등이 수행한 포괄적 연구에서 디지털 트윈은 물리적 객체나 시스템의 디지털 표현으로서, 실시간 데이터를 활용하여 시뮬레이션, 모니터링, 제어 기능을 통합적으로 수행하는 기술적 구조체로 정의되었다[1]. 이러한 개념적 토대 위에서, HDT는 크게 세 가지 세대로 구분될 수 있으며, 각 세대는 고유한 특징과 한계를 가지고 있다.

1세대 HDT는 '정보 제공형' 디지털 트윈으로 분류된다. 이 초기 단계의 HDT는 주로 유전체 정보나 기본적인 임상 검진 데이터를 기반으로 질병 위험도를 예측하고, 약물에 대한 유전적 반응성을 분석하는 정적인 접근법을 취했다. 마치 과거의 사진을 보며 현재를 추론하는 것과 같이, 제한된 정보를 바탕으로 개인의 건강 상태를 평가하는 수준에 머물렀다. 실시간으로 변하는 생체 정보나 복잡한 환경 요인, 그리고 다양한 오믹스 데이터(단백체, 대사체 등)를 통합하여 분석하는 데 한계가 있었다.

2세대 HDT는 '모니터링 및 예측 강화형' 디지털 트윈으로 진화했다. Forbes Tech Council의 전문가들이 지적한 바와 같이, 디지털 트윈 기술이 의료 분야를 변혁시키기 시작한 것은 바로 이 단계에서부터였다[2]. 2세대 HDT는 1세대의 정적 정보에 웨어러블 기기나 IoT 센서에서 수집되는 실시간 생체 데이터를 추가하여, 건강 상태를 지속적으로 모니터링하고 특정 질병의 진행을 예측하는 능력을 갖추게 되었다. 심박수, 활동량, 수면 패턴 등의 실시간 데이터가 HDT에 반영되면서, 개인의 건강 상태를 더욱 역동적으로 파악할 수 있게 되었다. 그러나 여전히 다중 오믹스 데이터의 심층적 통합 분석에는 한계가 있었고, 복잡한 생체 시스템의 동적 변화를 시뮬레이션하거나 가상 개입의 효과를 예측하는 데는 어려움이 있었다.

이제 우리는 **3세대 HDT**의 시대에 접어들고 있다. 이를 우리는 '초지능 HDT(Super-Intelligence HDT)'라고 명명한다. 단순히 '지능적'이라는 표현을 넘어서 '초지능'이라는 단어를 사용하는 데에는 명확한 이유가 있다.

'초지능'이라는 명명의 첫 번째 이유는 인간의 인지적 한계를 뛰어넘는 정보 처리 능력 때문이다. 인간의 뇌는 놀라운 기관이지만, 동시에 처리할 수 있는 정보의 양과 복잡성에는 명확한 한계가 있다. 예를 들어, 숙련된 의사라 할지라도 환자의 유전체, 후성유전체, 전사체, 단백체, 대사체, 미생물군유전체 데이터를 동시에 분석하면서 실시간 생체 신호와 환경적 요인까지 종합적으로 고려하여 최적의 치료 방안을 도출하는 것은 사실상 불가능하다. 그러나 초지능 HDT는 이러한 다차원적이고 복잡한 데이터들을 동시에 처리하고 분석하여, 인간이 놓칠 수밖에 없는 미묘한 패턴과 상관관계를 발견할 수 있다.

두 번째 이유는 시공간을 초월한 학습과 예측 능력이다. 기존의 인공지능이 특정 데이터셋을 학습하여 패턴을 인식하는 수준이었다면, 초지능 HDT는 전 세계의 의학 연구 결과, 임상 데이터, 실시간 건강 정보를 지속적으로 학습하면서 동시에 개인의 고유한 생체 특성을 반영한 예측을 수행한다. 이는 마치 시간을 앞서 나가며 미래의 건강 상태를 '미리 경험' 하고 돌아와서 현재 최적의 조언을 제공하는 것과 같다. Liu 등의 연구에서 제시된 바와 같이, 이러한 예측적 시뮬레이션 능력은 기존 AI 기술의 범주를 뛰어넘는 혁신적 수준이다[4].

세 번째 이유는 다층적 지능의 융합이다. 초지능 HDT는 단일한 형태의 지능이 아니라, 분석적 지능(데이터 분석), 창의적 지능(새로운 솔루션 도출), 감성적 지능(사용자와의 정서적 교감), 실용적 지능(실생활 적용 가능한 조언 제공) 등 여러 형태의 지능이 융합된 메타-지능 시스템이다. Forbes Business Development Council이 강조한 맞춤형 건강관리의 미래가 바로 이러한 다층적 지능의 융합에 달려 있다[3].

네 번째 이유는 자기 진화하는 메타-학습 능력이다. 기존의 AI 시스템들이 프로그래밍된 알고리즘에 따라 작동한다면, 초지능 HDT는 사용자와의 상호작용, 새로운 의학 연구 결과, 실시간 건강 데이터 등을 통해 지속적으로 자신의 알고리즘을 개선하고 진화시킨다. 이는 단순한 업데이트가 아니라, 개인의 고유한 특성을 더 깊이 이해하고 더 정확한 예측을 할 수 있도록 스스로 학습하는 메타-인지적 능력을 의미한다.

다섯 번째 이유는 직관적 추론과 창발적 통찰력이다. 초지능 HDT는 명시적으로 프로그래밍되지 않은 새로운 패턴이나 상관관계를 발견할 수 있는 창발적(Emergent) 특성을 갖는다. 예를 들어, 특정 개인의 수면 패턴과 장내 미생물의 변화가 면역 시스템에 미치는 상호작용을 기존 의학 지식으로는 예측하기 어려운 새로운 방식으로 연결지어 이해할 수 있다. 이러한 창발적 통찰력은 인간의 직관적 사고 과정을 모방하면서도 그것을 훨씬 뛰어넘는 수준의 추론 능력을 의미한다.

이러한 초지능 HDT는 '초개인화된 대화형 시뮬레이션' 디지털 트윈으로, 이전 세대들의 모든 장점을 아우르면서도 근본적으로 다른 차원의 혁신을 제시한다. 초지능 HDT는 네 가지 핵심 차별점을 통해 기존 기술의 한계를 뛰어넘고 있다.

첫 번째 차별점은 **진정한 '나'의 통합 모델 구축**이다. 초지능 HDT는 단순한 데이터 나열을 넘어서, 다중 오믹스 데이터(유전체, 후성유전체, 전사체, 단백체, 대사체, 미생물군유전체 등)를 심층적으로 통합하여 '통합 오믹스 지도'를 구축한다. 특히 후성유전체는 유전체와 단백체를 연결하는 핵심 고리이자 환경적 요인을 반영하는 중요한 요소로서, 개인의 생활 습관과 환경 노출이 유전자 발현에 미치는 영향을 추적할 수 있게 한다. 이는 마치 전문 화가가 여러 색깔의 물감을 정교하게 섞어 독특한 색채를 만들어내는 것처럼, 오믹스 간의 복잡한 상호작용을 학습하여 개인의 생체 시스템을 가장 깊은 수준까지 이해할 수 있게 한다. 이러한 통합적 접근법은 개인의 고유한 생물학적 특성을 포착하여, 진정으로 '나만의' 디지털 트윈을 구현할 수 있게 한다.

두 번째 차별점은 **미래를 예측하는 '가상 시뮬레이션' 능력**이다. "특정 약을 먹으면 나에게 어떤 영향이 있을까?", "매일 30분씩 걸으면 5년 후 건강이 어떻게 달라질까?"와 같은 가상 시나리오에 대해, 초지능 HDT는 개인의 통합 오믹스 지도와 실시간 생체 데이터를 기반으로 동적 시뮬레이션을 수행한다. 이는 단순한 통계적 예측을 넘어서, 특정 행동이나 의료 개입이 개인의 복잡한 생체 시스템에 미칠 다층적 영향을 가상으로 시뮬레이션하여 최적의 결과를 예측해 주는 혁신적 기능이다.

세 번째 차별점은 **LLM 기반의 '초지능 대화형 인터페이스' 구현**이다. 최첨단 거대 언어 모델(LLM)을 접목함으로써, 초지능 HDT는 사용자가 복잡한 건강 정보를 자연어로 질문하고, 친절하고 이해하기 쉬운 답변을 받을 수 있게 한다. 이는 기존의 딱딱한 보고서나 숫자 나열 방식을 넘어서, 마치 나와 대화하는 초지능 건강 동반자와 같은 경험을 제공한다. 더 나아가 이 초지능 AI는 개인의 데이터를 바탕으로 한 맞춤형 건강 조언은 물론, 정서적 교감과 동기 부여까지 가능하여 진정한 의미의 개인 맞춤형 건강 멘토 역할을 수행한다.

네 번째 차별점은 **블록체인 기반의 '안전한 개인 정보 주권' 보장**이다. 민감한 건강 데이터가 블록체인 위에서 안전하게 관리되며, 개인이 자신의 데이터에 대한 접근 권한과 소유권을 직접 가질 수 있게 한다. 이는 기존 HDT가 직면했던 개인 정보 보안과 데이터 소유권 문제를 근본적으로 해결하는 혁신적 접근법이다. 개인은 누가, 언제, 어떤 목적으로 자신의 건강 데이터에 접근했는지 투명하게 확인할 수 있으며, 데이터 사용에 대한 최종 결정권을 보유한다.

상상해 보자. 아침에 일어나 거울을 보는 대신, 스마트폰이나 컴퓨터 화면을 통해 자신의 초지능 디지털 트윈을 확인하는 미래를 말이다. 이 가상의 나는 실제 나의 모든 생체 정보를 실시간으로 반영할 뿐만 아니라, 나와 자연스럽게 대화하며 맞춤형 건강 조언을 제공한다. "어젯밤 수면의 질이 평소보다 좋지 않았네요. 오늘은 가벼운 스트레칭과 함께 오후에 15분 정도 명상을 해보시는 것이 어떨까요? 당신의 스트레스 호르몬 패턴과 장내 미생물 상태를 종합 분석한 결과, 이런 방식이 가장 효과적일 것 같습니다"라고 말하며, 동시에 그 근거가 되는 과학적 데이터와 예측 결과를 이해하기 쉽게 설명해 준다.

그렇다면 왜 하필 지금, 이 시점에서 초지능 HDT가 필요한 것일까? 이 질문에 대한 답은 현대 사회가 직면한 여러 거대한 도전들과 밀접하게 연관되어 있다. 21세기 인류는 이전 어느 시대보다도 복잡하고 다층적인 건강 문제들에 직면하고 있으며, 전통적인 의료 시스템과 기존의 1, 2세대 HDT만으로는 이러한 도전들을 효과적으로 해결하기 어려운 상황에 이르렀다.

첫 번째로, 전 세계적으로 진행되고 있는 급속한 인구 고령화는 의료 시스템에 전례 없는 압박을 가하고 있다. 대한민국의 경우 2025년에는 65세 이상 인구가 전체 인구의 20%를 넘어서는 초고령 사회에 진입하였으며, 이는 세계에서 가장 빠른 고령화 속도이다. 고령 인구의 증가는 만성질환의 발병률 급증, 복수 질환 동시 발생, 약물 대사 능력 저하, 인지 기능 저하 등 복합적인 문제들을 야기한다. 이러한 상황에서 초지능 HDT는 고령자 개개인의 복잡한 건강 상태를 종합적으로 모니터링하고, 개인의 특성에 맞춘 최적의 관리 방안을 제시할 수 있는 혁신적 솔루션이 될 수 있다. 특히 원격 건강 모니터링과 선제적 개입을 통해 '병상 사망(Bed Death)'이나 '고독사'와 같은 비극을 방지하는 데 기여할 수 있다.

두 번째로, 만성질환의 급격한 증가는 현대 의료 시스템이 직면한 또 다른 중대한 도전이다. 현대 사회의 주요 건강 위협은 당뇨병, 고혈압, 심혈관 질환, 암, 치매 등과 같은 만성질환으로 이동하였으며, 이러한 질환들은 장기간에 걸쳐 서서히 진행되고 평생에 걸친 관리가 필요한 특성을 갖는다. 초지능 HDT는 24시간 지속적으로 생체 신호를 모니터링하면서 정상 범위에서 벗어나는 미세한 변화도 감지할 수 있으며, 다중 오믹스 데이터 분석을 통해 질병의 서브타이핑을 수행하여 개인마다 다른 질병 특성을 정확히 파악하고 맞춤형 치료 전략을 제시할 수 있다.

세 번째로, 의료비의 지속적인 상승은 전 세계적으로 심각한 사회, 경제적 문제로 대두되고 있다. 현재의 의료 시스템이 질병 발생 후 치료에 중점을 두는 반응적 접근법에 기반하고 있다는 점이 특히 문제가 된다. 초지능 HDT는 이러한 반응적 의료에서 예방적 의료로의 패러다임 전환을 가능하게 하는 핵심 기술이다. 가상 시뮬레이션을 통해 다양한 예방적 조치의 효과를 미리 예측하고, 개인에게 가장 효과적이고 비용면에서 효율적인 건강관리 전략을 제시함으로써 의료비 절감과 건강 결과 향상을 동시에 달성할 수 있다.

네 번째로, 현대 의학의 복잡성 증가는 초지능 HDT의 필요성을 더욱 부각시키고 있다. 현재는 매년 수십만 편의 의학 논문이 발표되고 새로운 치료법과 진단법이 지속적으로 개발되면서, 개별 의사가 모든 최신 지식을 습득하고 활용하는 것이 사실상 불가능해졌다. 초지능 HDT의 LLM 기반 대화형 AI는 방대한 의학 지식을 실시간으로 업데이트하고 학습하여, 개인의 복잡한 건강 상황에 가장 적합한 최신 의학적 조언을 제공할 수 있다.

다섯 번째로, 환자의 의료 참여에 대한 기대 수준이 크게 높아지고 있다. 현재는 환자들이 자신의 건강에 대해 더 많이 알고 싶어하고, 치료 과정에 적극적으로 참여하고자 한다. 그러나 인터넷상에는 정확하지 않거나 편향된 건강 정보들이 혼재하고 있어, 환자들이 올바른 정보를 선별하기 어려운 상황이다. 초지능 HDT의 대화형 인터페이스는 개인의 정확한 건강 상태를 기반으로 한 맞춤형 정보를 제공함으로써, 환자가 자신의 건강에 대해 올바르게 이해하고 적절한 의사결정을 내릴 수 있도록 지원한다.

이러한 다양한 사회적, 기술적 요구들이 복합적으로 작용하면서, 초지능 HDT는 더 이상 미래의 기술이 아닌 현재 우리가 직면한 문제들을 해결하기 위한 필수적인 도구로 인식되고 있다. 데이터의 '깊이(다중 오믹스)', 예측의 '동적 시뮬레이션 능력', 사용자와의 '초지능 대화 능력', 그리고 '데이터 보안 및 주권'이라는 네 가지 핵심 축에서 기존 HDT의 한계를 뛰어넘는 초지능 HDT는 인간의 건강과 삶에 대한 우리의 근본적 인식을 변화시키는 철학적 전환을 의미한다.

결국 초지능 HDT는 단순한 기술적 혁신을 넘어서, 질병과 건강을 이분법적으로 구분하던 기존의 관점에서 벗어나 건강을 연속적이고 동적인 스펙트럼으로 이해하고, 개인의 고유성을 존중하면서도 과학적 객관성을 추구하는 새로운 의료 패러다임의 출현을 예고하고 있다. 이는 인간이 자신의 몸을 더 깊이 이해하고, 더 현명하게 관리하며, 더 나아가 자신의 건강 데이터를 주체적으로 소유하고 활용할 수 있는 새로운 가능성의 문을 여는 것이기도 하다.

참고문헌

1. Barricelli, B. R., Casiraghi, E., & Fogli, D. (2019). A Survey on Digital Twin: Definitions, Characteristics, Applications, and Design Implications. IEEE Access, 7, 167653--167671.
2. Forbes Tech Council. (2022). How Digital Twins Are Transforming Healthcare. Forbes.
3. Forbes Business Development Council. (2024). Digital Twins And Digital Threads: The Future Of Customized Health. Forbes.
4. Binariks. (n.d.). AI Digital Twins in Healthcare. Retrieved from https://binariks.com/blog/ai-digital-twins-in-healthcare/

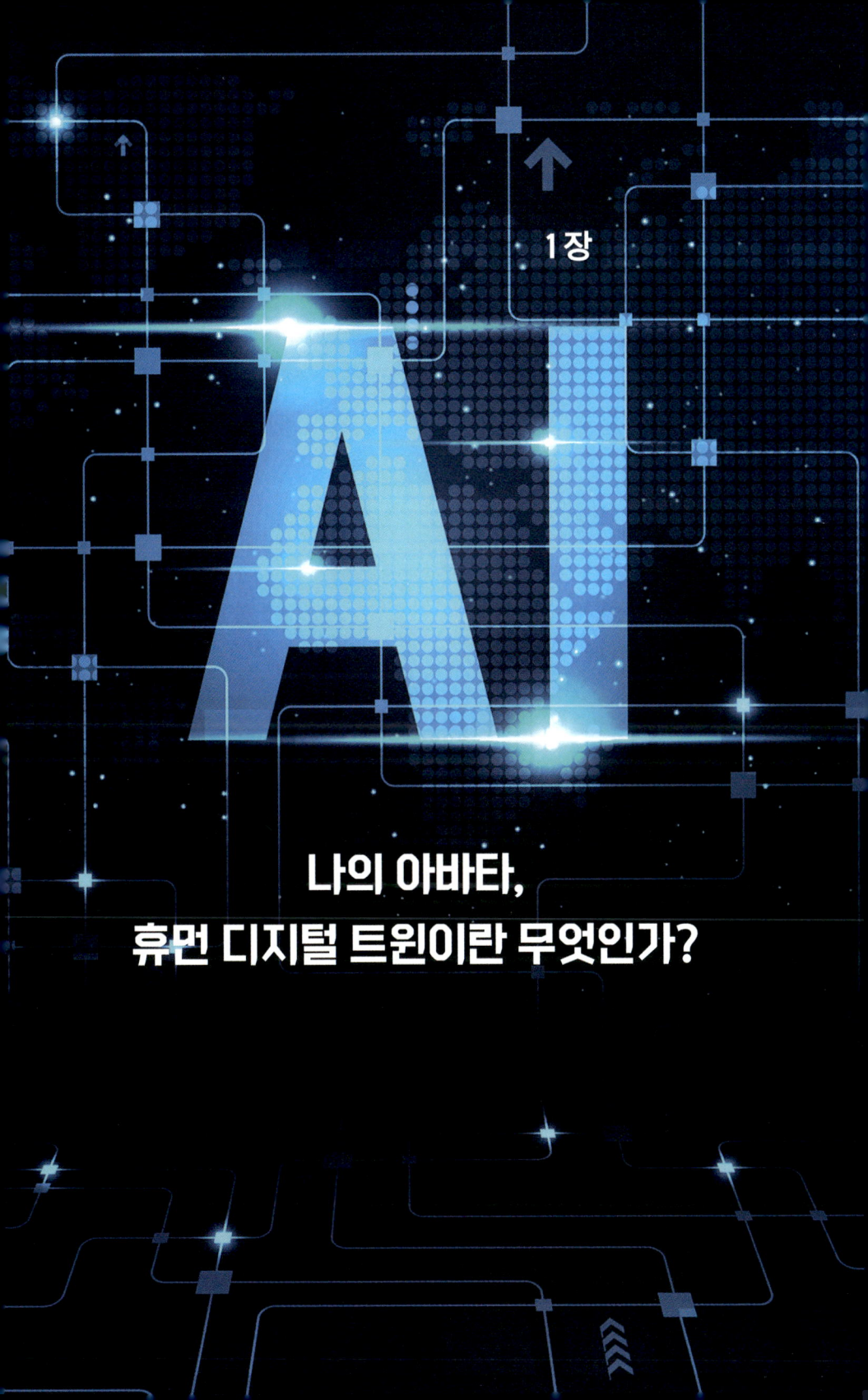

1. 디지털 트윈의 기본 개념

"만약 우리가 실제 세계의 모든 것을 가상공간에 완벽하게 복제할 수 있다면 어떨까?" 이는 21세기 디지털 혁명이 제기한 흥미로운 질문 중 하나이다. 디지털 트윈(Digital Twin)이라는 개념은 바로 이러한 상상에서 출발하여, 물리적 세계의 객체나 시스템을 디지털 공간에서 정확하게 재현하는 혁신적 기술로 발전했다.

디지털 트윈의 정의에 대해서는 학자마다 조금씩 다른 관점을 제시하지만, 가장 포괄적이고 널리 인용되는 정의는 Barricelli 등이 2019년 제시한 것으로, "물리적 객체나 시스템의 디지털 표현으로서, 실시간 데이터를 활용하여 시뮬레이션, 모니터링, 제어 기능을 통합적으로 수행하는 기술"이다[1]. 이 정의는 디지털 트윈이 단순한 복제품이 아니라 실시간으로 진화하고 반응하는 지능적 시스템임을 강조한다.

디지털 트윈의 개념적 기원을 정확히 추적해보면, 많은 문헌에서

1960년대 NASA의 아폴로 프로그램을 언급하곤 한다. 실제로 아폴로 13호 사고 당시 NASA는 지상의 시뮬레이터를 활용하여 우주선의 문제를 해결했다. 그러나 흥미롭게도, 디지털 트윈 개념의 실제 창시자인 Michael Grieves 교수는 이러한 연결에 대해 다른 견해를 제시한다. Grieves는 "디지털 트윈이 아폴로 프로그램에서 기원했다는 주장은 근거가 없다"고 명확히 밝혔으며, 아폴로 13호에서 사용된 것은 물리적 시뮬레이터였지 디지털 트윈이 아니었다고 설명했다[2].

실제 현대적 의미의 디지털 트윈 개념은 2003년 Michigan 대학교에서 Product Lifecycle Management(PLM) 수업 중에 처음 소개되었다[3]. 제품 생명주기 관리 과정에서 Michael Grieve 교수가 처음 제안하였으며, 물리적 제품과 가상 제품, 그리고 이 둘 사이의 연결을 포함하는 3차원 모델로 정의되었다[3].

당시 이 개념은 단순히 "PLM을 위한 개념적 이상"이라고 불렸으며, 아직 "디지털 트윈"이라는 명칭도 없었다. 2005년 저널 논문에서는 미러드 스페이스 모델(Mirrored Spaces Model)이라고 언급되었고, PLM의 기초 서적인 『Product Lifecycle Management: Driving the Next Generation of Lean Thinking』에서는 정보 미러링 모델(Information Mirroring Model)이라고 불렸다[2].

실제로 "디지털 트윈"이라는 용어는 2010년 NASA의 John Vickers가 명명한 것으로, Grieves의 개념 모델을 설명하는 과정에서 생겨났다[2]. 2011년, Michael Grieves 교수는 그의 저서 『Virtually perfect: driving innovative and lean products through product lifecycle management』에서 공동 저자 John Vickers가 설명하는 디지털 트윈 모델(digital twin model)이라는 명사적 개념 모델을 인용했으며, 이는 오늘날까지도 사용되고 있다[3]. 이는 디지털 트윈의 개념 개발과 명명이 서로 다른 시점과 기관에서 이루어졌음을 보여주는 흥미로운 역사적 사실이다.

Grieves가 제시한 디지털 트윈의 핵심 구조는 놀랍도록 단순하면서도 포괄적이다. 이 모델은 세 가지 주요 구성 요소로 이루어져 있다: (1) 실제 공간의 물리적 제품, (2) 가상 공간의 가상 제품, (3) 실제 공간과 가상 공간 간의 데이터 및 정보 인터페이스. 이 삼중 구조는 오늘날까지도 디지털 트윈 기술의 기본 프레임워크로 활용되고 있다.

2000년대 초반만 해도 이 개념은 기술적 한계와 인식 부족으로 인해 큰 주목을 받지 못했다. 하지만 2010년대 들어 IoT(사물인터넷), 빅데이터, 인공지능, 클라우드 컴퓨팅의 급속한 발전과 함께 디지털 트윈은 혁신적 기술로 재조명받기 시작했다. 특히 제조업 분야에서 Industry 4.0[1]의 핵심 기술로 각광받으면서, 다양한 산업 영역으로 확산되었다.

---

1 제조 및 산업 프로세스에 인텔리전트 디지털 기술을 통합하는 네 번째 산업혁명을 의미함. 산업용 사물인터넷(IIoT), 인공지능(AI), 빅데이터, 로봇공학, 자동화 등 첨단 기술을 활용하여 공장과 생산 시스템을 지능화하고, 실시간 데이터 수집·분석을 통해 생산성, 효율성, 유연성을 높이는 것이 핵심임.

2. 디지털 트윈의 실제 활용 사례와 핵심 가치

가장 이해하기 쉬운 예를 들어보자. 현재 하늘을 날고 있는 거대한 여객기의 엔진을 상상해 보라. 이 엔진은 수만 개의 부품으로 구성되어 있으며, 극한의 온도와 압력 속에서 매 순간 복잡한 물리적, 화학적 반응을 일으키고 있다. 전통적인 방식이라면 엔진에 문제가 생기기 전까지는 그 내부에서 일어나는 일을 정확히 알기 어려웠다. 하지만 디지털 트윈 기술을 활용하면 상황이 완전히 달라진다.

실제 비행 중인 엔진에 부착된 수백 개의 센서들이 실시간으로 온도, 압력, 진동, 연료 소모량, 소음 수준 등의 데이터를 수집한다. 이 데이터는 위성 통신을 통해 즉시 지상의 컴퓨터로 전송되어, 가상 공간에 구현된 엔진의 디지털 트윈을 지속적으로 업데이트한다. 이 디지털 복제품은 단순한 3D 모델이 아니라, 실제 엔진과 동일한 물리법칙에 따라 작동하는 살아있는 시뮬레이션이다.

놀라운 점은 이 디지털 트윈이 현재 상태를 반영할 뿐만 아니라 미래를 예측할 수 있다는 것이다. 머신러닝과 딥러닝 알고리즘이 축적된 데이터 패턴을 분석하여 "이 엔진의 특정 부품이 언제쯤 교체가 필요할 것인지", "현재 비행 조건에서 최적의 연료 효율을 위해 어떤 조정이 필요한지", "날씨 변화가 엔진 성능에 어떤 영향을 미칠지"를 미리 알려준다.

실제로 항공업계와 제조업계에서는 이러한 예측적 유지보수(Predictive Maintenance)를 통해 혁신적인 성과를 거두고 있다. 엔진 고장으로 인한 비상착륙 사례가 현저히 줄어들었으며, 유지보수 비용 절감과 함께 안전성이 획기적으로 향상되었다. 이는 디지털 트윈이 단순한 기술적 호기심이 아니라 실질적인 가치를 창출하는 혁신적 도구임을 보여주는 대표적 사례이다.

디지털 트윈 기술의 핵심은 단순한 모방이 아니라 '지능적 예측'에 있다. 과거의 시뮬레이션이 "만약 이런 상황이 발생한다면?"이라는 가정적 질문에 답했다면, 디지털 트윈은 "현재 상태에서 앞으로 어떤 일이 일어날 것인가?"라는 예측적 질문에 답한다. 이는 반응적(Reactive) 접근에서 선제적(Proactive) 접근으로의 패러다임 전환을 의미한다.

더욱 흥미로운 점은 디지털 트윈이 단순히 물리적 객체를 복제하는 데서 그치지 않고, 복잡한 시스템이나 프로세스 전체를 모델링할 수 있다는 것이다. 스마트 시티 프로젝트에서는 도시 전체의 교통 시스템, 에너지 그리드, 상하수도 시설을 통합한 디지털 트윈을 구축하여 도시 운영을 최적화하고 있다. 이러한 확장성은 디지털 트윈의 무한한 가능성을 보여주는 사례이다.

3. 휴먼 디지털 트윈의 등장

제조업에서의 성공적인 활용을 목격한 과학자들과 의료진들은 자연스럽게 한 가지 질문을 하게 되었다. "만약 비행기 엔진의 디지털 트윈을 만들 수 있다면, 인간의 몸은 어떨까?" 이는 단순한 호기심이 아니라 의료 분야가 직면한 근본적인 한계에 대한 절실한 문제의

식에서 출발한 질문이었다.

인체는 비행기 엔진보다 훨씬 복잡한 시스템이다. 인체는 약 37조 개의 세포로 구성되어 있으며, 각 세포는 매 순간 수천 가지의 생화학적 반응을 수행하고 있다. 심장, 뇌, 간, 신장, 폐 등 각 장기들은 서로 복잡하게 연결되어 있으며, 유전적 요인, 환경적 요인, 생활 습관, 감정 상태, 사회적 관계까지도 건강에 영향을 미친다.

이러한 복잡성으로 인해 전통적인 의료 시스템은 여러 가지 한계에 직면해 있었다. 첫째, 대부분의 의료 행위가 질병이 발생한 후에야 대응하는 반응적 접근법에 의존했다. 둘째, 동일한 질병이라도 개인마다 다른 반응을 보이는 개인차의 문제를 충분히 해결하지 못했다. 셋째, 의사의 경험과 직감에 크게 의존하는 진단과 치료 과정에서 인간의 인지적 한계가 드러났다.

이러한 상황에서 휴먼 디지털 트윈(Human Digital Twin, HDT)의 개념이 등장했다. HDT는 환자의 완전한 디지털 표현을 구현하여 질병 예방(예후), 진단 및 치료를 향상시키는 것을 목표로 한다. 디지털 휴먼 트윈은 조직, 장기 및 생리학적 과정을 포함한 환자의 가상 복제본을 나타내며, 이들의 적용은 점점 더 개인화된 데이터 기반 의학 방향으로 환자 치료를 변화시킬 잠재력을 가지고 있다.

4. HDT가 해결하고자 하는 현대 의료의 세 가지 거대한 도전

HDT의 등장이 특히 중요한 이유는 현대 의료가 직면한 세 가지 거대한 도전과 밀접하게 연관되어 있다.

첫 번째 도전: 급속한 고령화

첫 번째 도전은 전 세계적으로 진행되고 있는 급속한 고령화이다. 2050년까지 전 세계 65세 이상 인구는 현재의 두 배에 달할 것으로 예상된다. 특히 한국은 2025년 초고령사회에 진입하여 세계에서 가장 빠른 고령화를 경험하고 있다[4]. 고령화는 만성질환의 급증, 의료비 폭증, 의료진 부족 등의 문제를 야기하며, 기존의 의료 시스템으로는 이러한 변화에 대응하기 어려운 상황이다.

고령인구의 증가는 단순히 환자 수의 증가만을 의미하지 않는다. 고령자들은 일반적으로 여러 개의 만성질환을 동시에 가지고 있으며(질병다중성 multimorbidity), 복잡한 약물 상호작용의 위험이 높고, 치료 반응의 개인차가 크다. 예를 들어, 80세 당뇨병 환자의 치료 목표와 접근법은 40세 당뇨병 환자와 완전히 달라야 한다. 이러한 복잡성은 전통적인 일률적 치료 방식의 한계를 명확히 보여준다.

두 번째 도전: 개인차와 치료 효과의 예측 불가능성

두 번째 도전은 개인차의 문제이다. 약물 치료의 효과에 관한 연구들을 종합해 보면, 일반적인 질병에서 상당한 비율의 환자들이 표준 치료에 제대로 반응하지 않는다는 사실이 일관되게 보고되고 있다. 세계보건기구(WHO)에 따르면, 전 세계적으로 약 10%의 의약품이 표준 이하이거나 위조품으로 추정되며, 이는 특히 저소득 및 중소득 국가에서 유병률과 사망률을 높이는 요인이 되고 있다[5].

동일한 질병이라도 개인의 유전적 배경, 생활환경, 과거 병력에 따라 전혀 다른 양상을 보일 수 있다. 예를 들어, 같은 항암제를 사용해도 어떤 환자에게는 효과적이지만 다른 환자에게는 심각한 부작용만 발생할 수 있다. 이는 획일적인 표준 치료의 한계를 보여주며, 개인 맞춤형 의학의 필요성을 제기한다.

약물유전학(pharmacogenomics) 연구에 따르면, 개인의 유전적 변이는 약물 대사, 효능, 부작용에 직접적인 영향을 미친다. 예를 들어, 와파린(warfarin)이라는 혈액 응고 방지제의 경우, 환자의 유전자형에 따라 필요한 용량이 10배 이상 차이 날 수 있다. 이러한 개인차를 무시한 채 평균적인 용량을 처방할 경우, 과다 출혈이나 혈전증 같은 심각한 부작용이 발생할 수 있다.

세 번째 도전: 의학 지식의 폭발적 증가와 인지적 한계

세 번째 도전은 의학 지식의 폭발적 증가이다. 매년 발표되는 의학 논문의 수는 기하급수적으로 증가하고 있으며, 새로운 치료법과 진단 기술이 지속적으로 개발되고 있다. 2024년 현재, PubMed 데이터베이스에는 연간 150만 편 이상의 새로운 의학 논문이 추가되고 있다. 개별 의사가 모든 최신 정보를 습득하고 활용하는 것은 현실적으로 불가능하며, 이는 의료의 질적 편차와 오진의 위험을 증가시킨다.

더욱 복잡한 문제는 의학 지식 자체의 복잡성이 기하급수적으로 증가하고 있다는 점이다. 과거에는 질병을 단순히 장기별로 분류하고 치료했지만, 현재는 분자 수준에서의 이해가 필요하다. 예를 들어, '폐암'이라는 진단명은 이제 수십 가지의 서로 다른 분자적 아형(molecular subtype)으로 세분화되었고, 각각에 대해 다른 치료 전략이 필요하다.

인공지능과 빅데이터 기술의 발전에도 불구하고, 의료진이 실시간으로 모든 관련 정보를 통합하여 최적의 의사결정을 내리는 것은 여전히 큰 도전이다. 이는 단순히 정보의 양의 문제가 아니라, 복잡하고 상호작용하는 요인들을 종합적으로 고려해야 하는 인지적 복잡성의 문제이다.

5. HDT의 혁신적 해답과 실제 적용

HDT는 이러한 문제들에 대한 혁신적 해답을 제시한다. 디지털 트윈은 환자별 데이터를 활용하여 생물학적 시스템을 시뮬레이션함으로써 개인화된 의료 개입을 가능하게 한다. 개인화된 의료 디지털 트윈의 생성은 개별 건강 궤적과 질병 진행을 예측하는 시뮬레이션을 가능하게 한다.

현재 HDT 기술은 다양한 형태로 의료 현장에 적용되기 시작했다. 디지털 트윈은 의료 분야에서 개인화된 의학, 수술 계획, 임상 시험, 바이오마커 및 약물 발견, 생체 제조, 웰니스 등 8가지 주요 응용 분야에 활용되고 있다.

특히 주목할 만한 발전은 AI와 HDT의 결합이다. Mikolajewska 등의 연구에서는 인공지능 기반 환자 디지털 트윈이 재활 및 물리치료 분야의 의사결정 지원에서 중요한 역할을 하고 있음을 확인했다[6]. 디지털 트윈 기술은 실시간 데이터 통합, 고급 분석 및 가상 시뮬레이션을 활용하여 환자 치료를 향상시키고, 예측 분석을 가능하게 하며, 임상 운영을 최적화하고, 교육 및 시뮬레이션을 촉진함으로써 의료 시스템을 혁신하고 있다.

개인화된 의학에서의 혁신

디지털 트윈은 개인화된 의학에 획기적인 접근법을 제공하며, 환자의 디지털 복제본을 활용하여 진단, 치료 전략 및 의료 결과를 최적화한다. 예를 들어, 디지털 트윈은 개별 환자의 고해상도 모델로서, 수천 가지 약물로 시뮬레이션을 수행함으로써 계산적으로 치료하여 환자에게 최적인 약물을 찾는 것이 가능하다.

구체적인 예를 들어보자. 심장병 환자의 경우, 전통적인 방법으로는 여러 차례의 시행착오를 통해 최적의 약물 조합을 찾아야 했다. 하지만 HDT를 활용하면, 환자의 유전자 정보, 생활 습관, 기존 질병력, 현재 복용 중인 약물 등을 모두 종합하여 가상의 환경에서 수백 가지 치료 옵션을 시뮬레이션해 볼 수 있다. 이를 통해 부작용은 최소화하면서 치료 효과는 최대화하는 개인 맞춤형 치료법을 사전에 식별할 수 있다.

시장 전망과 경제적 영향

HDT 기술의 경제적 잠재력도 주목할 만하다. 전 세계 헬스케어 디지털 트윈 시장 규모는 2024년 9억 259만 달러로 추정되며, 2025

년부터 2030년까지 연평균 성장률(CAGR) 25.9%로 성장할 것으로 예상된다[7]. 헬스케어에서 디지털 트윈은 병원 환경, 인간의 생물학적 기능, 실험실 결과를 포함한 헬스케어 데이터의 다양한 요소를 반영하는 디지털 복제본이나 모델을 생성하는 데 활용된다[7].

이러한 급속한 성장은 단순히 기술적 호기심 때문이 아니다. HDT가 실제로 의료비 절감, 치료 효과 향상, 환자 안전성 증대 등 구체적인 경제적 가치를 창출하고 있기 때문에 나타나는 현상이다. 예측적 건강 관리를 통해 질병을 미리 예방하거나 조기에 발견할 수 있다면, 장기적으로 막대한 의료비를 절약할 수 있다.

6. HDT의 현재 과제와 한계

그러나 HDT의 발전과 함께 새로운 과제들도 등장하고 있다. 포괄적이고 고품질의 건강 데이터에 대한 접근은 종종 제약을 받는다. 데이터는 다양한 의료 기관에 분산되어 있어 포괄적인 데이터 셋을 수집하기 어렵다. 휴먼 디지털 트윈의 사용은 사전 동의, 데이터 소유권, 건강 프로필을 기반으로 한 차별 가능성과 관련된 윤리적 딜레마를 야기한다.

기술적 과제

첫 번째는 데이터의 표준화와 상호 운용성 문제이다. 현재 각 병원과 의료기관은 서로 다른 전자의무기록 시스템을 사용하고 있으며, 데이터 형식과 구조가 통일되지 않았다. 이는 환자의 종합적인 HDT를 구축하는 데 큰 장애가 되고 있다.

두 번째는 실시간 데이터 처리와 분석의 기술적 복잡성이다. 인체에서 생성되는 데이터의 양과 다양성은 상상을 초월한다. 예를 들어, 심전도, 혈압, 혈당, 활동량, 수면 패턴 등의 연속적인 모니터링 데이터를 실시간으로 처리하고 의미 있는 인사이트를 도출하는 것은 여전히 큰 도전이다.

윤리적 과제

HDT의 발전과 함께 심각한 윤리적 문제들도 제기되고 있다. 개인의 건강 정보는 매우 민감한 개인정보이며, 이를 디지털 트윈 형태로 구현하고 활용하는 과정에서 프라이버시 침해의 위험이 크다. 또한 HDT 기반의 예측이 개인의 보험료나 고용에 영향을 미칠 수 있다는 우려도 있다.

예를 들어, HDT를 통해 개인의 미래 질병 위험도가 예측된다면, 보험회사나 고용주가 이 정보를 차별적으로 활용할 가능성이 있다. 이는 유전자 차별 금지법과 같은 새로운 법적 규제의 필요성을 제기한다.

사회적 불평등 확대 우려

HDT 기술의 혜택이 모든 사람에게 공평하게 돌아갈 것인가 하는 문제도 중요하다. 고도의 기술과 인프라가 필요한 HDT는 경제적 여건이 좋은 선진국이나 부유층에게 먼저 적용될 가능성이 높다.

이는 건강 불평등을 오히려 확대시킬 위험이 있다.

디지털 격차(digital divide)도 고려해야 할 중요한 요소이다. 고령자나 저소득층은 스마트폰이나 웨어러블 디바이스를 활용한 건강 데이터 수집에 어려움을 겪을 수 있으며, 이는 HDT의 정확성과 유용성을 저해할 수 있다.

HDT의 미래 전망과 의료 패러다임의 변화

Forbes의 2024년 보고서에 따르면, 디지털 트윈과 디지털 스레드는 맞춤형 건강의 미래를 대표한다[8]. Binariks의 분석에 따르면, AI 디지털 트윈은 의료 분야에서 특히 개인화된 치료와 예측적 건강 관리에서 중요한 역할을 하고 있다[9].

결국 HDT의 등장은 의료 패러다임의 근본적 전환을 의미한다. 질병 중심의 치료에서 건강 중심의 예방으로, 표준화된 치료에서 개인 맞춤형 치료로, 의사의 경험과 직감에 의존하는 의료에서 데이터와 인공지능이 지원하는 정밀 의료로의 전환이 바로 그것이다. 이는 단순한 기술적 진보를 넘어서 인간의 건강과 삶에 대한 우리의 근본적 이해를 변화시키는 철학적 혁명이기도 하다.

예방 중심 의료로의 전환

HDT의 중요한 기여 중 하나는 예방 중심 의료 시스템의 구현이다. 전통적인 의료는 질병이 발생한 후 치료하는 것에 중점을 두었지만, HDT는 질병이 발생하기 전에 위험 요인을 식별하고 예방 조치를 취할 수 있게 해준다.

예를 들어, 당뇨병의 경우 전통적으로는 혈당 수치가 일정 기준을 넘어선 후에야 진단되었다. 하지만 HDT를 활용하면 유전적 요인, 생활 습관, 대사 상태 등을 종합적으로 분석하여 당뇨병 발병 위험을 몇 년 전부터 예측할 수 있다. 이를 통해 생활 습관 개선, 정기적인 모니터링, 예방적 약물 투여 등의 조치를 미리 취할 수 있다.

개인 맞춤형 치료의 정교화

HDT는 개인 맞춤형 치료를 한 차원 더 정교하게 만들어준다. 과거의 개인 맞춤형 치료가 주로 유전자 정보에 기반했다면, HDT는 유전자뿐만 아니라 환경, 생활 습관, 스트레스, 사회적 관계 등 건강에 영향을 미치는 모든 요인을 종합적으로 고려한다.

이는 '정밀 의료(precision medicine)'에서 '개인 의료(personalized medicine)'로의 진화를 의미한다. 정밀 의료가 비슷한 특성을 가진 환자 그룹에 대한 최적화된 치료를 제공했다면, 개인 의료는 각 개인의 고유한 특성에 맞춘 완전히 개별화된 치료를 제공한다.

의료진 역할의 변화

HDT의 도입은 의료진의 역할에도 큰 변화를 가져올 것이다. 의사들은 더 이상 방대한 의학 지식을 기억하고 적용하는 것보다는, HDT가 제공하는 인사이트를 해석하고 환자와 소통하며 치료 방향을 결정하는 역할에 더 집중하게 될 것이다.

이는 의료진에게 새로운 기술적 역량을 요구한다. 데이터 해석 능력, AI와의 협업 능력, 복잡한 정보를 환자에게 쉽게 설명하는 능력 등이 더욱 중요해질 것이다. 동시에 인간적인 공감과 소통 능력의 중요성도 더욱 부각될 것이다.

HDT가 그리는 미래 의료의 모습

의료 분야에서 디지털 트윈은 임상의가 실제 변화를 구현하기 전에 가상 환경에서 다양한 상황을 예측할 수 있도록 도와주어 위험을 줄이고 비용을 절약할 수 있다. 미래의 HDT는 단순히 질병을 진단하고 치료하는 도구를 넘어서, 개인의 건강한 삶을 총체적으로 관리하고 지원하는 평생의 건강 동반자로 발전할 것으로 예상된다.

상상해 보자. 10년 후, 당신의 스마트워치는 단순히 심박수를 측정하는 것이 아니라 당신의 완전한 HDT와 연결되어 있다. 이 HDT는 당신의 유전자 정보, 과거 병력, 현재 건강 상태, 생활 패턴, 스트레스 수준, 주변 환경까지 모든 것을 실시간으로 모니터링하고 분석한다.

어느 날 아침, 당신의 HDT가 미세한 변화를 감지한다. 혈압 패턴의 작은 변화, 수면의 질 저하, 활동량 감소 등이 종합적으로 분석된 결과, 6개월 후 심혈관 질환 발생 위험이 증가할 것으로 예측된다. HDT는 즉시 당신의 주치의에게 알림을 보내고, 맞춤형 예방 계획을 제안한다. 식단 조정, 운동 프로그램 변경, 스트레스 관리 방법, 필요시 예방적 약물 처방까지 모든 것이 당신의 고유한 특성에 맞춰 설계된다.

이는 공상과학 소설이 아니라, HDT 기술의 발전 방향이 제시하는 현실적인 미래이다. 이러한 미래가 실현되면 의료비 절감, 삶의 질 향상, 건강 수명 연장이라는 인류 공통의 목표를 달성하는 데 중요한 역할을 할 것이다.

하지만 이러한 미래를 실현하기 위해서는 기술적 발전만으로는 충분하지 않다. 데이터 프라이버시 보호, 윤리적 가이드라인 수립, 의료진 교육, 사회적 합의 형성 등 다방면의 노력이 필요하다. HDT는 분명히 혁신적인 기술이지만, 그 혜택이 모든 사람에게 공평하게 돌아가고 인간의 존엄성이 보장되는 방향으로 발전해야 한다.

결국 HDT의 진정한 가치는 기술 자체에 있는 것이 아니라, 그 기술이 어떻게 인간의 건강과 행복을 증진시키는 데 활용되느냐에 달려 있다. 우리는 HDT라는 강력한 도구를 얻었다. 이제 이 도구를 지혜롭게 사용하여 모든 사람이 더 건강하고 행복한 삶을 살 수 있는 미래를 만들어가야 할 것이다.

참고문헌

1. Barricelli, B. R., Casiraghi, E., & Fogli, D. (2019). A Survey on Digital Twin: Definitions, Characteristics, Applications, and Design Implications. IEEE Access, 7, 167653-167671.
2. Grieves, M. (2016). Origins of the Digital Twin Concept. ResearchGate. DOI: 10.13140/RG.2.2.26367.61609
3. Wang, Z. (2020). Digital Twin Technology. IntechOpen. DOI: 10.5772/intechopen.80974
4. Statistics Korea. (2023). Population Projections for Korea: 2022-2072. Retrieved from https://kostat.go.kr
5. Ozawa, S., et al. (2018). Prevalence and Estimated Economic Burden of Substandard and Falsified Medicines in Low- and Middle-Income Countries. JAMA Network Open, 1(4), e181662.
6. Mikołajewska, E., Masiak, J., & Mikołajewski, D. (2024). Applications of Artificial Intelligence-Based Patient Digital Twins in Decision Support in Rehabilitation and Physical Therapy. Electronics, 13(24), 4994.
7. Grand View Research. (2025). Healthcare Digital Twins Market Size, Share & Trends Analysis Report 2025-2030. Retrieved from https://www.grandviewresearch.com/industry-analysis/healthcare-digital-twins-market-report
8. Forbes Business Development Council. (2024). Digital Twins And Digital Threads: The Future Of Customized Health. Forbes.
9. Binariks. (2024). AI Digital Twins in Healthcare. Retrieved from https://binariks.com/blog/ai-digital-twins-in-healthcare/

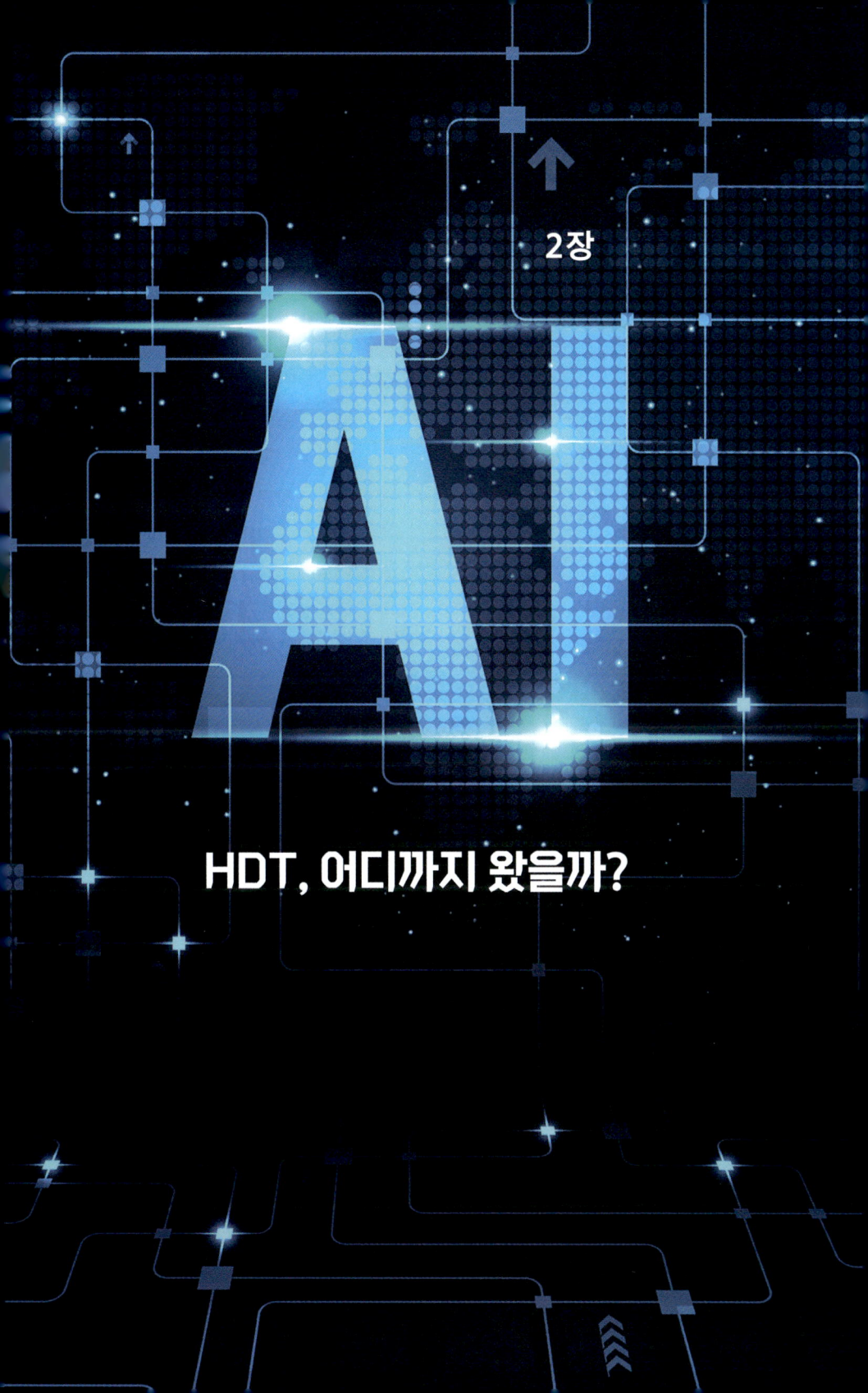

1. HDT의 초기 모습과 한계

21세기 초, 인간 게놈 프로젝트가 완성되며 의료계는 새로운 희망에 부풀었다. 30억 개 염기쌍으로 이루어진 인간의 유전자 지도가 모두 해독되었고, 과학자들은 이제 개인의 DNA만 알면 미래의 질병을 예측하고 맞춤형 치료를 제공할 수 있을 것이라고 믿었다. 이러한 시대적 배경 속에서 휴먼 디지털 트윈(HDT)의 초기 개념들이 싹트기 시작했다.

정밀의학을 위한 디지털 트윈의 최초 선구자들은 2000년대 초반에 등장했으며, 특정 환자를 위한 인체 모델이 임상 실무를 개선할 수 있다는 아이디어를 제안했다[1]. 당시의 접근법은 놀랍도록 단순했다. 개인의 유전적 정보를 컴퓨터에 입력하면, 마치 일기예보처럼 그 사람이 언제 어떤 질병에 걸릴지, 어떤 약물이 효과적일지를 예측할 수 있을 것이라는 꿈이었다.

하지만 현실은 이러한 낙관적 전망과는 거리가 멀었다. 정밀의학의 초기 개념은 지나치게 유전체학에 중심을 두고 있으며 임상 관리의 과제를 다루는 데 부족하다는 비판을 받았다[2]. 또한 환자를 위한 실시간 모니터링과 위기 경고가 부족했다[2]. 이는 HDT의 첫 번째 근본적 한계를 드러냈다: 유전자만으로는 인간의 건강을 완전히 설명할 수 없다는 것이었다.

유전체 중심주의의 함정

2000년대와 2010년대 초반의 HDT 시도들을 되돌아보면, 가장 큰 문제는 '유전자 결정론'에 빠져 있었다는 점이다. 인간 게놈 프로젝트의 성공에 도취된 연구자들은 유전자가 인간의 건강과 질병을 결정하는 핵심 요인이라고 믿었다. 실제로 2000년대 초반의 많은 HDT 연구들은 환자의 유전자 정보를 수집하여 질병 위험도를 계산하는 데 집중했다.

예를 들어, BRCA1과 BRCA2 유전자 변이를 가진 여성의 유방암 발병 위험도를 예측하거나, 특정 약물 대사 효소의 유전적 변이에 따른 약물 반응을 예측하는 모델들이 개발되었다. 이러한 접근법은 분명히 의미 있는 성과를 거두었지만, 인간의 건강을 둘러싼 복잡성을 크게 과소평가했다.

문제는 동일한 유전자 변이를 가진 사람들 사이에서도 질병 발현 양상이 천차만별이라는 사실이었다. BRCA1 변이를 가진 여성 중에서도 평생 유방암에 걸리지 않는 경우가 있는 반면, 유전적 위험도가 낮은 사람이 젊은 나이에 유방암에 걸리는 경우도 있었다. 이는 유전자 외에도 환경, 생활 습관, 스트레스, 감염 등 수많은 요인들이 복합적으로 작용한다는 것을 의미했다.

데이터의 질과 양의 한계

초기 HDT가 직면한 두 번째 주요 한계는 데이터의 문제였다. 2000년대와 2010년대 초반에는 현재와 같은 디지털 헬스케어 생태계가 존재하지 않았다. 대부분의 건강 정보는 병원 방문 시에만 수집되었고, 일상생활에서의 연속적인 모니터링은 거의 불가능했다.

당시 HDT가 주로 의존했던 데이터는 다음과 같았다. 첫째, 정적인 유전체 정보였다. 개인의 DNA는 일생 동안 변하지 않는다고 여겨졌기 때문에, 한 번의 유전자 검사로 평생의 건강 위험도를 예측할 수 있다고 생각했다. 하지만 이는 후성유전학(epigenetics)의 중요성을 간과한 접근이었다. 실제로는 환경과 생활 습관에 따라 동일한 유전자라도 발현 양상이 달라질 수 있다는 사실이 나중에 밝혀졌다.

둘째, 제한적인 임상 검사 데이터였다. 연 1~2회의 건강검진에서 얻어지는 혈압, 혈당, 콜레스테롤 수치 등이 주된 정보원이었다. 이러한 시점별(point-in-time) 측정값만으로는 개인의 건강 상태 변화 패턴을 파악하기 어려웠다. 예를 들어, 당뇨병 환자의 혈당 조절 상태를 정확히 평가하려면 24시간 연속적인 혈당 모니터링이 필요하지만, 당시 기술로는 이것이 불가능했다.

셋째, 주관적이고 불완전한 병력 정보였다. 환자가 기억하는 범위 내에서 제공하는 가족력, 과거 병력, 생활 습관 정보는 종종 부정확하거나 누락된 부분이 많았다. 또한 심리적, 사회적 요인들은 거의 고려되지 않았다.

기술적 한계와 컴퓨팅 파워 부족

초기 HDT의 세 번째 한계는 기술적 제약이었다. 2000년대와 2010년대 초반의 컴퓨팅 기술은 현재와 비교할 때 상당히 제한적이었다. 인간의 생물학적 복잡성을 시뮬레이션하기 위해서는 엄청난 계산 능력이 필요했지만, 당시의 하드웨어와 소프트웨어로는 이를 구현하기 어려웠다.

예를 들어, 단일 세포 수준에서 유전자 발현을 분석하는 기술은 2010년대 중반에야 실용화되기 시작했다. 그 이전에는 조직 전체의 평균적인 유전자 발현만을 측정할 수 있었기 때문에, 세포 간의 이질성(heterogeneity)이나 희귀한 세포 집단의 역할을 파악하기 어려웠다.

또한 머신러닝과 인공지능 기술도 현재만큼 발달하지 않았다. 딥러닝 알고리즘이 의료 분야에 본격적으로 적용되기 시작한 것은 2010년대 중후반의 일이었다. 그 이전에는 주로 전통적인 통계적 방법에 의존했기 때문에, 복잡하고 비선형적인 생물학적 관계를 모델링하는 데 한계가 있었다.

2. 유명 HDT 기술 검토

초기의 한계에도 불구하고, 2010년대 중반부터 HDT 기술은 눈에

띄는 발전을 보이기 시작했다. 이는 빅데이터, 인공지능, 웨어러블 기술, 클라우드 컴퓨팅의 급속한 발전에 힘입은 것이었다. 다음은 현재까지 개발된 주요 HDT 기술들을 분야별로 살펴본 내용이다.

2.1 유전체 기반 HDT

정밀의학과 그 혁신적 약속과 함께, 일반적으로 임상 유전체학과 다중 오믹스와 연관되어 있으며, 이질적이고 다중 규모의 데이터 소스를 결합하면 개별 의료 결과에 대한 시기적절한 예측이 가능할 것이라는 강한 믿음을 가지고 있다[3]. 이러한 접근법의 발전으로 초기 HDT 시스템들이 등장하기 시작했다.

초기 유전체 기반 HDT의 대표적인 예는 개인의 유전적 변이를 분석하여 약물 반응을 예측하는 시스템들이었다. 약물유전학(pharmacogenomics) 분야에서 개발된 이러한 시스템들은 개인의 DNA 분석을 통해 특정 약물에 대한 대사 능력, 효능, 부작용 위험을 예측할 수 있었다.

예를 들어, 와파린(warfarin)이라는 혈액 응고 방지제의 경우, 환자의 CYP2C9과 VKORC1 유전자 변이에 따라 필요한 용량이 10배 이상 차이 날 수 있다. 이를 예측하는 HDT 시스템들은 과다 출혈이나 혈전증 같은 심각한 부작용을 예방하는 데 중요한 역할을 했다.

또한 암 치료 분야에서도 종양의 유전적 특성을 분석하여 표적 치료제를 선택하는 HDT 시스템들이 개발되었다. 예를 들어, HER2

양성 유방암 환자에게는 허셉틴(trastuzumab)이 효과적이지만, HER2 음성 환자에게는 효과가 없다. 이러한 생체표지자 기반 치료 선택은 개인 맞춤형 의학의 초기 성공 사례로 여겨졌다.

하지만 이러한 초기 접근법들은 여전히 유전자 정보에만 의존하는 한계를 가지고 있었다. 실제 환자의 건강 상태는 유전자뿐만 아니라 환경, 생활 습관, 나이, 동반 질환 등 수많은 요인의 상호작용으로 결정된다는 것이 점차 명확해졌다.

2.2 실시간 모니터링 HDT

2010년대 후반부터 웨어러블 기술의 급속한 발전으로 HDT는 새로운 전환점을 맞았다. 스마트워치, 피트니스 트래커, 연속혈당측정기 등을 통해 일상생활에서의 연속적인 건강 데이터 수집이 가능해졌다. 이는 과거의 점진적 측정에서 연속적 모니터링으로의 패러다임 전환을 의미했다.

웨어러블 기기는 심박수, 활동량 등의 데이터를 HDT에 반영하여 실시간으로 신상 상태를 추적하는 기술들을 가능하게 했다[4]. 가속도계는 연구에서 가장 널리 사용되는 센서로, 연구의 73%에서 사용되었으며, 주로 운동, 걷기, 달리기, 사이클링, 서 있기, 앉기, 수면, 걸음 수 측정, 낙상 감지와 같은 활동의 자동 인식에 사용되었다[5].

심혈관 모니터링의 혁신

심혈관 질환 관리 분야에서 웨어러블 기기의 활용은 특히 주목할 만하다. 광학 센서가 장착된 스마트워치와 같은 웨어러블 기기는 사용자의 맥박을 측정하는 데 널리 사용된다[6]. 이러한 기기들의 맥파 데이터를 활용하여 심방세동(AF)과 심방조동을 감지하는 알고리즘이 개발되었다[6].

Apple Heart Study는 스마트워치 기반 불규칙 맥박 알림 알고리즘의 심방세동 식별 능력을 평가하기 위한 전향적 단일군 연구였다. 불규칙 맥박 알림을 받은 참가자들 중 후속 ECG 패치 검사에서 34%가 심방세동으로 확인되었으며, 84%의 알림이 정확한 것으로 나타났다[6].

연속혈당모니터링(CGM)의 발전

당뇨병 관리 분야에서 연속혈당모니터링(CGM)은 HDT 기술의 대표적인 성공 사례이다. 연속혈당모니터링(CGM)은 일반적으로 복부나 팔의 피부 아래에 작은 센서를 통해 실시간으로 체내 포도당 수치를 측정하는 방법이다[7]. 센서는 간질액의 포도당 수치를 측정하며, 포도당 수치를 모니터링 장치나 휴대폰으로 전송하는 송신기에 연결된다[7].

현재 시장에서 가장 앞선 CGM 기술 중 하나는 Dexcom G6이다. Dexcom G6는 FDA 승인을 받은 가장 최신의 웨어러블 혈당 모니터로, 단일 센서로 10일 동안 지속적으로 혈당을 모니터링할 수 있다[8]. 이는 블루투스를 사용하여 안드로이드 폰과 아이폰에 데이터를 공유하며, 아직은 상용화 되지 않았지만, Apple Watch와 같은 웨어러블 기기에서 데이터를 볼 수 있는 지원도 제공할 예정이다[8].

Apple Watch 사용자들은 Dexcom 앱을 통해 혈당 상태를 반영하여 워치 페이스 색상을 빨간색, 녹색, 노란색으로 변경할 수 있어 현재 혈당 수치에 주의를 끌 수 있다는 재미있는 기능도 들어갈 것이라 한다[9]. 또한 2021년 Garmin 워치와의 연동도 가능해져, Dexcom에서 특정 스마트워치로 "실시간" CGM 데이터를 직접 스트리밍할 수 있는 최초의 사례가 되었다[9].

다중 생체신호 통합 모니터링

최신 웨어러블 기기들은 단일 생체신호가 아닌 다중 생체신호를 동시에 모니터링할 수 있게 발전했다. 예를 들어, 심박수, 혈중 산소 포화도, 수면 패턴, 활동량, 스트레스 수준 등을 종합적으로 모니터링하여 개인의 전반적인 건강 상태를 평가하는 시스템들이 개발되었다.

이러한 다중 센서 데이터의 통합은 머신러닝 알고리즘을 통해 더욱 정교한 건강 예측을 가능하게 했다. 웨어러블 기기의 방대한 정보량은 의미 있는 정보를 생성하기 위해 지능적인 알고리즘과 컴퓨팅 파워를 필요로 한다[7]. 머신러닝은 특정 작업을 위해 명시적으로 프로그래밍하지 않고도 데이터의 패턴을 인식하도록 발전한 분석 모델 구축을 자동화하는 데이터 분석 방법이다[7].

3. 특정 장기 HDT

웨어러블 기술과 함께 발전한 또 다른 중요한 HDT 분야는 특정 장기에 특화된 디지털 트윈이다. 이러한 접근법은 복잡한 인체 전체를 한 번에 모델링하기보다는, 특정 장기나 시스템에 집중하여 높은 정확도와 임상적 유용성을 달성하고자 하는 전략이었다.

3.1 심장 디지털 트윈

심장 HDT 분야의 가장 대표적인 프로젝트는 Dassault Systèmes가 주도하는 Living Heart Project이다. 이 프로젝트는 주요 심혈관 연구자, 교육자, 의료기기 개발자, 규제기관, 그리고 실제 임상의들을 하나로 묶어 매우 정확한 개인화된 디지털 인간 심장 모델을 개발하고 검증하는 공유 미션을 수행하고 있다[10].

Living Heart Project는 심장의 모든 측면(예: 혈류, 역학, 전기적 신호)을 고려하여 임상의가 환자 결과를 예측하는 데 도움을 준다[11]. 시멘스도 환자의 심장을 시뮬레이션할 수 있는 심장 디지털 트윈 모델을 개발했으며, 이는 크기, 박출분율, 근육 수축을 포함한다[11]. 환자의 심장에 대한 디지털 트윈은 환자의 심장을 실시간으로 모니터링할 수 있으며, 환자의 심장 기능 데이터를 모니터링하고 의사에게 시의적절한 피드백을 제공함으로써 환자에게 시의적절한 예후와 정밀한 치료를 제공한다[11].

Living Heart Virtual Twin 모델을 통해 연구자들은 심장이나 폐와 같은 고해상도 장기를 모델링할 수 있는 능력을 갖게 되었다[12]. 이러한 "시스템의 시스템" 모델들은 실제 테스트 조건을 포착하고 사용하여 환자의 행동과 해부학을 모방하는 가상 트윈을 만들 수 있게 해준다[12].

특히 주목할 만한 성과는 복잡한 심장 시술인 경피적 대동맥판막치환술(TAVR)에서의 활용이다. HeartNavigator와 같은 기능적 트윈은 판막 이식을 시뮬레이션하여 다양한 인공판막과 이식 깊이를 탐색함으로써 수술 계획을 안내하는 데 사용된다[13].

3.2 뇌종양 디지털 트윈

뇌종양 치료 분야에서 HDT 기술은 특히 고급 신경교종(high-grade glioma) 치료에서 혁신적인 결과를 보여주고 있다. 2023년 Chaudhuri 등은 위험 인식 의사결정을 지원하여 최적의 방사선 치료 계획을 선택하기 위한 고급 신경교종용 디지털 트윈을 개발했다[14].

이 시스템은 먼저 문헌에서 추출한 임상 데이터로 공급되었고, 그 다음 환자별 데이터(자기공명영상 데이터 포함)를 포함하기 위해 베이지안 모델 보정을 사용하여 개인화되었다[14]. 이 보정된 모델은 종양 수축과 방사선 치료로 인한 독성을 예측하는 데 사용되었다[14].

100명의 고급 신경교종 환자로 구성된 가상 코호트가 생성되어 다양한 전략(표준 치료 방사선 치료와 개인화 접근법)으로 테스트되었다.

이 모델에서 디지털 트윈은 최적 솔루션의 스펙트럼을 제공하여 낮은 방사선 용량의 혜택을 받을 수 있는 환자들과 집중적인 치료 요법이 필요한 더 공격적인 질병을 가진 환자들을 정확히 식별할 수 있었다[14].

뇌종양 수술에서는 피질-피질하 회로의 형태-기능적 조직을 충실히 재현하는 디지털 휴먼 트윈의 개발이 신경외과의들이 수술을 계획하고, 병변의 범위와 뇌 연결체와의 관계를 명확히 하는 데 도움을 주어 삶의 질을 보존하면서 합리적으로 수용 가능한 한 급진적인 정밀 뇌수술을 가능하게 할 것이다[15].

3.3 가상 환자 시뮬레이션

종양학 분야에서 디지털 트윈 기술은 치료 전략 최적화와 약물 발견에서 중요한 역할을 하고 있다. 종양 수술 계획 및 훈련에서 디지털 트윈 기술은 다양한 모델링 방법과 기술을 활용하여 고정밀 수술 시뮬레이션과 동적 지원을 달성한다[16].

예를 들어, 심층 합성곱 생성적 적대 신경망(Deep Convolutional Generative Adversarial Networks, DCGANs)[2]이 3D 해부학적 구조를 생성

---

[2] 생성적 적대 신경망(Generative Adversarial Networks, GANs) 구조에 합성곱 신경망(Convolutional Neural Network, CNN)을 적용한 딥러닝 모델입니다. GAN의 기본 구조는 생성자(Generator)와 판별자(Discriminator) 두 신경망이 서로 경쟁하며 학습하는 방식. 생성자는 무작위 잡음(noise)을 입력받아 진짜 같은 가짜 데이터(예: 이미지)를 생성하고, 판별자는 입력된 데이터가 진짜인지 가짜인지 구분. DCGAN은 생성자와 판별자 모두

하는 데 적용된다. 고해상도 이미지 재구성과 유한요소분석(FEA)을 결합하여 DCGANs는 뼈와 연조직의 물리적 반응을 시뮬레이션하며, 특히 고정밀을 요구하는 척추성형술과 같은 수술에서 뼈 조직 조작에 유용하다[16].

Jackson 등은 신경교모세포종에 대한 환자별 수학적 모델을 개발했다. MRI 데이터를 사용하여 증식과 침습에 대한 정보를 도출했으며, 이 모델은 종양 성장을 예측하고, 방사선 치료에 대한 반응을 예측하며, 다양한 수술 전략의 혜택을 받을 수 있는 환자를 선택하는 데 사용되었다[17].

핵의학 분야에서는 치료용 디지털 트윈(TDT)이 개발되고 있다. TDT는 환자 데이터를 기반으로 한 이미지 가이드 수학적 모델 매개변수를 통해 개별 환자의 질병 및 종양 특성의 개인화된 디지털 표현을 가능하게 하여 치료 및 환자 반응을 예측할 수 있다[18].

3.4 만성 대사 질환 관리 HDT

HDT 기술의 실용화에서 가장 주목할 만한 성공 사례 중 하나는 Twin Health Inc.의 전신 디지털 트윈(Whole Body Digital Twin™) 시스템이다. 이 시스템은 만성 대사 질환, 특히 제2형 당뇨병의 예방 및 관

CNN을 사용하며, 생성자는 전치 합성곱(transposed convolution)을 통해 점차 이미지 크기를 키우고, 판별자는 일반 합성곱을 통해 이미지를 분석함. DCGAN은 실제 이미지와 유사한 고화질의 가짜 이미지를 생성하는 데 널리 활용됨.

리에 특화되어 개발되었다.

Twin Health의 기술적 접근법

Twin Health는 각 개인을 위한 "전신 디지털 트윈"을 생성하며, 가장 진보된 생체측정 센서와 데이터를 사용하여 치료 계획을 개인화하고 개인의 제2형 당뇨병의 근본 원인을 다룬다[19]. 이 시스템은 혈액 검사, 생체측정 데이터, 환자 제공 정보의 조합을 통해 의료 제공자가 당뇨병 환자에게 다양한 조정사항을 권장할 수 있게 해주는 앱 기반 도구이다[20].

5개의 웨어러블 센서 덕분에 전신 디지털 트윈 시스템은 디지털 트윈을 가진 각 개인에 대해 하루에 3,000개의 데이터 포인트를 수집한다[21]. 정보는 다음을 통해 수집된다: 연속혈당모니터, 심박수 모니터, 활동 추적기, 수면 추적기, 체중계[21].

이 데이터는 환자가 정보를 입력하고 식단, 생활 습관, 활동에 대한 질문에 답하는 앱으로 전송된다. 개인의 실험실 결과도 포함될 수 있다. "모든 데이터를 받아들임으로써 우리는 개인의 대사 상태의 복제본을 구축할 수 있다"고 Twin Health의 최고의료책임자인 Lisa Shah 박사가 설명했다[21].

임상적 성과와 검증

Twin Health의 임상 결과는 매우 인상적이다. 1,985명의 등록자 중 132명(6.6%)이 추적 관찰에서 탈락하여 1,853명의 참가자가 1년을 완료했다[22]. 1년 후, 참가자들은 HbA1c의 유의한 감소를 보였으며[평균 변화: -1.8% (표준편차 1.7%), p < 0.001], 1650명(89.0%)이 HbA1c 7% 미만을 달성했다[22].

더 놀라운 것은 약물 사용의 변화였다. 기준선에서 참가자들은 평균 1.9개(표준편차 1.4)의 당뇨병 약물을 복용하고 있었지만, 1년 후에는 상당한 감소를 보였다[22]. Twin Health의 임상 연구팀이 실시한 세계 최초의 디지털 트윈 기술을 사용한 대사 질환 역전을 위한 무작위 대조 시험에 따르면, 90% 이상이 제2형 당뇨병 역전을 달성했고 92%가 인슐린을 포함한 모든 당뇨병 약물을 중단했다[19].

실제 환자 사례

Donaldson이라는 환자의 사례는 Twin Health 시스템의 효과를 잘 보여준다. 디지털 트윈 사용을 시작했을 때 그의 HbA1C 수치는 10.1%로 당뇨병으로 간주되는 기준점을 훨씬 웃돌았다. 그는 당뇨병을 조절하기 위해 여러 가지 약물을 사용하고 있었다. 하지만 시스템 사용 180일 시점에서 그의 HbA1C 수치는 6%였고, 모든 약물 복용을 중단했다. 그는 약 50파운드를 감량했으며 바지 허리 사이즈가 42인치에서 34인치로 줄었다[21].

기업 파트너십과 확장

Twin Health의 성공은 주요 기업들과의 파트너십으로 이어졌다. Helena의 2021년 Twin Health에 대한 투자 이후, 회사는 상당히 성장했으며, Blackstone과 Berkshire Hathaway를 비롯한 최고 기관 파트너들의 직원 집단과 함께 일하고 있다[19]. 또한 Walmart는 제2형 당뇨병을 가진 직원, 배우자/파트너, 또는 성인 피부양자(18세 이상)에게 Twin Health 프로그램을 무료로 제공하고 있다[23].

4. 기존 HDT 기술의 공통적인 한계

지금까지 살펴본 다양한 HDT 기술들의 발전에도 불구하고, 현재 시스템들은 여전히 몇 가지 공통적인 한계를 가지고 있다. 이러한 한계들을 이해하는 것은 향후 HDT 기술의 발전 방향을 제시하는 데 중요하다.

데이터의 깊이 부족

첫 번째 주요 한계는 데이터의 깊이와 포괄성 부족이다. 현재 대부분의 HDT 시스템들은 특정 측면에만 집중하는 경향이 있다. 유전체 기반 시스템은 유전자 정보에, 웨어러블 기반 시스템은 생체신호에, 특정 장기 HDT는 해당 장기에만 초점을 맞추고 있다.

인간의 건강은 유전자, 환경, 생활 습관, 심리적 요인, 사회적 요인 등이 복잡하게 상호작용하는 결과이다. 최근 연구에서는 대규모 오믹스 데이터셋(예: 전사체학, 유전체학, 대사체학, 장내미생물체학)에서 다중 규모 분자 세부사항을 추출할 뿐만 아니라 소셜 미디어, 모바일 기기, 전자건강기록에서 생의학적으로 관련된 대규모 인간 행동 데이터를 추출할 수 있다고 보고되고 있다[24].

하지만 이러한 다차원적 데이터를 실제로 통합하여 종합적인

HDT를 구축하는 것은 여전히 큰 도전이다. 각 데이터 유형마다 서로 다른 수집 방법, 저장 형식, 분석 알고리즘이 필요하며, 이들을 통합하는 표준화된 방법론이 아직 확립되지 않았다.

예를 들어, Twin Health 시스템은 대사 질환에 특화되어 있어 뛰어난 성과를 보이지만, 심혈관 질환, 암, 신경계 질환 등 다른 질병에 대한 포괄적인 예측은 제한적이다. 마찬가지로 심장 HDT는 심혈관 시스템에는 매우 정교하지만, 다른 장기와의 상호작용이나 전신적인 건강 상태는 충분히 반영하지 못한다.

정적인 예측의 한계

두 번째 주요 한계는 현재 HDT 시스템들의 예측이 상대적으로 정적이라는 점이다. 실시간으로 변하는 우리 몸과 외부 환경을 충분히 반영하지 못해 동적인 예측에 한계가 있다.

인체는 매 순간 변화하는 동적 시스템이다. 호르몬 수치는 하루 중 시간대별로 변화하고, 면역 시스템은 감염이나 스트레스에 반응하여 상태가 바뀌며, 대사 시스템은 음식 섭취, 운동, 수면 패턴에 따라 지속적으로 조절된다. 또한 계절, 날씨, 사회적 스트레스, 환경 오염 등 외부 요인들도 건강 상태에 실시간으로 영향을 미친다.

현재의 많은 HDT 시스템들은 이러한 동적 변화를 충분히 포착하지 못한다. 예를 들어, 유전체 기반 시스템은 태생적으로 변하지 않는 유전자 정보에 의존하기 때문에 환경 변화에 따른 건강 상태 변화를 예측하기 어렵다. 웨어러블 기반 시스템은 실시간 데이터를 수집하지만, 이를 장기적인 건강 결과와 연결하는 예측 모델은 아직 충분히 발달하지 않았다.

질병의 복잡한 특성으로 인해 이러한 문제들이 발생한다. 질병은 여러 세포 유형과 장기에 걸쳐 수천 개의 유전자 간의 변화된 상호작용을 포함한다. 질병 진행은 유전적 및 환경적 요인의 영향을 받아 환자마다 그리고 시간에 따라 다양할 수 있다[25].

통합성과 상호운용성의 문제

세 번째 한계는 서로 다른 HDT 시스템들 간의 통합성과 상호운용성 부족이다. 현재 각 시스템들은 독립적으로 개발되어 서로 다른 데이터 형식, 알고리즘, 인터페이스를 사용하고 있다. 이는 환자의 종합적인 건강 상태를 파악하기 위해 여러 시스템의 결과를 통합하는 것을 어렵게 만든다.

예를 들어, 한 환자가 심장 질환과 당뇨병을 동시에 가지고 있다면, 심장 HDT와 당뇨병 HDT의 결과를 통합하여 종합적인 치료 계획을 수립해야 한다. 하지만 현재 시스템들은 이러한 통합을 지원하는 표준화된 방법이 없어, 의료진이 수동으로 여러 시스템의 결과를 해석하고 통합해야 하는 상황이다.

개인차와 다양성의 한계

네 번째 한계는 개인차와 인구집단 다양성에 대한 고려 부족이다. 현재 많은 HDT 시스템들은 주로 특정 인구집단(예: 백인, 중년 남성)의 데이터를 기반으로 개발되었기 때문에, 다른 인종, 성별, 연령대에서는 정확도가 떨어질 수 있다.

예를 들어, 심전도 해석 알고리즘은 주로 백인 남성의 데이터를 기반으로 개발되었기 때문에, 아시아 여성이나 아프리카계 미국인에게서는 오진율이 높을 수 있다. 마찬가지로 약물 반응 예측 모델도 특정 인구집단에 편향되어 있을 가능성이 크다.

이러한 한계는 HDT 기술의 보편적 적용을 어렵게 만들며, 건강 불평등을 오히려 심화시킬 위험도 있다. 따라서 향후 HDT 개발에서는 다양한 인구집단을 포함한 대표성 있는 데이터셋 구축과 알고리즘의 공정성 확보가 중요한 과제가 될 것이다.

검증과 신뢰성의 문제

마지막으로, 현재 HDT 시스템들의 임상적 검증과 신뢰성 확보가 충분하지 않다는 한계가 있다. 많은 시스템들이 기술적으로는 인상적인 성과를 보이지만, 실제 임상 환경에서의 장기적인 효과와 안전성에 대한 검증은 아직 부족한 상태이다.

HDT 시스템의 예측이 실제로 환자의 건강 결과를 개선하는지, 의료진의 의사결정에 도움이 되는지, 부작용이나 예상치 못한 결과는 없는지에 대한 체계적인 연구가 필요하다. 또한 HDT의 예측 정확도, 재현성, 일관성에 대한 표준화된 평가 방법론도 개발되어야 한다.

특히 AI와 머신러닝 기반 HDT 시스템의 경우, '블랙박스 문제'로 인해 예측 결과의 근거를 이해하기 어려운 경우가 많다. 이는 의료진의 신뢰를 얻고 임상적으로 활용하는 데 장애가 될 수 있다.

5. 현재의 성과와 미래를 향한 과제

지금까지 살펴본 바와 같이, HDT 기술은 2000년대 초기의 단순한 유전체 기반 접근에서 시작하여 현재는 웨어러블 기술, 특정 장기 시뮬레이션, 만성질환 관리 등 다양한 분야에서 실용적인 성과를 거두고 있다. Twin Health의 당뇨병 관리, Living Heart Project의 심장 시뮬레이션, 뇌종양 치료의 개인화된 방사선 치료 계획 등은 HDT 기술의 현실적 가능성을 보여주는 성공 사례들이다.

하지만 동시에 데이터의 깊이 부족, 정적인 예측의 한계, 시스템 간 통합성 부족, 개인차 고려 부족, 검증과 신뢰성 문제 등 해결해야 할 과제들도 명확해졌다. 이러한 한계들은 HDT 기술이 진정한 의미의 '인간 복제 시뮬레이션'이 되기 위해서는 아직 갈 길이 멀다는 것을 시사한다.

하지만 이는 절망적인 현실이 아니라 발전의 기회이다. 현재의 한계들을 인식하고 이를 체계적으로 해결해 나간다면, HDT는 의료 패러다임을 근본적으로 변화시킬 수 있는 혁신적 기술로 발전할 수 있을 것이다. 다음 장에서는 이러한 한계들을 극복하고 차세대 HDT 기술을 구현하기 위한 구체적인 방안들을 살펴보겠다.

참고문헌

1. Chaudhuri, A., et al. (2023). Predictive digital twin for optimizing patient-specific radiotherapy regimens under uncertainty in high-grade gliomas. Frontiers in Artificial Intelligence, 6, 1222612.
2. Chen, Z., et al. (2022). The Digital Twin in Medicine: A Key to the Future of Healthcare? Frontiers in Medicine, 9, 930619.
3. Bjornsson, B., et al. (2024). Challenges and opportunities for digital twins in precision medicine from a complex systems perspective. npj Digital Medicine, 7, 402.
4. Katsoulakis, E., et al. (2024). Digital twins for health: a scoping review. npj Digital Medicine, 7, 77.
5. Mobile and Wearable Health (mHealth) Technologies for Diabetes Care: Systematic Review of Reviews. (2021). JMIR Diabetes, 6(2), e25487.
6. Spaccarotella, C., et al. (2023). Wearable Devices in Cardiovascular Medicine. Circulation Research, 132, 652-670.
7. Spaccarotella, C., et al. (2023). Wearable Devices in Cardiovascular Medicine. Circulation Research, 132, 652-670.
8. Glucose monitoring wearables explained: The companies chasing the 'impossible'. (2021). Wareable.
9. Can a Smartwatch Help Manage Diabetes? (2022). Healthline.
10. Living Heart Project. Dassault Systèmes SIMULIA. Retrieved from https://www.3ds.com/products-services/simulia/solutions/life-sciences-healthcare/the-living-heart-project/
11. Thamotharan, K., et al. (2023). The potential of the Medical Digital Twin in diabetes management: a review. Frontiers in Medicine, 10,

1227566.

12. Living Heart Project Meets High Performance Computing. (2024). Digital Engineering 24/7.
13. Saleem, M., et al. (2025). Digital twins for the era of personalized surgery. npj Digital Medicine, 8, 15.
14. Chaudhuri, A., et al. (2023). Digital twins: a new paradigm in oncology in the era of big data. ESMO Real World Data and Digital Oncology.
15. Saleem, M., et al. (2023). Digital Twins: The New Frontier for Personalized Medicine? Applied Sciences, 13(13), 7940.
16. Digital twins in oncology: a systematic review of recent literature. (2023). Journal of Translational Medicine, 21, 689.
17. Chaudhuri, A., et al. (2023). Digital twins: a new paradigm in oncology in the era of big data. ESMO Real World Data and Digital Oncology.
18. Uribe, C., et al. (2023). Theranostic digital twins for personalized radiopharmaceutical therapies: Reimagining theranostics via computational nuclear oncology. Journal of Nuclear Medicine, 64(3), 501-502.
19. Twin Health. Helena Projects. Retrieved from https://helena.org/projects/twin/
20. How Digital Twins Could Help Manage Type 2 Diabetes. (2023). Verywell Health.
21. Your 'Digital Twin' Could Help Control Type 2 Diabetes. Verywell Health.
22. Shukla, A., et al. (2024). One-year outcomes of a digital twin intervention for type 2 diabetes: a retrospective real-world study. Scientific Reports, 14, 26584.
23. Twin Health: Personalized Digital Diabetes Program. Walmart. Retrieved from https://one.walmart.com/content/usone/en_us/me/health/health-programs/twin-health.html
24. Bjornsson, B., et al. (2024). Challenges and opportunities for digital twins in

precision medicine from a complex systems perspective. npj Digital Medicine, 7, 402.
25. Li, X., et al. (2025). Digital twins as global learning health and disease models for preventive and personalized medicine. Genome Medicine, 17, 435.

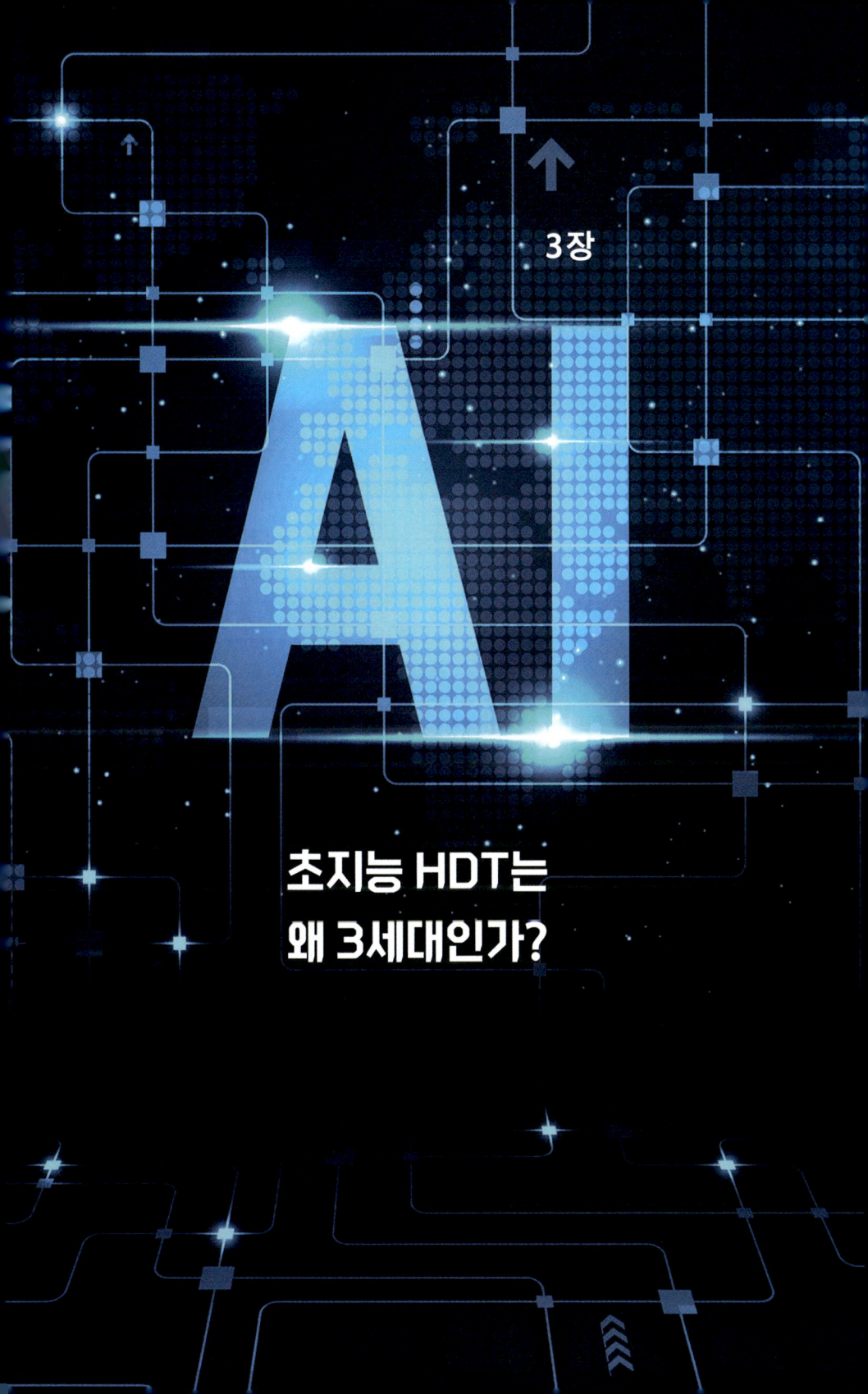

1. HDT 기술의 세대 구분

휴먼 디지털 트윈(HDT) 기술은 그 발전 단계와 핵심 역량에 따라 크게 세 가지 세대로 나눌 수 있다[1,2]. 디지털 트윈 기술은 제조업과 항공 산업에서 시작되어 물리적 객체의 디지털 복제본을 생성하고 최적화를 가능하게 하는 혁신적인 패러다임으로 발전해 왔으며, 이러한 기술적 토대 위에서 헬스케어 분야로 확장되면서 인간 중심의 디지털 트윈 개념이 등장하게 되었다[3]. HDT는 단순한 3D 모델과는 달리 인체의 모든 구성요소와 그들 간의 동적 상호작용을 포함하는 포괄적인 가상 모델로서, 개인화된 의료 서비스를 가능하게 하는 핵심 기술로 인식되고 있다[4,5].

현재까지의 HDT 기술 발전 과정을 분석하면, 각 세대는 고유한 특징과 한계를 가지고 있으며, 이러한 진화 과정을 통해 현재 제3세대 HDT가 도달한 혁신적 수준을 이해할 수 있다. 제1세대는 정보 제공형, 제2세대는 모니터링 및 예측 강화형, 그리고 제3세대는 초

개인화된 대화형 시뮬레이션 디지털 트윈으로 분류되며, 각각은 데이터 통합 수준, 예측 정확성, 그리고 사용자 인터페이스의 발전 정도에 따라 구분된다[6,7].

1세대 HDT: '정보 제공형' 디지털 트윈

제1세대 HDT는 주로 유전체 정보나 기본적인 임상 검진 데이터를 기반으로 질병 위험도를 예측하고, 약물에 대한 유전적 반응성을 알려주는 초기 단계의 HDT로 정의된다[8]. 이 세대의 HDT는 전통적인 유전자 검사와 기본적인 바이오마커 분석에 의존하여 개인의 건강 상태에 대한 정적인 정보를 제공하는 데 중점을 두었다. 유전체학(Genomics) 기술의 발달과 함께 개인의 DNA 정보를 분석하여 특정 질병에 대한 유전적 소인을 파악하고, 이를 바탕으로 맞춤형 건강 관리 방안을 제시하는 것이 주요 기능이었다.

Predictiv AI는 2020년에 설립된 제1세대 휴먼 디지털 트윈(HDT)의 대표적인 기업이다[9,10]. 이 기업은 특히 국내 휴먼 디지털 트윈의 효시 격으로, 한국에 디지털 트윈 개념을 처음 소개하고 의료 분야와 연관지어 발전시켜 온 선구적인 역할을 수행하였다.

Predictiv AI는 차세대 시퀀싱(Next Generation Sequencing) 기술을 활용하여 개인의 손톱이나 발톱 샘플에서 DNA를 추출하고 분석한다[11,12]. Predictiv의 플랫폼은 약 20,000개의 유전자를 시퀀싱하여 22,500개 이상의 질병에 대한 위험도를 평가하고, 750개 이상의 약물에 대한 개인별 반응을 시뮬레이션할 수 있는 DNA 기반 디지털 트윈을 생성한다[13,14].

이러한 혁신적인 접근 방식은 개인의 유전적 특성을 바탕으로 질병 예측과 약물 반응성 분석을 제공하며, 미국 내에서도 거의 선두 주자로서 디지털 트윈 기술을 개발해 왔다. Predictiv AI의 성공적인 출시는 모든 의과학자들의 지대한 관심을 집중시켰으며, 디지털 트윈 분야에 커다란 기여를 하였다는 점에서 매우 큰 의미를 지닌다. 다만, 현재는 정적인 유전 정보에 의존하는 한계를 가지고 있다.

제1세대 HDT의 주요 한계는 실시간으로 변하는 생체 정보나 복잡한 환경 요인, 그리고 다양한 오믹스 데이터의 통합 분석에 어려움이 있다는 점이다[15]. 유전체 정보만으로는 개인의 현재 건강 상태나 생활 습관의 영향을 실시간으로 반영할 수 없으며, 후성유전학적 변화나 단백체, 대사체 수준의 변화를 포착하지 못한다는 근본적인 제약이 존재한다. 또한 이 시기의 HDT는 사용자와의 상호작용이 제한적이었으며, 주로 일회성 보고서 형태로 정보를 제공하는 데 그쳤다.

2세대 HDT: '모니터링 및 예측 강화형' 디지털 트윈

제2세대 HDT는 제1세대의 정적인 유전 정보에 더해 웨어러블 기기나 IoT 센서에서 수집되는 실시간 생체 데이터를 HDT에 반영하기 시작한 단계로 특징지어진다[16, 17]. 이 세대의 HDT는 심박수, 활동량, 혈당 수치, 수면 패턴 등의 연속적인 생리학적 데이터를 통합하여 보다 동적이고 개인화된 건강 모니터링과 예측을 가능하게 했다. 연속혈당모니터링(CGM), 웨어러블 디바이스, 그리고 스마트 헬스케어 기기의 발달이 이러한 진보를 가능하게 한 핵심 요인이었다.

Twin Health Inc.는 제2세대 HDT의 대표적인 사례로, 전신 디지털 트윈(Whole Body Digital Twin) 기술을 개발하여 당뇨병과 같은 만성 대사 질환 관리에 혁신을 가져왔다[18, 19, 20]. 2016년에 설립된 Twin Health는 개인의 고유한 대사 상태를 실시간으로 모델링하는 디지털 트윈을 구축하고, 영양, 운동, 수면, 스트레스 관리에 대한 개인화된 권장 사항을 제공한다[21]. 이 회사의 기술은 웨어러블 기기와 CGM에서 수집된 수천 개의 데이터 포인트를 지속적으로 분석하여 실시간으로 업데이트되는 개인별 대사 모델을 구축한다[22].

Twin Health의 임상 연구 결과는 제2세대 HDT의 효과를 명확히 보여준다. 무작위 대조 임상시험에서 참가자들이 제2형 당뇨병의 현저한 차도를 보였으며, 인슐린을 포함한 당뇨병 약물의 사용량을 대폭 감소시키거나 중단할 수 있는 경우도 있었다[23, 24]. 또한 1년간의 실제 환경 연구에서 참가자들의 HbA1c가 평균 1.8% 감소했으며, 89%가 목표 수치인 7% 미만을 달성했다[25]. 이러한 결과는 실시간 데이터를 활용한 개인화된 중재의 효과를 입증하는 것으로, 제2세대 HDT의 핵심 가치를 보여준다.

그러나 제2세대 HDT는 여전히 다중 오믹스 데이터의 심층적인 통합 분석에는 한계가 있었다[26]. 대부분의 제2세대 시스템은 생리학적 데이터와 기본적인 임상 지표에 의존했으며, 유전체, 후성유전체, 전사체, 단백체, 대사체 등의 분자 수준 정보를 종합적으로 통합하지 못했다. 또한 복잡한 생체 시스템의 동적인 변화를 완전히 시뮬레이션하고 가상 개입의 효과를 정확히 예측하는 데는 여전히 어려움이 있었다.

3세대 HDT: '초개인화된 대화형 시뮬레이션' 디지털 트윈(초지능 HDT)

제3세대 HDT는 이전 세대들의 모든 장점을 통합하면서도 혁신적인 기술적 진보를 이룩한 차세대 HDT 기술이다[27, 28]. 이 세대의 HDT는 다중 오믹스 데이터의 심층적 통합, 실시간 생체 데이터 및 환경적 요인의 총체적 반영, 그리고 동적으로 변화하는 인체 시스템의 완벽한 시뮬레이션을 핵심 특징으로 한다. 제3세대 HDT가 '초지능'으로 불리는 이유는 인공지능과 머신러닝 기술의 고도화, 다중 오믹스 데이터 통합 기술의 발달, 그리고 대화형 인터페이스의 혁신이 결합되어 이전에는 불가능했던 수준의 개인화된 의료 서비스를 제공하기 때문이다.

차별점 1: 진정한 '나'의 통합 모델

제3세대 HDT의 첫 번째 혁신적 특징은 단순한 데이터 나열이 아닌, 오믹스 간의 복잡한 상호작용을 학습한 '통합 오믹스 지도'를 구축한다는 점이다[29, 30]. 이는 유전체(Genomics), 후성유전체(Epigenomics), 전사체(Transcriptomics), 단백체(Proteomics), 대사체(Metabolomics), 그리고 미생물군유전체(Microbiomics) 등 다양한 분자 수준의 정보를 통합하여 개인의 생물학적 특성을 포괄적으로 이해하는 것을 의미한다[31, 32].

특히 후성유전체(Epigenomics)는 제3세대 HDT에서 핵심적인 역할을 담당한다. 후성유전체는 유전체와 단백체를 연결하는 중요한 고리이자 환경적 요인을 반영하는 핵심 요소로서, 개인의 고유한 생물학적 특성을 포착한다[33, 34]. DNA 메틸화, 히스톤 변형, 비암호화

RNA(noncoding RNA) 등의 후성유전학적 수정은 유전자 발현을 조절하고, 이는 궁극적으로 단백질 생산과 대사 경로에 영향을 미친다. 제3세대 HDT는 이러한 후성유전학적 변화를 실시간으로 모니터링하고 분석함으로써, 환경과 생활 습관의 변화가 개인의 건강에 미치는 영향을 분자 수준에서 이해할 수 있게 한다[35].

다중 오믹스 데이터의 통합은 기술적으로 매우 복잡한 과정이다. 각각의 오믹스 데이터는 서로 다른 스케일과 특성을 가지고 있으며, 이들 사이의 상호작용은 비선형적이고 동적이다[36, 37]. 제3세대 HDT는 고급 머신러닝 알고리즘과 인공지능 기술을 활용하여 이러한 복잡성을 해결한다. 특히 딥러닝 기반의 통합 분석 방법론을 통해 서로 다른 오믹스 데이터 간의 숨겨진 패턴과 상호작용을 발견하고, 이를 바탕으로 개인의 건강 상태와 질병 위험을 보다 정확하게 예측할 수 있다[38].

차별점 2: 미래를 예측하는 '가상 시뮬레이션'

제3세대 HDT의 두 번째 핵심 혁신은 고도로 정교한 가상 시뮬레이션 기능이다[39]. 이는 "특정 약을 먹으면 나에게 어떤 영향이 있을까?", "매일 30분씩 걸으면 5년 후 건강이 어떻게 달라질까?"와 같은 가상 시나리오에 대한 정확한 예측을 제공한다. 이러한 시뮬레이션은 개인의 다중 오믹스 프로필, 실시간 생리학적 데이터, 환경적 요인, 그리고 생활 습관 등을 종합적으로 고려하여 수행된다.

가상 시뮬레이션의 핵심은 개인의 디지털 트윈 모델을 이용하여 다양한 개입의 효과를 사전에 테스트할 수 있다는 점이다. 예를 들어, 특정 약물의 투여 효과를 예측할 때, 제3세대 HDT는 개인의 유전적 변이, 현재 단백질 발현 패턴, 대사 상태, 그리고 기존 약물 복용 이력 등을 모두 고려하여 약물의 효능과 부작용을 시뮬레이션한다. 이는 전통적인 일률적인 처방 방식을 넘어서 진정한 개인화 의료를 가능하게 한다[40].

생활 습관 변화의 장기적 영향을 예측하는 기능은 예방 의학의 관점에서 특히 중요하다. 제3세대 HDT는 개인의 현재 건강 상태와 유전적 배경을 바탕으로 특정 운동 프로그램, 식단 변화, 또는 스트레스 관리 방법이 장기적으로 미칠 영향을 모델링할 수 있다. 이러한 예측 모델링은 수많은 임상 데이터와 연구 결과를 기반으로 하며, 머신러닝 알고리즘을 통해 지속적으로 개선된다.

차별점 3: LLM 기반의 '초지능 대화형 인터페이스'

제3세대 HDT의 세 번째 혁신적 특징은 대화형 인공지능 인터페이스의 도입이다[41]. Gemini, GPT-4와 같은 최첨단 거대 언어 모델(LLM)을 접목하여, 사용자가 복잡한 건강 정보를 자연어로 질문하고, 친절하고 이해하기 쉬운 답변을 받을 수 있게 한다. 이는 전문적인 의학 지식이 없는 일반 사용자도 자신의 건강 데이터를 쉽게 이해하고 활용할 수 있도록 하는 중요한 진보이다.

LLM 기반 인터페이스는 단순한 질의응답을 넘어서 개인화된 건강 상담과 교육을 제공한다. 사용자는 "왜 내 혈당이 특정 음식을 먹은 후에 급격히 올라가나요?"와 같은 구체적인 질문을 할 수 있으며, HDT는 그 개인의 오믹스 데이터와 실시간 생리학적 반응을 분석하여 과학적이면서도 이해하기 쉬운 설명을 제공한다. 이러한 대화형 인터페이스는 환자의 건강 문해력(Health Literacy)을 향상시키고, 능동적인 건강 관리를 촉진하는 효과가 있다.

또한 LLM 기반 인터페이스는 다국어 지원과 문화적 맥락을 고려한 소통이 가능하다. 이는 글로벌 헬스케어 시장에서 HDT 기술의 확산에 중요한 역할을 할 것으로 예상된다. 사용자의 교육 수준, 문화적 배경, 그리고 개인적 선호도에 맞춰 정보를 제공함으로써, 보다 효과적인 건강 관리 지원이 가능해진다.

차별점 4: 블록체인 기반의 '안전한 개인 정보 주권'

제3세대 HDT의 네 번째 핵심 혁신은 블록체인 기술을 활용한 데이터 보안과 개인 정보 주권의 구현이다[42, 43]. 민감한 건강 데이터가 블록체인 위에서 안전하게 관리되며, 개인이 자신의 데이터에 대한 접근 권한과 소유권을 직접 가질 수 있게 된다. 이는 기존의 중앙집중식 데이터 관리 방식의 한계를 극복하고, 개인의 프라이버시를 보호하면서도 의료 데이터의 활용성을 극대화하는 혁신적인 접근법이다.

블록체인 기반 HDT 시스템에서는 스마트 컨트랙트를 통해 데이터 접근 권한이 자동화되고 투명하게 관리된다[44, 45]. 환자는 자신의 데이터를 누가, 언제, 어떤 목적으로 접근할 수 있는지를 직접 결정할 수 있으며, 모든 접근 기록이 블록체인에 불변의 형태로 저장되어 추적 가능하다. 이러한 시스템은 의료진, 연구기관, 그리고 환자 간의 신뢰를 구축하고, 개인화된 의료 서비스의 질을 향상시키는 데 기여한다.

특히 다중수신자 확인기반 서명암호화(Multi-receiver Identity-Based Signcryption)[3] 기술과 같은 고급 암호화 기법이 적용되어 데이터의 기밀성과 무결성이 보장된다[46]. 이러한 기술은 의료 데이터의 민감성을 고려할 때 필수적인 요소이며, 환자의 개인정보 보호와 의료 데이터의 활용 사이의 균형을 이루는 핵심 기술이다.

또한 양자 컴퓨팅 위협에 대비한 포스트 양자암호화(Post-Quantum Cryptography)[4] 기술의 도입도 고려되고 있다[47, 48]. 이는 미래의 보안 위협에 대비하여 HDT 시스템의 장기적인 안전성을 보장하는 중요한 요소이다. 격자 기반 암호화[5], 해시 기반 서명[6], 그리고 영지식 증명(Zero-Knowledge Proof)[7] 등의 기술이 통합되어 HDT 시스템의 보안 수준을 한층 더 강화한다.

3세대 디지털 트윈 개발 방향으로 나아가고 있는 기업들

위에 언급된 기업들은 완전한 3세대 디지털 트윈을 개발하지는 않았지만, 그 방향으로 빠르게 나아가고 있으며, 각자의 특화된 기

---

[3] 한 사람이 여러 명에게 한 번에 메시지를 보낼 때, 각 수신자의 이름(식별정보)만으로 메시지를 암호화하고, 동시에 메시지에 서명(인증)까지 해서 기밀성과 누가 보냈는지 인증까지 한 번에 처리하는 암호화 방식. 여러 명에게 효율적이고 안전하게 메시지를 보낼 때 사용됨.
[4] 포스트 양자암호화(Post-Quantum Cryptography, PQC)는 양자 컴퓨터가 등장해도 해독하기 어려운, 미래에도 안전한 암호화 기술임.
[5] 격자기반 암호화는 고차원 수학적 격자(점들의 집합) 구조와 관련된 어려운 문제(예: 가장 짧은 벡터 찾기)를 이용해 정보를 암호화하는 방식임. 이 방식은 현재까지 알려진 공격(양자컴퓨터 포함)에도 안전하며, 연산 속도가 빠르고 키 크기가 작아 실용적임.
[6] 해시 기반 서명은 암호학적으로 안전한 해시 함수를 이용해 디지털 서명을 생성하는 방식
[7] 영지식 증명은 자신이 어떤 정보(비밀)를 알고 있음을, 실제 정보를 공개하지 않고도 증명할 수 있는 암호학적 방식임.

술을 통해 초개인화된 대화형 시뮬레이션 HDT의 핵심 요소들을 구현하고 있다.

- Twin Health: "Whole Body Digital Twin™" 플랫폼을 통해 제2형 당뇨병과 같은 만성 대사 질환 관리에 혁신을 가져오고 있다. 이 기업은 웨어러블 센서(스마트워치, CGM 등)를 통한 실시간 생체 데이터, 의료 기록, 생활 습관 정보를 통합하여 개인의 대사 및 생리 과정을 시뮬레이션한다[49]. 단순한 유전 정보 분석을 넘어, 동적으로 변화하는 개인의 신체 반응을 모델링하고 이에 기반한 맞춤형 영양, 수면, 활동 지침을 제공하여 질병의 역전을 돕는다는 점에서 3세대 HDT의 실시간 반영 및 동적 시뮬레이션 특성을 강력하게 보여준다[50].

- Aitia: "Gemini Digital Twins"를 개발하여 신약 개발 및 임상 시험 시뮬레이션에 활용한다. Aitia는 인체 생물학의 복잡한 계산적 모델을 구축하며, 다중 오믹스 데이터(유전체, 단백질체, 대사체 등)와 유전적 변이, 분자적 상호작용을 심층적으로 통합하여 질병의 진행 및 약물 반응을 예측한다[51]. 이는 3세대 HDT의 '진정한 나의 통합 모델' 구축과 '미래 예측 가상 시뮬레이션'이라는 핵심 목표에 부합하며, 특히 복잡한 생물학적 시스템을 이해하고 시뮬레이션하는 데 강점을 지닌다[52].

- Unlearn.AI: 개별 환자의 디지털 트윈을 개발하여 임상 시험의 효율성을 높이는 데 주력한다. 이 기업의 기술은 AI와 통계적 모델링을 통해 "가상 시나리오(what if?)" 분석을 수행함으로써, 특정 개입(예: 신약 투여)이 환자에게 미칠 미래 건강 결과를 예측

한다53. 이는 3세대 HDT의 '미래 예측 가상 시뮬레이션' 능력과 직접적으로 연결된다. 특히 임상 시험에서 대조군을 가상으로 대체하는 '외부 대조군' 개념을 도입하여 윤리적, 시간적, 비용적 한계를 극복하려는 시도는 3세대 HDT의 실질적인 적용 가능성을 보여준다54.

- Dassault Systèmes: 주로 산업 분야의 디지털 트윈으로 알려져 있지만, 헬스케어 분야에서는 'Living Heart Project'와 같이 인체 장기의 정교한 3D 모델링 및 시뮬레이션에 강점을 가진다55. 이는 특정 장기 수준의 디지털 트윈에 해당하지만, 심장의 전기적, 기계적 특성을 시뮬레이션하여 질병의 원인을 파악하고 치료 옵션을 탐색하는 데 활용된다. 이는 3세대 HDT의 정교한 시뮬레이션 능력을 부분적으로 구현하고 있으며, 향후 인체 전체 시스템으로 확장될 잠재력을 가지고 있다56.

- GE(General Electric): 역시 산업 분야의 디지털 트윈 기술 선도 기업이지만, 헬스케어 부문에서도 디지털 트윈 개념을 적용하려는 시도를 보인다. GE는 의료 장비에서 수집되는 방대한 데이터를 활용하여 환자의 상태를 모니터링하고, 잠재적인 건강 위험을 예측하며, 치료법을 개인 맞춤화하는 연구를 진행하고 있다57. 이는 3세대 HDT의 실시간 데이터 통합 및 예측 능력과 연관되며, 특히 의료 인프라 및 장비와의 연동 측면에서 강점을 가질 수 있다58.

- NVIDIA: GPU 기반의 고성능 컴퓨팅 및 AI 기술을 통해 디지털 트윈 분야에서 광범위한 영향력을 행사한다. '옴니버스

(Omniverse)'와 같은 플랫폼을 통해 물리 기반의 고정밀 시뮬레이션 환경을 제공하며, 이는 복잡한 생체 시스템을 포함한 다양한 디지털 트윈 구축에 활용될 수 있다[59]. 특히 AI 및 머신러닝 모델의 훈련과 배포에 최적화된 하드웨어 및 소프트웨어 생태계를 제공함으로써, 3세대 HDT의 초지능 대화형 인터페이스와 복잡한 데이터 통합 및 예측 기능을 구현하는 데 필수적인 기반 기술을 제공하고 있다[60].

이들 기업은 각자의 전문 분야와 기술적 강점을 바탕으로 3세대 HDT의 다양한 요소, 즉 다중 오믹스 데이터 통합, 실시간 생체 데이터 반영, 고도화된 가상 시뮬레이션, AI 기반의 대화형 인터페이스, 그리고 블록체인을 통한 보안 및 개인 정보 주권을 구현하는 방향으로 연구와 개발을 지속하고 있다. 완전한 '초지능 HDT'가 실현되기까지는 더 많은 기술적 진보와 표준화가 필요하지만, 이들 기업의 노력은 그 목표를 향한 중요한 발걸음이 된다.

2. 세대별 HDT 기술의 발전과 미래 전망

HDT 기술의 세대별 발전 과정을 살펴보면, 각 세대는 이전 세대의 한계를 극복하면서 새로운 기능과 가능성을 제시해왔다. 제1세대의 정적인 유전 정보 기반 접근법에서 시작하여, 제2세대의 실시간 생체 데이터 통합을 거쳐, 제3세대의 다중 오믹스 통합과 지능형 대화 인터페이스에 이르기까지의 발전은 헬스케어 패러다임의 근본적인 변화를 반영한다.

기술적 복잡성과 데이터 처리 능력의 진화

각 세대별 HDT 기술의 발전을 데이터 처리 관점에서 분석하면 그 혁신성이 더욱 명확해진다. 제1세대 HDT는 주로 단일 시점의 유전체 데이터 분석에 의존했으며, 처리해야 할 데이터의 양은 상대적으로 제한적이었다. 개인의 DNA 시퀀싱 결과를 기반으로 한 정적 분석이 주를 이루었으며, 이는 대략 3GB 정도의 원시 데이터를 다루는 수준이었다.

제2세대 HDT는 연속적인 생체 신호 데이터의 통합으로 인해 데이터 처리 복잡성이 급격히 증가했다. 웨어러블 기기에서 생성되는 일일 데이터량은 수십 MB에서 수 GB에 이르며, 이를 실시간으로 처리하고 분석하는 것은 상당한 기술적 도전이었다. Twin Health의 경우 개인당 일일 수천 개의 데이터 포인트를 처리하며, 이는 연간 수십 테라바이트의 데이터 축적을 의미한다[21,22].

제3세대 HDT는 이러한 복잡성을 한층 더 높은 차원으로 끌어올린다. 다중 오믹스 데이터의 통합은 엑사바이트 규모의 데이터 처리를 요구하며, 이는 기존의 헬스케어 IT 인프라로는 감당하기 어려운 수준이다. 특히 실시간 전사체, 단백체, 대사체 분석은 기존 유전체 분석의 수십 배에 달하는 연산 능력을 필요로 한다. 이러한 막대한 연산 요구사항을 충족하기 위해서는 클라우드 컴퓨팅과 에지 컴퓨팅을 결합한 하이브리드 아키텍처가 필수적이다[1,2].

예측 정확성과 개인화 수준의 비교 분석

각 세대별 HDT의 예측 정확성과 개인화 수준을 정량적으로 비교하면 혁신의 규모를 이해할 수 있다. 제1세대 HDT의 질병 예측 정확도는 일반적으로 60~70% 수준이었으며, 이는 주로 고위험 유전 변이의 존재 여부에 기반한 확률적 예측에 의존했다. 개인화 수준은 제한적이었으며, 주로 인구집단 기반의 통계적 모델을 개인에게 적용하는 방식이었다.

제2세대 HDT는 실시간 데이터의 통합으로 예측 정확성이 75~85%까지 향상되었다. Twin Health의 당뇨병 관리 프로그램에서 보고된 바와 같이, 개인의 실시간 생체 데이터를 활용한 혈당 예측의 정확도는 85% 이상에 달한다[23,24]. 개인화 수준도 현저히 향상되어, 개인별 대사 패턴과 생활 습관을 반영한 맞춤형 권장 사항 제공이 가능해졌다.

제3세대 HDT는 다중 오믹스 데이터의 통합과 고급 AI 알고리즘의 적용으로 예측 정확성을 90% 이상의 수준으로 끌어올릴 것으로 기대된다. 특히 약물 반응 예측의 경우, 개인의 유전적 변이, 후성유전학적 상태, 현재 단백질 발현 패턴을 종합적으로 고려함으로써 기존 방법 대비 30~40% 이상 향상된 정확도를 달성할 수 있다는 연구 결과가 보고되고 있다[35,40].

사용자 경험과 접근성의 혁신

HDT 기술의 발전에서 간과할 수 없는 부분은 사용자 경험과 접근성의 개선이다. 제1세대 HDT는 복잡한 유전 정보를 PDF 보고서 형태로 제공했으며, 이를 이해하기 위해서는 상당한 의학적 배경 지식이 필요했다. 사용자가 자신의 유전 정보를 실질적으로 활용하기까지는 전문가의 도움이 필수적이었다.

제2세대 HDT는 모바일 애플리케이션과 웹 기반 대시보드를 통해 사용자 친화적인 인터페이스를 제공하기 시작했다. Twin Health의 앱은 실시간 건강 지표를 시각화하고, 개인화된 권장 사항을 직관적으로 제시한다. 사용자는 복잡한 의학 용어 없이도 자신의 건강 상태를 이해하고 관리할 수 있게 되었다[21,24].

제3세대 HDT의 LLM 기반 대화형 인터페이스는 사용자 경험의 패러다임을 완전히 바꾸고 있다. 자연어 처리 기술의 발달로 사용자는 일상적인 언어로 복잡한 건강 질문을 할 수 있으며, HDT는 개인의 다중 오믹스 데이터를 바탕으로 과학적이면서도 이해하기 쉬운 답변을 제공한다. 이는 헬스케어 접근성의 민주화를 의미하며, 전문적인 의학 지식이 없는 일반인도 고도로 개인화된 건강 관리를 받을 수 있게 한다[41].

경제적 효과와 헬스케어 비용 절감

HDT 기술의 발전은 헬스케어 시스템의 경제적 효율성에도 큰 영향을 미치고 있다. 제1세대 HDT는 주로 고위험군 식별에 초점을 맞췄으며, 예방적 개입을 통한 비용 절감 효과는 제한적이었다.

일반적으로 유전 검사 비용 대비 10~-20%의 의료비 절감 효과를 보였다.

제2세대 HDT는 실시간 모니터링과 조기 개입을 통해 더 큰 경제적 효과를 창출했다. Twin Health의 기업 파트너십 사례에서 보고된 바에 따르면, 3개월 이상 프로그램에 참여한 직원들의 약물 비용이 50% 감소했으며, 일부 기업에서는 직원의 1/3이 당뇨병 약물을 완전히 중단할 수 있었다[20]. 이는 연간 수십만 달러의 의료비 절감 효과를 의미한다.

제3세대 HDT는 더욱 혁신적인 경제적 효과를 가져올 것으로 예상된다. 정밀한 약물 반응 예측을 통한 부작용 감소, 최적화된 치료 계획을 통한 치료 기간 단축, 그리고 예방적 개입의 정확성 향상으로 인한 질병 발생률 감소 등이 복합적으로 작용하여 전체 헬스케어 비용의 30~50% 절감이 가능할 것으로 전망된다.

3. 글로벌 헬스케어 형평성과 접근성

HDT 기술의 발전은 글로벌 헬스케어 형평성 측면에서도 중요한 의미를 갖는다. 제1세대 HDT는 높은 비용과 기술적 복잡성으로 인해 주로 선진국의 고소득층에게만 접근 가능했다. Predictiv AI와 같은 회사들도 초기에는 790달러라는 상당한 비용을 요구했다[11].

제2세대 HDT는 기술의 표준화와 규모의 경제 효과로 비용이 점진적으로 감소했다. Twin Health의 경우 기업 건강보험과의 파트너십을 통해 직원들에게 무료로 서비스를 제공하는 모델을 구축했다 [24]. 이는 HDT 기술의 대중화에 중요한 전환점이 되었다.

제3세대 HDT는 클라우드 기반 서비스와 AI 기술의 발달로 더욱 저렴하고 접근하기 쉬운 형태로 제공될 것으로 예상된다. 특히 LLM 기반 인터페이스의 다국어 지원과 문화적 맥락 고려는 개발도상국에서도 HDT 기술을 활용할 수 있는 기반을 마련할 것이다. 블록체인 기반의 분산화된 데이터 관리 시스템은 중앙집중식 인프라가 부족한 지역에서도 HDT 서비스를 제공할 수 있게 한다.

HDT 기술의 세대별 발전과 함께 규제 환경과 표준화도 진화하고 있다. 제1세대 HDT 시기에는 주로 기존의 의료기기 규제 틀 내에서 승인을 받았으며, FDA와 같은 규제 기관들은 유전자 검사에 대한 기존 가이드라인을 적용했다.

제2세대 HDT는 실시간 데이터 처리와 AI 기반 의사결정 지원 시스템의 도입으로 새로운 규제적 도전에 직면했다. 연속혈당모니터링(CGM)과 같은 의료기기와 소프트웨어의 통합에 대한 새로운 승인 절차가 필요해졌으며, 이는 규제 기관들이 디지털 치료제(Digital Therapeutics)에 대한 새로운 가이드라인을 개발하는 계기가 되었다.

제3세대 HDT는 더욱 복잡한 규제 환경에 직면할 것으로 예상된다. 다중 오믹스 데이터의 통합 분석, AI 기반 치료 권장 사항, 그리고 블록체인 기반 데이터 관리 시스템은 기존의 규제 틀로는 적절히 다루기 어려운 새로운 영역들이다. 이에 따라 국제적인 표준화 기구들과 규제 기관들은 HDT 기술에 특화된 새로운 가이드라인과 표준을 개발하고 있다.

제3세대 HDT가 '초지능'으로 명명되는 이유는 단순히 기술적 복잡성 때문이 아니라, 인간의 건강과 질병에 대한 이해의 깊이와 폭이 혁신적으로 확장되었기 때문이다. 분자 수준에서 개체 수준까지, 그리고 현재에서 미래까지의 건강 상태를 통합적으로 모델링하고 예측할 수 있는 능력은 의료의 근본적인 변화를 가져올 것으로 예상된다.

미래의 HDT 기술은 더욱 발전된 형태로 진화할 것으로 전망된다. 메타버스와의 통합을 통한 몰입형 건강 관리 경험, 양자 컴퓨팅을 활용한 초고속 시뮬레이션, 그리고 글로벌 HDT 네트워크를 통한 집단 지성의 활용 등이 가능해질 것이다. 또한 인공지능의 지속적인 발전과 함께 HDT의 예측 정확성과 개인화 수준은 계속해서 향상될 것으로 기대된다.

결론적으로, 제3세대 HDT는 개인화된 의료의 새로운 지평을 열어가고 있으며, 이는 단순한 기술적 진보를 넘어서 인간의 건강과 삶의 질 향상에 대한 근본적인 접근 방식의 변화를 의미한다. HDT 기술의 지속적인 발전은 예방 중심의 의료 시스템 구축, 의료 비용의 절감, 그리고 모든 개인이 최적의 건강 상태를 유지할 수 있는 미래 사회의 실현에 기여할 것으로 전망된다.

참고문헌

1. Zhang, Y., et al. (2024). Generative AI-Driven Human Digital Twin in IoT-Healthcare: A Comprehensive Survey. arXiv preprint arXiv:2401.13699v2.
2. Okegbile, S.D., et al. (2022). Human Digital Twin for Personalized Healthcare: Vision, Architecture and Future Directions. IEEE Network: The Magazine of Global Internetworking.
3. Sun, T., et al. (2022). The digital twin in medicine: a key to the future of healthcare? Frontiers in Medicine, 9:907066.
4. Barricelli, B.R., et al. (2020). Human Digital Twin for Fitness Management. IEEE Access, 8:26637-64.
5. Pirzada, P., et al. (2024). Human digital twin: a survey. Journal of Cloud Computing, 13:691.
6. Yang, Y., et al. (2024). Dynamic Human Digital Twin Deployment at the Edge for Task Execution. IEEE Transactions on Mobile Computing, 23(12):12262-12279.
7. Corral-Acero, J., et al. (2020). The "digital twin" to enable the vision of precision cardiology. European Heart Journal, 41:4556-64.
8. Ellington, A.A., et al. (2010). Antibody-based protein multiplex platforms: Technical and operational challenges. Clinical Chemistry, 56(2):186-193.
9. Predictiv Care. (2021). DNA-Based Digital Twin Platform. Available at: https://www.predictivcare.com/
10. ntrepreneur Middle East. (2022). Startup Spotlight: Silicon Valley-Based Predictiv Is Bringing Its DNA Testing Expertise To The UAE. Sep-

tember 21, 2022.
11. Republic Investment Platform. (2021). Predictiv: The First DNA-Based Digital Twin. Available at: https://republic.com/predictiv
12. CEO Monthly. (2022). Simulating the Future of Medicine. January 4, 2022.
13. The FutureList. (2024). Digital Twin Technology in Healthcare: Transforming Patient Care and Operational Efficiency. June 5, 2024.
14. CIO Review. (2022). Predictiv - Top 10 Digital Twin Solutions Company - 2022.
15. Ferguson-Smith, A.C., et al. (2008). Epigenomics. Springer Science & Business Media.
16. Shi, Y., et al. (2024). Service Migration or Task Rerouting: A Two-Timescale Online Resource Optimization for MEC. IEEE Transactions on Wireless Communications, 23(2):1503-1519.
17. Sharma, V., et al. (2025). Digital twin: securing IoT networks using integrated ECC with blockchain for healthcare ecosystem. Knowledge and Information Systems, 67(3):2395-2426.
18. Twin Health Inc. (2023). Discover The Power of a Healthy Metabolism. Available at: https://usa.twinhealth.com/
19. Fierce Biotech. (2021). Twin Health doubles down on 'digital twin' technology for diabetes reversal with $140M series C. October 7, 2021.
20. Helena Projects. (2021). Twin Health Investment Overview. Available at: https://helena.org/projects/twin/
21. Shukla, A., et al. (2024). One-year outcomes of a digital twin intervention for type 2 diabetes: a retrospective real-world study. Scientific Reports, 14, 26584.
22. Walmart Health Programs. (2025). Twin Health: Personalized Digital Diabetes Program. April 2, 2025.
23. American Diabetes Association. (2022). Concordance between the Various

Cardiovascular Risk Scores. Circulation, 146:A14842.

24. Twin Health Inc. (2023). Whole Body Digital Twin™: US Real-World Findings. (비공식/공개 자료)

25. Beck, R.W., et al. (2023). Correlation of Continuous Glucose Monitoring Metrics with HbA1c reduction. Diabetes Technology & Therapeutics, 25(2):A1-A2.

26. Katsoulakis, E., et al. (2024). Digital twins for health: a scoping review. npj Digital Medicine, 7, 77.

27. Liu, Y., et al. (2022). Digital twins in healthcare: is there a role for artificial intelligence? Frontiers in Digital Health, 4, 939214.

28. PRNewswire. (2023). Twin Health Secures $50M to Expand Its Groundbreaking Whole Body Digital Twin™ Technology. December 13, 2023.

29. Shukla, A., et al. (2024). One-year outcomes of a digital twin intervention for type 2 diabetes: a retrospective real-world study. Scientific Reports, 14, 26584.

30. Katsoulakis, E., et al. (2024). Digital twins for health: a scoping review. npj Digital Medicine, 7, 77.

31. Front Line Genomics. (2024). A guide to multi-omics. February 6, 2024.

32. Hasin, Y., Seldin, M., & Lusis, A. (2017). Multi-omics approaches to disease. Genome Biology, 18, 83.

33. Integration of Proteomics and Other Omics Data. PMID: 34236669 (PubMed).

34. cienceDirect. (2021). Introduction to multi-omics technology. B9780443135958000015.

35. Li, X., et al. (2025). Digital twins as global learning health and disease models for preventive and personalized medicine. Genome Medicine, 17, 435.

36. SpringerLink. (2023). Introduction to Multiomics Technology. 10.1007/978-3-031-36502-7_1.
37. Integration strategies of multi-omics data for machine learning analysis. (2021). Computational and Structural Biotechnology Journal, 19, 3735-3746.
38. Integration strategies of multi-omics data for machine learning analysis. PMID: 34285775 (PubMed).
39. Multi-omic data integration and analysis using systems genomics approaches. PMID: 27130220 (PubMed).
40. Zhang, Y., et al. (2024). Generative AI-Driven Human Digital Twin in IoT-Healthcare: A Comprehensive Survey. arXiv:2401.13699v2.
41. Human Digital Twin, the Development and Impact on Design. ASME Digital Collection, 2023.
42. Pirzada, P., et al. (2024). Human digital twin: a survey. Journal of Cloud Computing, 13, 691.
43. A blockchain-based smart healthcare system for data protection. PMC11978318.
44. PLOS One. (2023). Blockchain-secure patient Digital Twin in healthcare using smart contracts. 10.1371/journal.pone.0286120.
45. ScienceDirect. (2025). Blockchain for security and privacy in the smart healthcare. B9780443303005000257.
46. Scientific Reports. (2024). Integrating blockchain and ZK-ROLLUP for efficient healthcare data privacy protection system via IPFS. s41598-024-62292-9.
47. irzada, P., et al. (2024). Human digital twin: a survey. Journal of Cloud Computing, 13, 691.
48. Sharma, V., et al. (2025). Digital twin: securing IoT networks using integrated ECC with blockchain for healthcare ecosystem. Knowledge and

Information Systems, 67(3):2395-2426.
49. Twin Health Official Website. (n.d.). Whole Body Digital Twin™. Retrieved from https://usa.twinhealth.com/
50. Twin Health. (2024). Digital Twin Technology in Resolving Polycystic Ovary Syndrome and improving Metabolic Health: A comprehensive case study. Endocrine Practice, 30(5), S130.
51. Aitia. (n.d.). Discovering breakthrough Drugs with Gemini Digital Twins. Retrieved from https://www.aitiabio.com/our-science/
52. Hill, C., & Aitia Research Team. (2024). Causal artificial intelligence and digital twins are transforming drug discovery and development. Nature Biotechnology, Published online. DOI: 10.1038/d43747-024-00077-9
53. Unlearn.AI. (n.d.). Streamline Clinical Trials with AI and Digital Twins of Patients. Retrieved from https://www.unlearn.ai/
54. Rashid, A. L., Krause, P., & Pappalardo, F. (2023). Virtual patients, digital twins and causal disease models: Paving the ground for in silico clinical trials. Drug Discovery Today, 28(4), 103616.
55. Dassault Systèmes. (n.d.). The Living Heart Project. Retrieved from https://www.3ds.com/products-services/simulia/solutions/life-sciences-healthcare/the-living-heart-project/
56. Levine, S., Battisti, T., Butz, B., D'Souza, K., Costabal, F.S., & Peirlinck, M. (2022). Dassault Systèmes' Living Heart Project. In Butera, G., Schievano, S., Biglino, G., McElhinney, D.B. (eds) Modelling Congenital Heart Disease (pp. 537-565). Springer.
57. GE HealthCare. (n.d.). Digital Solutions. Retrieved from https://www.gehealthcare.com/services/digital-solutions
58. Elhoseny, M., Thilakarathne, N. N., Alghamdi, M. I., Mahendran, R. K., Gardezi, A. A., Shafiq, M., & Hamam, H. (2023). Digital twin for

healthcare systems. Frontiers in Digital Health, 5, 1253050.
59. Omniverse Platform for OpenUSD. Retrieved from https://www.nvidia.com/en-us/omniverse/
60. Viola, F., Del Corso, G., De Paulis, R., & Verzicco, R. (2023). GPU accelerated digital twins of the human heart open new routes for cardiovascular research. Scientific Reports, 13(1), 8230.

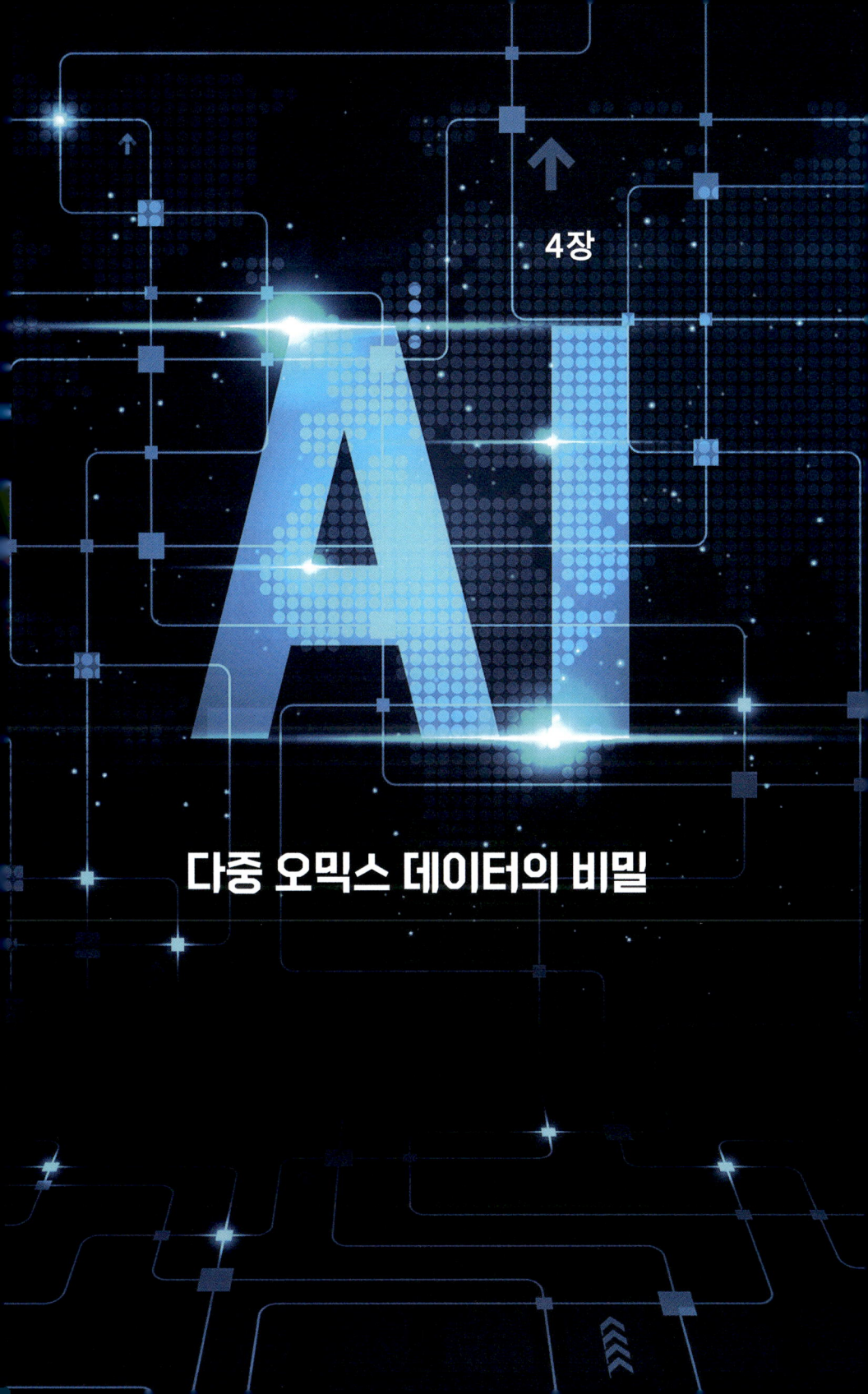

21세기 의학은 환원주의적 패러다임에서 시스템 생물학적 접근법으로 급속히 전환되고 있다. 이러한 패러다임 전환의 핵심에는 생명체를 단일한 생물학적 요소의 집합이 아닌, 복잡하게 상호 연결된 다층적 시스템으로 이해하려는 시도가 자리잡고 있다[1]. 전통적인 의학이 개별 유전자나 단일 생체지표에 의존하여 질병을 진단하고 치료했다면, 현대의 정밀 의학은 생명체의 전체적(holistic) 특성을 포착하고자 한다.

휴먼 디지털 트윈(Human Digital Twin, HDT) 기술의 등장은 이러한 의학적 패러다임 전환의 정점을 나타낸다. HDT는 개인의 생물학적 복잡성을 디지털 공간에서 정확히 재현하여, 실시간으로 건강 상태를 모니터링하고 미래의 질병 위험을 예측하며, 개인화된 치료 전략을 제시하는 혁신적 기술이다[2]. 이러한 목표를 달성하기 위해서는 다중 오믹스(Multi-omics) 데이터의 통합적 분석이 필수적이다. 단일한 분자 수준의 정보만으로는 생명체의 복잡한 역학을 완전히 이해할 수 없기 때문이다[3].

다중 오믹스 접근법은 유전체(Genomics), 후성유전체(Epigenomics), 전사체(Transcriptomics), 단백체(Proteomics), 대사체(Metabolomics), 그리고 미생물군유전체(Metagenomics) 등 여러 분자 층위의 정보를 동시에 분석한다. 각각의 오믹스 층위는 생명 현상의 서로 다른 측면을 반영하면서도, 상호 복잡하게 연결되어 있다[1]. 이는 마치 교향곡에서 각 악기가 고유한 선율을 연주하면서도 전체적으로 조화로운 음악을 만들어내는 것과 유사하다.

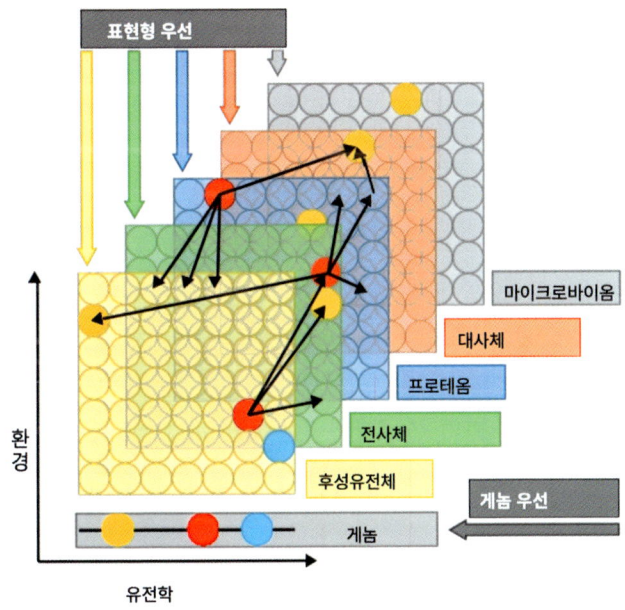

그림 1) 다양한 오믹스 데이터 유형과 질병연구에 대한 접근 방식

위의 그림에서 각 레이어는 다양한 유형의 오믹스 데이터를 나타낸다(박스 1). 오믹스 데이터는 원으로 표시된 전체 분자 풀에서 수집된다. 게놈을 제외한 모든 데이터 레이어는 유전적 조절과 환경을 모두 반영하며, 이는 각 개별 분자에 다른 정도로 영향을 미칠 수 있다. 가는 빨간색 화살표는 서로 다른 계층의 분자 간에 감지된 잠재적 상호작용 또는 상관관계를 나타낸다(예: 빨간색 전사본은 여러 단백질과 상관관계가 있을 수 있다). 계층 내 상호 작용은 널리 퍼져 있지만 표시되어 있지 않다. 굵은 화살표는 질병을 이해하기 위해 여러 오믹스 데이터를 통합하기 위한 다양한 잠재적 출발점 또는 개념적 틀을 나타낸다. 게놈 우선 접근법은 연관된 유전자좌에서 시작한다는 것을 의미하며, 표현형 우선 접근법은 다른 계층을 출발점으로 삼는다는 것을 의미한다. 환경 우선 접근법(표시되지 않음)은 환경 교란을 조사한다.

생명체의 분자적 기초는 본질적으로 계층적이고 동적이다. DNA 서열이라는 정적인 청사진으로부터 시작하여, 후성유전학적 수정이라는 조절 메커니즘을 거쳐, mRNA로의 전사, 단백질로의 번역, 그리고 최종적으로 대사 산물의 생성에 이르는 과정은 각각 독립적이지 않다[2]. 오히려 이들은 복잡한 피드백 루프와 상호조절 네트워크를 형성하여, 환경적 변화에 반응하고 적응하는 동적 시스템을 구성한다[3]. 더욱이 인체에 공생하는 수조 개의 미생물들은 숙주의 생리학적 과정에 직접적으로 관여하며, 사실상 '제2의 유전체'로서 기능한다[1,4].

1. 환원주의적 접근법의 한계와 시스템 생물학의 등장

20세기 의학의 주요 성과들은 대부분 환원주의적 접근법에 기반했다. 특정 유전자의 돌연변이가 특정 질병을 유발한다는 '유전자-질병 대응(one gene-one disease)' 모델이나, 특정 단백질을 표적으로 하는 약물 개발 등이 그 예이다. 이러한 접근법은 단순한 단일 유전자 질환이나 감염성 질환에서는 놀라운 성과를 거두었지만, 암, 당뇨병, 심혈관 질환, 신경퇴행성 질환과 같은 복잡한 다인자성 질환에서는 한계를 드러내고 있다[2].

현대의 전장유전체 연관성 연구(Genome-Wide Association Studies, GWAS)는 이러한 한계를 명확히 보여준다. 수십만 명의 개체를 대상으로 한 대규모 GWAS 연구들이 특정 질병과 연관된 수백 개의 유전적 변이를 발견했지만, 이들 변이가 설명하는 질병 위험도는 전체 유전형질 (heritability)의 일부에 불과하다[3]. 이는 '실종유전형질(missing heritability)' 문제로 알려져 있으며, 단일 오믹스 접근법의 근본적 한계를 시사한다[1].

실제로 유전체 분석만으로는 유전자 발현의 실제 패턴을 정확히 예측하기 어렵다. 동일한 유전적 배경을 가진 일란성 쌍둥이도 시간이 지남에 따라 서로 다른 질병 양상을 보이는 것은 이를 뒷받침한다[6]. 마찬가지로 전사체 수준에서 관찰되는 mRNA 발현량이 항상 단백질 수준과 일치하지 않으며, 단백질의 존재가 곧 그 기능적 활성을 보장하지도 않는다[8]. 이러한 각 분자 층위 간의 불일치는 생명체가 각 단계에서 고유한 조절 메커니즘을 갖고 있음을 의미한다[2].

다중 오믹스 통합의 과학적 근거

다중 오믹스 통합의 필요성은 생명체의 복잡한 조절 네트워크에서 비롯된다. 센트럴도그마(Central Dogma)로 알려진 DNA → RNA → 단백질 → 대사체로 이어지는 정보 흐름은 실제로는 선형적이지 않다. 각 단계에서 다양한 조절 메커니즘이 개입하며, 하위 단계에서 상위 단계로의 역방향 조절도 빈번히 발생한다[3]. 예를 들어, RNA에서 DNA생합성이 유도되며, 대사체의 변화는 전사인자의 활성을 조절하여 유전자 발현에 영향을 미칠 수 있고, 단백질의 번역 후 수정은 그 단백질이 조절하는 유전자들의 발현을 변화시킬 수 있다[1].

최근 몇 년간 수행된 대규모 다중 오믹스 연구들은 이러한 통합적 접근법의 우월성을 입증하고 있다. 예를 들어, 암 연구에서 유전체, 후성유전체, 전사체, 단백체 데이터를 통합한 분석은 기존의 단일 오믹스 분석보다 30~40% 향상된 예측 정확도를 보였다[1]. 더욱 중요한 것은 이러한 통합 분석을 통해 새로운 암 하위 유형을 발견하고, 각각에 대한 특화된 치료 전략을 개발할 수 있게 되었다는 점이다[2].

심혈관 질환 연구에서도 유사한 결과가 보고되고 있다. 전통적인 위험 인자(고혈압, 고콜레스테롤혈증, 흡연 등)에 유전체, 대사체, 미생물군유전체 정보를 추가했을 때, 심혈관 사건의 예측 정확도가 현저히 향상되었다[3]. 특히 개인별로 서로 다른 오믹스 프로파일을 보이는 환자들에게 차별화된 예방 전략을 제시할 수 있게 되었다[1].

개인화 의료를 위한 시스템적 접근

다중 오믹스 통합의 궁극적 목표는 개인화 의료(Personalized Medicine)의 실현이다. 현재의 의학은 대부분 일반적 환자를 대상으로 한 평균적 치료 지침에 의존하고 있다. 그러나 실제로는 동일한 진단명을 받은 환자들도 유전적 배경, 환경적 노출, 생활 습관, 미생물군 구성 등에서 상당한 개인차를 보인다[2]. 이러한 개인차는 치료 반응성, 부작용 위험, 질병 진행 속도 등에서 현저한 차이를 만들어낸다[3].

HDT에서 다중 오믹스 통합은 이러한 개인차를 정량적으로 포착하고 모델링하는 것을 목표로 한다. 각 개인의 고유한 오믹스 프로파일을 바탕으로 질병 위험을 예측하고, 최적의 치료법을 선택하며, 부작용을 최소화하는 맞춤형 의료 서비스를 제공하려는 것이다[1,6]. 이는 단순히 여러 종류의 데이터를 수집하는 것을 넘어서, 이들 간의 복잡한 상호작용을 이해하고 개인의 생물학적 특성을 종합적으로 파악하는 것을 의미한다[1,7].

현재 개발되고 있는 제3세대 HDT는 이러한 비전을 실현하기 위해 고급 생물정보학 기법, 인공지능 알고리즘, 시스템 생물학적 모델링 등을 통합적으로 활용한다. 특히 딥러닝과 그래프 신경망 등의 최신 기계학습 기법은 고차원 오믹스 데이터에서 의미있는 패턴을 추출하고, 복잡한 생물학적 네트워크를 모델링하는 데 핵심적인 역할을 하고 있다[16].

2. 생명 정보의 근본적 설계도, 유전체(Genomics)

유전체학은 개체의 전체 DNA 서열과 그 변이를 연구하는 학문으로, 모든 오믹스 분야의 출발점이자 HDT의 가장 기본적인 토대를 제공한다[4]. 인간 유전체는 약 32억 개의 염기쌍으로 구성되어 있으며, 이 중 단백질을 암호화하는 부분은 전체의 약 2%에 불과하다. 나머지 98%는 과거에 '정크 DNA(junk DNA)'로 불렸지만, 최근 연구들은 이들 대부분이 유전자 조절, 염색체 구조 유지, 진화적 적응 등에 중요한 역할을 한다는 것을 밝혀내고 있다[5].

개인 간의 유전적 차이는 전체 게놈의 약 0.1%에 해당하지만, 이 작은 차이가 질병 감수성, 약물 반응성, 물리적 특성, 인지 능력 등에서 광범위한 개인차를 만들어낸다[4]. 특히 단일염기다형성(Single Nucleotide Polymorphisms, SNPs)은 가장 흔한 형태의 유전적 변이로, 인간 게놈에서 약 300만 개가 존재하는 것으로 추정된다. 이들 중 일부는 직접적으로 단백질의 구조나 기능에 영향을 미치지만, 대부분은 유전자 발현 조절, 스플라이싱 패턴 변화, 후성유전학적 수정 등을 통해 간접적인 영향을 미친다[5].

차세대 시퀀싱 기술의 혁명적 발전

인간 게놈 프로젝트(Human Genome Project)가 2003년 완료된 이후, DNA 시퀀싱 기술은 놀라운 속도로 발전해 왔다[4]. 초기에는 한 개인의 전체 게놈을 시퀀싱하는 데 30억 달러와 13년이 소요되었지만, 현재는 1,000달러 이하의 비용으로 몇 시간 내에 완료할 수 있다[5]. 이러한 극적인 비용 감소와 속도 향상은 주로 차세대 시퀀싱(Next-Generation Sequencing, NGS) 기술의 발달에 기인한다.

NGS 기술은 전통적인 생어 시퀀싱(Sanger sequencing)과 달리 수백만 개의 DNA 조각을 동시에 병렬 처리할 수 있다. 현재 시장을 주도하고 있는 일루미나(Illumina)의 시퀀싱 플랫폼은 합성에 의한 시퀀싱(Sequencing by Synthesis) 방법을 사용하여 높은 정확도와 처리량을 동시에 달성하고 있다[5]. 최근에는 옥스포드 나노포어(Oxford Nanopore Technologies)와 퍼시픽 바이오사이언스(Pacific Biosciences)에서 개발한 장독해 시퀀싱(long-read sequencing) 기술이 주목받고 있다. 이 기술들은 수만 염기쌍에 이르는 긴 DNA 서열을 한 번에 읽을 수 있어, 반복 서열이 많은 영역이나 복잡한 구조 변이 분석에 특히 유용하다[4].

구조적 변이와 복잡한 유전적 다형성

단일염기변이 외에도 인간 게놈에는 다양한 형태의 구조적 변이가 존재한다. 복제 수 변이(Copy Number Variations, CNVs)는 특정 DNA 영역이 개인마다 개수가 다르게 존재하는 현상으로, 전체 게놈의 약 12%를 차지한다[5]. 이들은 종종 유전자의 용량 효과(dosage effect)를 통해 표현형에 영향을 미친다. 예를 들어, 아밀라아제 유전자의 복제 수는 전분 소화 능력과 직접적으로 연관되어 있으며, 이는 농업의 발달과 함께 인류가 겪은 식이 변화에 대한 진화적 적응의 결과로 여겨진다[4].

대규모 염색체 재배열(rearrangement), 전위(translocation), 역위(inversion) 등의 구조적 변이들도 중요한 임상적 의미를 갖는다. 특히 암에서는 이러한 구조적 변이가 종양 발생과 진행에 핵심적인 역할을 한다. 예를 들어, 필라델피아 염색체로 알려진 t(9;22) 전위는 만성 골수성 백혈병의 특징적인 유전적 변화이며, 이를 표적으로 하는 이마티닙(imatinib) 같은 치료제의 개발로 이어졌다[5].

약물유전체학과 개인화된 치료

유전체 정보의 가장 직접적인 임상 응용 중 하나는 약물유전체학(Pharmacogenomics) 분야이다. 개인의 유전적 변이에 따라 약물의 흡수, 분포, 대사, 배설 과정이 크게 달라질 수 있으며, 이는 치료 효과와 부작용 위험에 직접적인 영향을 미친다[4]. 특히 시토크롬 P450(CYP450) 효소군을 암호화하는 유전자들의 다형성은 많은 약물의 대사에 영향을 미친다.

CYP2D6 유전자의 경우, 인구집단에 따라 20% 이상의 사람들이 기능이 감소된 변이형을 갖고 있다. 이들은 코데인과 같은 약물을 활성 대사체로 전환하는 능력이 떨어져 진통 효과를 거의 얻지 못한다[5]. 반대로 CYP2D6 유전자가 중복된 개인들은 초고속 대사자(ultrarapid metabolizer)로, 일반적인 용량의 코데인도 독성 수준의 모르핀으로 전환시켜 생명을 위험에 빠뜨릴 수 있다[4].

와파린(warfarin)은 약물유전체학의 또 다른 대표적인 예이다. 이 항응고제의 적정 용량은 CYP2C9과 VKORC1 유전자의 변이에 따라 개인별로 10배 이상의 차이를 보일 수 있다. 부적절한 용량은 출혈이나 혈전 형성의 위험을 증가시키므로, 미국 FDA는 와파린 처방 시 유전자 검사를 권고하고 있다[5].

3. 유전체학의 한계와 후성유전학적 조절의 중요성

유전체 정보가 개인화 의료에 중요한 기반을 제공하지만, 그 자체로는 완전한 예측력을 갖지 못한다는 한계가 명확하다. 동일한 유전적 변이를 가진 사람들도 서로 다른 질병 발병 양상을 보이며, 일란성 쌍둥이조차도 시간이 지남에 따라 건강 상태에서 차이를 보인다[6]. 이는 유전자 발현의 조절, 환경적 요인의 영향, 그리고 후성유전학적 수정이 실제 표현형 결정에 중요한 역할을 하기 때문이다[7].

예를 들어, BRCA1/BRCA2 유전자 변이를 가진 여성의 유방암 발병 위험도는 70~80%로 매우 높지만, 이는 확률적 예측일 뿐 개별 개인의 운명을 결정하지는 않는다[4]. 실제로 동일한 변이를 가진 가족 구성원들도 서로 다른 연령에 발병하거나, 아예 발병하지 않는 경우도 있다. 이러한 차이는 환경적 요인, 생활 습관, 그리고 다른 유전적 조절 인자들의 복합적 작용 결과이다[5].

HDT에서 유전체 정보는 개인의 기본적인 생물학적 청사진을 제공하지만, 이를 해석하고 활용하기 위해서는 다른 오믹스 층위의 정보와 통합적으로 분석해야 한다. 특히 후성유전체 정보는 고정된 유전 정보가 어떻게 동적으로 조절되는지를 보여주며, 환경적 요인과 유전적 요인 사이의 중요한 연결고리 역할을 한다[6]. 이러한 통합적 접근을 통해서만 유전체 정보의 진정한 임상적 가치를 실현할 수 있다.

후성유전체(Epigenomics): 환경과 유전자의 대화

후성유전체학은 DNA 서열의 변화 없이 유전자 발현을 조절하는 화학적 수정과 그 조절 메커니즘을 연구하는 분야로, HDT에서 환경적 요인과 유전적 요인을 연결하는 핵심적인 가교 역할을 담당한다[6]. '후성유전학(epigenetics)'이라는 용어는 그리스어 'epi(위에)'와 'genetics(유전학)'의 합성어로, 유전자 위에 존재하는 정보 체계를 의미한다. 이는 동일한 DNA 서열을 가진 세포들이 어떻게 간세포, 뇌세포, 근육세포 등 서로 다른 기능과 형태를 갖게 되는지를 설명하는 핵심 메커니즘이다[7].

후성유전학적 수정은 주로 DNA 메틸화(DNA methylation), 히스톤 단백질의 번역 후 수정(histone post-translational modifications), 그리고 비암호화 RNA(non-coding RNA)에 의한 조절 등 세 가지 주요 범주로 나눌 수 있다. 이들은 개별적으로 작용하기보다는 서로 복잡하게 상호작용하면서 유전자 발현의 정교한 조절 네트워크를 형성한다[6]. 더욱 중요한 것은 이러한 후성유전학적 패턴이 환경적 자극에 반응하여 동적으로 변화할 수 있다는 점이다[7].

DNA 메틸화

DNA 메틸화는 가장 잘 연구된 후성유전학적 수정 중 하나로, 시토신 염기에 메틸기($-CH_3$)가 공유결합으로 부착되는 화학적 변화이다. 포유류에서 DNA 메틸화는 주로 CpG 디뉴클레오타이드(시토신-구아닌이 인접한 부위)에서 발생하며, 전체 게놈에서 CpG의 약 70~80%가 메틸화되어 있다[6]. 그러나 유전자 프로모터 부근의 CpG 아일랜드(CpG island)라고 불리는 영역들은 대부분 메틸화되지 않은 상태를 유지한다.

유전자 프로모터 영역의 CpG 아일랜드가 메틸화되면 해당 유전자의 전사가 억제되는 경향이 있다. 이는 메틸화된 DNA에 결합하는 특정 단백질들이 전사인자의 접근을 방해하고, 크로마틴을 응축된 상태로 유지하기 때문이다[7]. 이러한 메커니즘은 발생 과정에서 세포 유형별 유전자 발현 패턴을 안정적으로 유지하는 데 중요한 역할을 한다.

DNA 메틸화 패턴은 환경적 요인에 매우 민감하게 반응한다. 영양 상태, 스트레스, 독성 물질 노출, 감염, 나이 등 다양한 요인들이 특정 유전자들의 메틸화 상태를 변화시킬 수 있다[6]. 특히 흥미로운 것은 이러한 변화가 때로는 수년 또는 수십 년간 지속될 수 있으며, 심지어 다음 세대로 전달될 수도 있다는 점이다. 이는 라마르크의 획득형질 유전설이 특정 조건에서는 실제로 일어날 수 있음을 시사한다[7].

히스톤 수정

진핵세포에서 DNA는 히스톤(histone)이라는 염기성 단백질에 감겨져 뉴클레오솜(nucleosome)을 형성하고, 이들이 연속적으로 배열되어 크로마틴(chromatin) 구조를 이룬다. 히스톤 단백질들, 특히 H3와 H4의 N-말단 꼬리 부분은 다양한 번역 후 수정을 받을 수 있다[6]. 이들 수정에는 아세틸화(acetylation), 메틸화(methylation), 인산화(phosphorylation), 유비퀴틴화(ubiquitination), 수모일화(sumoylation) 등이 포함된다.

히스톤 아세틸화는 일반적으로 유전자 발현을 촉진하는 것으로 알려져 있다. 히스톤 아세틸전이효소(Histone Acetyltransferases, HATs)에 의해 히스톤단백질 구성 아미노산인 라이신 잔기에 아세틸기가 부착되면 히스톤과 DNA 사이의 전기적 인력이 약해져 크로마틴 구조가 느슨해진다[7]. 이는 전사인자와 RNA 중합효소가 DNA에 접근하기 쉬운 환경을 조성한다. 반대로 히스톤 탈아세틸화효소(Histone Deacetylases, HDACs)는 아세틸기를 제거하여 크로마틴을 응축시키고 유전자 발현을 억제한다[6].

히스톤 메틸화는 더욱 복잡한 조절 메커니즘을 갖는다. 메틸화되는 위치와 메틸기의 개수(단일, 이중, 삼중 메틸화)에 따라 유전자 발현에 미치는 영향이 달라진다. 예를 들어, H3K4me3(히스톤 H3의 4번째 라이신에 삼중 메틸화)는 활성화된 프로모터의 마커인 반면, H3K27me3는 억제된 유전자의 특징이다[7]. 특히 흥미로운 것은 일부 발생 관련 유전자들의 프로모터에서 H3K4me3와 H3K27me3가 동시에 존재하는 '양가적 도메인(bivalent domain)'이 발견된다는 점이다. 이는 해당 유전자들이 발생 신호에 따라 빠르게 활성화되거나 억제될 수 있는 준비 상태를 유지하고 있음을 의미한다[6].

비암호화 RNA

최근 10여 년간 인간 게놈의 대부분을 차지하는 비암호화 영역에서 전사되는 RNA들이 유전자 발현 조절에 중요한 역할을 한다는 것이 밝혀졌다. 이들 비암호화 RNA는 크기에 따라 마이크로RNA(microRNA, miRNA), 긴 비암호화 RNA(long non-coding RNA, lncRNA), 작은 간섭 RNA(small interfering RNA, siRNA) 등으로 분류된다[7].

miRNA는 약 20~25개의 뉴클레오타이드로 구성된 작은 RNA 분자로, 상보적인 서열을 가진 mRNA에 결합하여 그 번역을 억제하거나 분해를 촉진한다. 현재까지 인간에서 2,000개 이상의 miRNA가 발견되었으며, 이들이 전체 유전자의 30% 이상을 조절하는 것으로 추정된다[6]. miRNA의 발현은 발생 단계, 조직 유형, 질병 상태에 따라 특이적인 패턴을 보이며, 많은 miRNA들이 암, 심혈관 질환, 신경퇴행성 질환 등과 연관되어 있다.

lncRNA는 200개 이상의 뉴클레오타이드로 구성된 긴 비암호화 RNA로, 더욱 다양하고 복잡한 조절 기능을 수행한다. 이들은 크로마틴 구조 조절, 전사 조절, mRNA 안정성 조절, 단백질 기능 조절 등 거의 모든 수준에서 유전자 발현에 영향을 미칠 수 있다[7]. 예를 들어, XIST라는 lncRNA는 X염색체 불활성화 과정에서 핵심적인 역할을 하며, HOTAIR는 HOX 유전자 클러스터의 발현을 조절하여 발생과 암 진행에 관여한다[6].

후성유전학적 변화의 가역성과 치료적 함의

후성유전학적 수정의 중요한 특징은 가역성이다. DNA 서열의 돌연변이와 달리 후성유전학적 변화는 적절한 개입을 통해 교정될 수 있다[6]. 이는 후성유전학적 이상이 관여하는 질병들에 대한 새로운 치료 전략의 가능성을 제시한다. 실제로 FDA는 이미 여러 후성유전학적 치료제를 승인했다.

DNA 메틸화 억제제인 5-아자시티딘(azacitidine)과 데시타빈(decitabine)은 골수이형성증후군과 급성 골수성 백혈병 치료에 사용된다. 이들 약물은 과도하게 메틸화된 종양억제유전자의 발현을 회복시켜 항암 효과를 나타낸다[7]. 히스톤 탈아세틸화효소 억제제인 보리노스타트(vorinostat)와 로미뎁신(romidepsin)도 특정 혈액암 치료제로 승인되었다[6].

최근에는 생활 습관 개선을 통한 후성유전학적 변화도 주목받고 있다. 규칙적인 운동, 건강한 식이, 스트레스 관리, 충분한 수면 등이 유익한 후성유전학적 변화를 유도할 수 있다는 연구 결과들이 축적되고 있다[7]. 예를 들어, 지중해식 식단은 염증 관련 유전자들의 DNA 메틸화 패턴을 변화시켜 심혈관 질환 위험을 감소시키는 것으로 보고되었다[6].

HDT에서 후성유전체의 중심적 역할

HDT에서 후성유전체는 유전체와 다른 오믹스 층위를 연결하는 핵심적인 중개자 역할을 한다. 고정된 유전 정보가 환경적 요인에 의해 어떻게 동적으로 조절되는지를 보여주며, 개인의 현재 생물학적 상태와 과거 환경적 노출 이력을 반영하는 '분자적 기억'으로 기능한다[6]. 또한 후성유전학적 패턴의 분석을 통해 생물학적 나이(후성유전체 연령, epigenetic age)를 측정할 수 있으며, 이는 실제 연령보다 건강 상태와 수명을 더 정확히 예측하는 것으로 알려져 있다[7].

더욱이 후성유전체는 유전자 발현(전사체)과 단백질 생산(단백체) 사이의 중요한 연결고리 역할을 한다. 동일한 유전자라도 후성유전학적 상태에 따라 발현 수준이 달라질 수 있으며, 이는 최종적으로 단백질 수준과 대사체 프로파일에까지 영향을 미친다[6]. 이러한 복잡한 상호작용을 이해하고 모델링하는 것이 제3세대 HDT의 핵심 기능 중 하나이다[1,6].

4. 전사체(Transcriptomics), 유전자 발현의 실시간 스냅샷

전사체학은 특정 시점과 조건에서 세포나 조직에서 발현되고 있는 모든 RNA 분자의 집합체를 분석하는 학문이다. 만약 유전체가 생명체의 정적인 청사진이라면, 전사체는 그 청사진이 실제로 어떻게 실행되고 있는지를 보여주는 동적인 스냅샷이라고 할 수 있다[8]. HDT에서 전사체 정보는 개인의 현재 생물학적 상태와 환경적 변화에 대한 즉각적인 반응을 파악하는 중요한 창구 역할을 한다[9].

인간 게놈에는 약 20,000~25,000개의 단백질 암호화 유전자가 있지만, 대안적 스플라이싱(alternative splicing), 대안적 폴리아데닐화(alternative polyadenylation) 등의 메커니즘을 통해 이보다 훨씬 많은 수의 서로 다른 mRNA 분자들이 생성된다[8]. 실제로 인간에서는 90% 이상의 다중 암호화 유전자(exon) 들이 대안적 스플라이싱을 겪는 것으로 추정되며, 이를 통해 단백질의 기능적 다양성이 크게 증가한다.

전사체는 유전체와 달리 극도로 동적인 특성을 보인다. 동일한 개체라도 조직, 발생 단계, 환경 조건, 질병 상태에 따라 완전히 다른 전사체 프로파일을 나타낸다[9]. 예를 들어, 뇌와 간 조직에서는 80% 이상의 유전자가 서로 다른 발현 패턴을 보이며, 같은 조직이라도 스트레스, 감염, 약물 처치 등에 반응하여 수천 개의 유전자 발현이 동시에 변화할 수 있다[8].

RNA 시퀀싱 기술의 발전과 단일세포 분석

전사체 분석 기술의 발전은 마이크로어레이에서 RNA 시퀀싱(RNA-seq)으로, 그리고 최근에는 단일세포 RNA 시퀀싱(single-cell RNA-seq, scRNA-seq)으로 진화해 왔다[8]. RNA-seq는 모든 RNA 분자를 편차 없이(unbiased) 분석할 수 있어 새로운 전사체나 스플라이싱 변이체의 발견, 유전자 융합의 탐지, 정량적 발현 분석 등이 가능하다.

특히 단일세포 RNA 시퀀싱(scRNA-sequence) 기술의 등장은 전사체학 연구에 혁명적 변화를 가져왔다[9]. 기존의 벌크 RNA-seq가 수백만 개 세포의 평균적인 유전자 발현을 측정했다면, scRNA-seq는 개별 세포 수준에서의 유전자 발현 패턴을 파악할 수 있게 했다. 이를 통해 조직 내에 존재하는 다양한 세포 유형들을 구별하고, 세포 분화 과정을 추적하며, 질병 상태에서의 세포 상태 변화를 정밀하게 분석할 수 있게 되었다[8].

scRNA-seq의 임상적 응용 가능성은 특히 암 연구에서 두드러진다. 종양은 유전적으로 동일한 암세포들로 구성되어 있다고 생각되었지만, scRNA-seq 분석을 통해 실제로는 매우 이질적(heterogeneous)

인 세포 집단으로 구성되어 있음이 밝혀졌다[9]. 이러한 종양 내 이질성은 치료 저항성과 재발에 중요한 역할을 하며, 개인화된 암 치료 전략 수립에 필수적인 정보를 제공한다[8].

전사체 조절의 복잡성과 시공간적 특이성

유전자 발현은 전사 개시부터 mRNA의 분해까지 여러 단계에서 정교하게 조절된다. 전사 인자, 증폭자(enhancer), 정지자(silencer), 프로모터의 상호작용은 기본적인 전사 조절 메커니즘을 제공하지만, 최근에는 3차원 크로마틴 구조, 전사인자 클러스터링, 액상분리(liquid-liquid phase separation) 등 더욱 복잡한 조절 메커니즘들이 발견되고 있다[8].

전사체의 시공간적 특이성도 매우 중요한 특징이다. 발생 과정에서 특정 유전자들은 정확한 시점과 장소에서만 발현되어야 하며, 이러한 정밀한 조절이 깨지면 발생 이상이나 질병으로 이어질 수 있다[9]. 예를 들어, HOX 유전자들은 전후축(anterior-posterior axis) 형성에 중요한 역할을 하는데, 이들의 발현은 시간적(temporal collinearity)과 공간적(spatial collinearity) 순서가 엄격하게 조절된다[8].

전사체 기반 질병 진단과 치료 반응 예측

전사체 분석은 질병 진단, 예후 예측, 치료 반응 모니터링에 광범위하게 활용되고 있다. 특정 질병 상태에서 나타나는 특징적인 유전자 발현 패턴(gene expression signature)을 이용하여 질병을 분류하고 예후를 예측할 수 있다[9]. 예를 들어, 유방암에서는 21개 유전자의 발현 패턴을 분석하는 Oncotype DX 검사를 통해 재발 위험을 예측하고 화학요법의 필요성을 결정한다.

감염성 질환 진단에서도 전사체 분석이 유용하다. 바이러스 감염과 세균 감염에 대한 숙주의 면역 반응은 서로 다른 유전자 발현 패턴을 보이므로, 이를 이용하여 감염원을 구별하고 적절한 치료법을 선택할 수 있다[8]. 특히 COVID-19 팬데믹 동안 SARS-CoV-2 감염에 대한 숙주 반응을 분석한 전사체 연구들이 질병 중증도 예측과 치료제 개발에 중요한 단서를 제공했다[9].

면역치료 분야에서도 전사체 분석의 중요성이 증가하고 있다. PD-1/PD-L1 억제제와 같은 면역관문억제제(immune checkpoint inhibitor)의 치료 반응을 예측하기 위해 종양 내 면역세포의 침윤 정도와 면역 관련 유전자들의 발현 패턴을 분석하는 것이 일반화되고 있다[8]. 또한 CAR-T 세포 치료에서는 환자의 T세포 상태와 종양 미세환경의 전사체 프로파일이 치료 성공을 좌우하는 중요한 요인으로 인식되고 있다[9].

전사체 분석의 한계와 다중 오믹스 통합의 필요성

전사체 분석이 강력한 도구임에도 불구하고 몇 가지 중요한 한계점들이 있다. 가장 근본적인 한계는 mRNA 수준과 단백질 수준 사이의 불일치이다[8]. mRNA의 안정성, 번역 효율, 단백질 분해 속도 등의 차이로 인해 mRNA 발현량이 항상 해당 단백질의 발현량과 비례하지는 않는다. 연구에 따르면 mRNA와 단백질 수준 사이의 상관관계는 0.4~0.6 정도에 불과하다[9].

또한 전사체 분석만으로는 단백질의 번역 후 수정, 단백질-단백질 상호작용, 효소 활성 등을 파악할 수 없다. 이러한 정보들은 실제 생물학적 기능에 직접적인 영향을 미치므로, 전사체 정보만으로는 개인의 생리학적 상태를 완전히 이해하기 어렵다[8]. 따라서 HDT에서는 전사체 정보를 단백체, 대사체, 미생물군유전체 등 다른 오믹스 데이터와 통합적으로 분석하여 더욱 정확하고 포괄적인 개인의 생물학적 상태를 파악해야 한다[9].

5. 생명 활동의 실질적 수행자 단백체(Proteomics)

  단백체학은 세포, 조직, 또는 개체에서 발현되는 모든 단백질의 집합체와 그들의 상호작용을 연구하는 학문이다. 단백질은 생명체의 거의 모든 생물학적 과정에서 실질적인 기능을 수행하는 분자들로, 효소, 구조 단백질, 호르몬, 항체, 운반체, 신호 전달 분자 등 다양한 역할을 담당한다[10]. HDT에서 단백체 정보는 개인의 현재 생리학적 상태와 질병 상태를 가장 직접적이고 기능적으로 반영하는 지표로 활용된다[11].

  인간 게놈이 약 20,000개의 단백질 암호화 유전자를 포함하고 있지만, 실제 인간 단백체는 훨씬 복잡하다. 대안적 스플라이싱, 번역 후 수정, 단백질 절단 등의 과정을 통해 하나의 유전자에서 여러 종류의 단백질 아형(isoform)이 만들어질 수 있기 때문이다[10]. 실제로 인간 단백체에는 100만 개 이상의 서로 다른 단백질 형태가 존재하는 것으로 추정된다.

단백체는 전사체보다도 더 큰 복잡성과 동적 특성을 보인다. 단백질의 발현량은 세포 유형, 발생 단계, 생리학적 상태, 환경 조건에 따라 10^6배 이상의 차이를 보일 수 있으며, 이는 전사체에서 관찰되는 10^3~10^4배 차이보다 훨씬 크다[11]. 또한 단백질의 기능은 단순한 발현량뿐만 아니라 세포 내 위치, 다른 단백질과의 상호작용, 번역 후 수정 상태 등에 의해 결정된다[10].

질량분석법 기반 단백체 분석 기술의 발전

단백체 분석 기술의 발전은 주로 질량분석법(Mass Spectrometry, MS)의 발달에 기인한다. 1980년대 전기분무 이온화(Electrospray Ionization, ESI)와 매트릭스 보조 레이저 탈착/이온화(Matrix-Assisted Laser Desorption/Ionization, MALDI) 기술의 개발로 큰 생체분자들의 질량분석이 가능해졌다[11]. 이후 탠덤 질량분석(MS/MS), 액체 크로마토그래피와 질량분석의 결합(LC-MS/MS) 등의 기술 발전을 통해 복잡한 단백질 혼합물에서 개별 단백질을 식별하고 정량 분석할 수 있게 되었다[10].

현재 가장 널리 사용되는 단백체 분석 방법은 샷건 프로테오믹스(shotgun proteomics)이다. 이 방법은 단백질 혼합물을 트립신 등의 단백질 분해효소로 절단하여 펩타이드 조각으로 만든 후, 이들을 LC-MS/MS로 분석하여 원래 단백질을 역추적하는 방식이다[11]. 최근에는 데이터 독립적 획득(Data-Independent Acquisition, DIA) 방법이 도입되어 재현성과 정량 정확도가 크게 향상되었다[10].

단백체 분석에서 또 다른 중요한 발전은 표적 단백체 분석

(targeted proteomics) 기술이다. 선택적 반응 모니터링(Selected Reaction Monitoring, SRM)과 병렬 반응 모니터링(Parallel Reaction Monitoring, PRM) 등의 방법을 통해 특정 단백질들을 높은 민감도와 정확도로 정량 분석할 수 있다[11]. 이는 임상 바이오마커 검증과 치료 반응 모니터링에 특히 유용하다.

단백질 기능의 정교한 조절

단백질이 리보솜에서 합성된 후에도 다양한 생화학적 수정을 받아 최종적인 기능을 갖게 된다. 현재까지 400개 이상의 서로 다른 번역 후 수정(Post-Translational Modifications, PTMs)이 발견되었으며, 이들은 단백질의 활성, 안정성, 세포 내 위치, 상호작용 등을 정교하게 조절한다[10].

인산화(phosphorylation)는 가장 잘 연구된 PTM 중 하나로, 세린, 트레오닌, 타이로신 잔기에 인산기가 부착되는 과정이다. 인간 단백질의 약 30%가 인산화되는 것으로 추정되며, 이는 신호 전달, 세포 주기 조절, DNA 복구 등에 핵심적인 역할을 한다[11]. 특히 암에서는 종양 억제 단백질이나 암 유전자 산물의 비정상적인 인산화가 세포의 악성 변환에 중요한 역할을 한다[10].

유비퀴틴화(ubiquitination)는 단백질 분해를 조절하는 주요 메커니즘이다. 76개 아미노산으로 구성된 유비퀴틴 단백질이 표적 단백질에 공유결합으로 부착되면, 이는 프로테아솜(proteasome)에 의한 분해 신호로 작용한다[11]. 이 과정의 이상은 신경퇴행성 질환, 암, 면역 질환 등과 밀접한 관련이 있다.

당화(glycosylation)는 단백질에 탄수화물이 부착되는 과정으로, 단백질 폴딩, 안정성, 세포 간 인식 등에 중요한 역할을 한다[10]. 특히 세포 표면 단백질과 분비 단백질의 당화는 면역 반응, 호르몬 기능, 세포 부착 등에 필수적이다. 당뇨병에서는 만성적인 고혈당으로 인한 비효소적 당화(glycation)가 혈관 손상의 주요 원인 중 하나이다[11].

단백질 상호작용 네트워크와 시스템 생물학

단백질들은 개별적으로 기능하기보다는 복잡한 상호작용 네트워크를 형성하여 생물학적 과정을 수행한다. 인간 단백질 상호작용 네트워크는 약 25만 개의 상호작용으로 구성되어 있으며, 이는 여전히 전체 상호작용의 일부에 불과한 것으로 추정된다[10]. 이러한 상호작용 네트워크의 분석을 통해 질병의 분자적 기전을 이해하고 새로운 치료 표적을 발견할 수 있다.

단백질 복합체(protein complex)는 여러 단백질이 결합하여 특정 기능을 수행하는 기능적 단위이다. 예를 들어, RNA 중합효소 II는 12개의 서브유닛으로 구성된 복합체로, 진핵세포에서 mRNA 전사를 담당한다[11]. 이러한 복합체의 구성이나 활성이 변화하면 해당 생물학적 과정에 직접적인 영향을 미친다.

신호 전달 경로(signaling pathway)는 세포가 외부 신호를 감지하고 적절한 반응을 나타내는 메커니즘으로, 대부분 단백질 간의 순차적 상호작용으로 구성된다[10]. 예를 들어, p53 경로는 DNA 손상을 감지하여 세포 주기를 중단시키거나 세포사를 유도하는 중요한 종양 억제 경로이다. 이 경로의 이상은 암 발생뿐 아니라 노화에 핵심적인 역할을 한다[11].

단백질 상호작용체학(interactomics)의 부상

단백질체학(proteomics)의 정적 목록은 생명현상을 해석하는데 완벽하지 못하다. 정적인 단백질 목록은 생명현상을 결정하는 분자 간 상호작용의 역동적 상호작용을 포착할 수 없기 때문이다. 이러한 한계를 극복하기 위해 최근 상호작용체학(interactomics)이 등장하였으며, 이는 해당 분야에 혁신을 가져오고 있다. 친화 정제 질량분석법(affinity purification mass spectrometry, AP-MS), 근접 표지 기술(proximity labeling, TurboID), 교차결합 질량분석법(crosslinking mass spectrometry, XL-MS)과 같은 첨단 기술은 일시적이고 맥락 의존적인 단백질 상호작용을 구체적으로 지도화할 수 있게 되었다(Divisato et al., 2022).

예를 들어, 노화현상을 설명하는데 XL-MS는 이질염색질(heterochromatin)과 핵공(nuclear pore)을 연결하는 HMGA2의 역할을 규명하여 핵 구조의 불안정을 유도함을 보여주었고(Gaudreau Lapierre et al., 2023), TurboID는 상 분리된 DNA 손상 반응(DNA damage response, DDR) 응축체가 ATM 및 ATR 키나아제를 만성적으로 활성화된 상태로 격리함을 밝혀냈다(Siwek et al., 2020). 이러한 발견들은 노화를 단일 분자의 이상이 아닌, 단백질 간 상호작용(protein-protein interactions, PPIs)의 조절 실패에 의해 유도되는 네트워크 병리(network pathology)로 재정의한다. 상호작용체학을 공간 전사체학(spatial transcriptomics) 및 생세포 이미징(live-cell imaging)과 통합하게 되면 조직 및 질병 맥락에서의 노화 이질성을 해독할 수 있을 것이다. 혁신적인 상호작용체학과 고처리량 오믹스 기술의 결합은 생명현상과 질병상태의 기술적 해상도를 크게 높일 수 있다.

단백체 기반 정밀 의료와 개인화 치료

단백체 분석은 질병 진단, 예후 예측, 치료 반응 모니터링에서 독특한 장점을 갖는다. 단백질은 대부분의 약물의 직접적인 표적이므로, 단백체 정보는 치료 효과를 예측하는 데 특히 유용하다[10]. 또한 단백질은 혈액, 소변 등 비침습적으로 접근 가능한 체액에서 측정할 수 있어 반복적인 모니터링이 가능하다.

혈액 기반 단백체 분석은 액체 생검(liquid biopsy)의 중요한 구성 요소이다. 순환 종양 세포(Circulating Tumor Cells, CTC)에서 분비되는 단백질이나 세포 밖 소포체(extracellular vesicle)에 포함된 단백질을 분석하여 암의 조기 진단, 전이 예측, 치료 반응 모니터링 등이 가능하다[11]. 예를 들어, 전립선 특이 항원(PSA)은 전립선암의 스크리닝과 모니터링에 널리 사용되는 단백질 바이오마커이다[10].

면역 단백체(immunoproteomics) 분석은 개인화된 면역치료 전략 수립에 중요한 정보를 제공한다. 종양 항원 제시, T세포 활성화, 면역 관문 단백질의 발현 등을 분석하여 면역치료의 반응성을 예측할 수 있다[11]. 또한 자가면역 질환에서는 자가항체의 프로파일을 분석하여 질병 아형을 구별하고 적절한 치료법을 선택하는 데 활용된다[10].

HDT에서 단백체 정보는 다른 오믹스 데이터와 통합되어 개인의 생리학적 상태를 더욱 정확하게 파악하고 예측하는 데 사용된다.

특히 유전체와 전사체 정보로는 파악하기 어려운 실제 기능적 상태를 반영하므로, 치료 효과 예측과 부작용 모니터링에 핵심적인 역할을 한다[11].

6. 생명 활동의 최종 산물, 대사체(Metabolomics)

대사체학은 세포, 조직, 또는 개체에서 일어나는 모든 대사 과정의 최종 산물인 저분자 화합물들을 포괄적으로 분석하는 학문이다[12]. 대사체는 분자량 1,500 Da 이하의 작은 분자들로 구성되며, 아미노산, 지질, 당류, 핵산, 비타민, 호르몬, 신경전달물질 등이 포함된다. 이들은 생명체의 실시간 생리학적 상태를 가장 직접적이고 민감하게 반영하는 분자적 지문(molecular fingerprint)으로 작용한다[13].

대사체는 오믹스 계층구조에서 표현형(phenotype)에 가장 가까운 위치에 있다. DNA → RNA → 단백질 → 대사체로 이어지는 센트럴도그마의 최종 단계로서, 유전적 요인, 환경적 요인, 생활 습관, 미생물군, 질병 상태 등 모든 내외부적 영향의 통합된 결과를 반영한다[12]. 따라서 대사체 분석은 개인의 현재 건강 상태를 가장 포괄적이고 정확하게 평가할 수 있는 방법 중 하나로 인식되고 있다.

인간 대사체는 현재까지 약 18,000개의 서로 다른 화합물로 구성되어 있는 것으로 추정되지만, 실제로는 이보다 훨씬 많을 가능성이 높다[13]. 이들 중 약 2,000~3,000개의 화합물이 혈액에서 정상적으로 검출되며, 소변에서는 1,000~2,000개, 타액에서는 500~1,000개 정도가 발견된다[12].

대사체의 동적 특성과 환경 반응성

대사체의 독특한 특징 중 하나는 극도로 빠른 반응성이다. 다른 오믹스 층위와 달리 대사체는 환경적 변화에 수 초에서 수 분 내에 반응할 수 있다. 예를 들어, 포도당 섭취 후 혈당 수치는 15~30분 내에 최고치에 도달하며, 이에 따른 인슐린 분비와 대사 경로의 변화도 즉각적으로 일어난다[13]. 운동 시작 후 몇 분 내에 ATP, ADP, 크레아틴 인산 등의 에너지 대사체 농도가 급격히 변화하며, 스트레스 상황에서는 코르티솔, 아드레날린 등의 호르몬 수치가 즉시 상승한다[12].

이러한 동적 특성 때문에 대사체는 급성 질환의 조기 진단, 약물 효과의 실시간 모니터링, 생활 습관 변화의 즉각적인 평가 등에 매우 유용하다. 심근경색 시 트로포닌과 크레아틴 키나아제(CK-MB)의 상승은 심근 손상의 민감한 지표이며, 약물 복용 후 혈중 농도 변화를 추적하여 개인별 약물 대사 속도를 평가할 수 있다[13].

대사체 분석 기술: NMR과 질량분석법

대사체 분석에는 주로 핵자기공명(Nuclear Magnetic Resonance, NMR) 분광법과 질량분석법(Mass Spectrometry, MS)이 사용된다. 각 기술은 고유한 장단점을 가지고 있어 상호 보완적으로 활용된다[12].

NMR 분광법은 비파괴적이고 재현성이 높으며, 동일한 샘플에서 반복 측정이 가능하다는 장점이 있다. 또한 분자 구조 정보를 제공하므로 미지의 화합물을 동정하는 데 유용하다[13]. 그러나 상대적으로 낮은 민감도 때문에 농도가 높은 주요 대사체들만 검출할 수 있다는 한계가 있다.

질량분석법은 훨씬 높은 민감도를 가지며, 수천 개의 대사체를 동시에 분석할 수 있다. 가스 크로마토그래피-질량분석법(GC-MS)은 휘발성이 있거나 유도체화가 가능한 화합물 분석에 적합하며, 액체 크로마토그래피-질량분석법(LC-MS)은 극성이 높거나 열에 불안정한 화합물 분석에 유리하다[12]. 최근에는 초고성능 액체 크로마토그래피(UHPLC)와 고분해능 질량분석기의 결합으로 분석 속도와 정확도가 크게 향상되었다[13].

대사 경로와 네트워크 분석

대사체들은 개별적으로 존재하기보다는 복잡한 생화학적 네트워크를 형성한다. 인간 대사 네트워크는 약 3,000개의 대사체와 8,000여 개의 생화학 반응으로 구성되어 있으며, 이들 사이의 상호연결성은 매우 높다[12]. 따라서 하나의 대사체 농도 변화가 연쇄적으로 다른 대사체들에 영향을 미칠 수 있다.

주요 대사 경로에는 해당 과정(glycolysis), 시트르산 회로(citric acid cycle), 지방산 산화(fatty acid oxidation), 아미노산 대사 등이 포함된다. 이들 경로의 활성 상태는 관련 대사체들의 농도 비율을 통해 평가할 수 있다[13]. 예를 들어, 락테이트/피루베이트 비율은 세포의 산소 공급 상태를 반영하며, 아세토아세테이트/β-하이드록시부티레이트 비율은 케톤체 대사의 상태를 나타낸다[12].

맞춤형 영양학과 생활 습관 최적화

대사체학의 가장 흥미로운 응용 분야 중 하나는 개인화된 영양학(personalized nutrition)이다. 동일한 식품을 섭취해도 개인마다 대사 반응이 크게 다르며, 이는 유전적 배경, 장내 미생물군, 기존 건강 상태 등에 의해 결정된다[13]. 대사체 분석을 통해 개인의 영양소 대사 능력을 평가하고, 최적의 식단을 제시할 수 있다.

예를 들어, 분지사슬아미노산(Branched-Chain Amino Acids, BCAAs)인 발린, 류신, 이소류신의 혈중 농도는 인슐린 저항성과 제2형 당뇨병 위험과 밀접한 관련이 있다. 이들 아미노산의 농도가 높은 개인은 단백질 섭취량을 조절하고 운동량을 증가시키는 것이 도움이 될 수 있다[12]. 또한 트리메틸아민-N-옥사이드(TMAO)는 심혈관 질환 위험과 연관되어 있으며, 이는 주로 콜린과 카르니틴이 풍부한 음식의 섭취와 관련이 있다[13].

대사체 기반 질병 진단과 모니터링

대사체학은 다양한 질병의 조기 진단과 모니터링에 광범위하게 활용되고 있다. 선천성 대사 이상 질환의 신생아 선별 검사는 대사체학의 성공적인 임상 응용 사례 중 하나이다. 페닐케톤뇨증(PKU), 메틸말론산혈증, 지방산 산화 장애 등 50여 가지 질환을 한 번의 혈액 검사로 동시에 진단할 수 있다[12].

당뇨병 관리에서도 대사체 분석이 중요한 역할을 한다. 전통적인 혈당과 당화혈색소(HbA1c) 측정 외에도, 1,5-안하이드로글루시톨(1,5-AG), 과당아민 등의 대사체를 추가로 분석하여 더욱 정확한 혈당 조절 상태 평가가 가능하다[13]. 또한 케톤체 수치 모니터링을 통해 당뇨병성 케톤산증의 위험을 조기에 감지할 수 있다[12].

암 연구에서는 종양의 특이적인 대사 변화를 이용한 진단과 치료 모니터링이 활발히 연구되고 있다. 암세포는 정상 세포와 다른 대사 패턴을 보이며, 이는 '와버그 효과(Warburg effect)'로 잘 알려져 있다. 암세포의 높은 포도당 소비와 젖산 생성을 PET-CT 등의 영상 진단과 혈액 대사체 분석을 통해 평가할 수 있다[13].

미생물군-숙주 공동 대사체

최근 주목받고 있는 분야는 숙주와 미생물군이 함께 생성하는 공동 대사체(co-metabolites)의 분석이다. 장내 미생물은 식이 성분을 대사하여 숙주에게 유익하거나 해로운 다양한 화합물을 생성한다[12]. 예를 들어, 단쇄지방산(Short-Chain Fatty Acids, SCFAs)인 아세테이트, 프로피오네이트, 부티레이트는 장내 미생물이 식이 섬유를 발효시켜 생성하는 대사체로, 장 건강, 면역 기능, 대사 조절에 중요한 역할을 한다[13].

인돌, 스카톨 등의 트립토판 유도체들도 미생물에 의해 생성되는 대사체로, 장-뇌 축을 통해 신경 기능에 영향을 미칠 수 있다. 이러한 공동 대사체의 분석을 통해 개인의 미생물군 기능 상태를 평가하고, 프로바이오틱스나 프리바이오틱스를 이용한 맞춤형 미생물군 조절 전략을 수립할 수 있다[12].

HDT에서 대사체 정보는 개인의 실시간 생리학적 상태를 반영하는 가장 민감한 지표로 활용된다. 다른 오믹스 데이터와 통합될 때,

대사체는 유전적 요인과 환경적 요인의 최종적인 상호작용 결과를 보여주므로, 개인화된 건강 관리와 질병 예방 전략 수립에 핵심적인 역할을 한다[13].

7. 인간과 공생하는 미생물군유전체(Metagenomics)

미생물군유전체학은 인체에 서식하는 모든 미생물들의 집합적 유전 정보와 그들의 기능을 연구하는 학문으로, 최근 20년간 인간 건강과 질병에 대한 우리의 이해를 근본적으로 변화시켰다[14]. 인체는 약 39조 개의 미생물 세포를 포함하고 있으며, 이는 인간 세포 수와 거의 비슷하다. 더욱 놀라운 것은 이들 미생물이 보유한 유전자의 수가 인간 유전자의 100~150배에 달한다는 점이다[15].

이러한 방대한 미생물 유전자들은 인간이 진화 과정에서 잃어버렸거나 획득하지 못한 수많은 생화학적 기능을 수행한다. 예를 들어, 인간은 섬유소를 분해하는 효소를 생산할 수 없지만, 장내 미생물은 수백 종류의 탄수화물 분해 효소를 가지고 있어 식이 섬유를 유용한 영양소로 전환시킨다[14]. 이런 의미에서 미생물군유전체는 '제2의 유전체' 또는 '확장된 유전체(extended genome)'로 불린다.

인체 미생물군의 다양성과 개인 특이성

인체 미생물군은 신체 부위별로 뚜렷한 차이를 보인다. 장내 미생물군은 가장 밀도가 높고 다양하며, 주로 Firmicutes와 Bacteroidetes

라는 두 개의 주요 세균문(phylum)이 전체의 90% 이상을 차지한다. 그 외에 Actinobacteria, Proteobacteria, Verrucomicrobia 등도 중요한 구성원이다[15]. 피부, 구강, 비강, 질 등 다른 신체 부위는 각각 고유한 미생물 생태계를 형성하고 있다.

개인별 미생물군 구성의 차이는 매우 크다. 동일한 지역에 거주하는 건강한 성인들도 장내 미생물 구성에서 상당한 개인차를 보이며, 이는 출생 방식(자연분만 vs 제왕절개), 모유 수유 여부, 초기 항생제 노출, 식이 패턴, 지리적 위치, 유전적 배경 등 다양한 요인에 의해 결정된다[14]. 특히 생후 2~3년간 형성되는 초기 미생물군은 평생에 걸쳐 지속되는 '미생물학적 지문'을 만들어낸다[15].

미생물군유전체 분석 기술의 발전

미생물군유전체 분석 기술은 16S rRNA 유전자 증폭 시퀀싱에서 전체 미생물군유전체 시퀀싱(Whole Metagenome Sequencing, WMS)으로 발전해 왔다. 16S rRNA 유전자는 모든 세균이 보유하고 있으면서도 종 특이적인 변이를 포함하고 있어 미생물 분류에 널리 사용된다[14]. 이 방법은 비용면에서 효율적이고 표준화되어 있어 대규모 연구에 적합하지만, 종 수준 이하의 정밀한 분류나 기능적 예측에는 한계가 있다.

WMS는 환경 시료에 존재하는 모든 미생물의 DNA를 추출하여 시퀀싱하는 방법으로, 미생물군 구성뿐만 아니라 각 미생물이 보유한 기능적 유전자들을 직접 분석할 수 있다[15]. 이를 통해 항생제 저항성 유전자, 독성 인자, 대사 경로 등을 파악하여 미생물군의 기능적 잠재력을 평가할 수 있다. 또한 균주 수준의 정밀한 분류와 미생물 간 유전자 전달 현상도 추적할 수 있다[14].

최근에는 기능적 미생물군유전체학(functional metagenomics) 기법들이 개발되고 있다. 메타전사체학(metatranscriptomics)은 미생물군의 RNA를 분석하여 실제로 발현되고 있는 유전자들을 파악한다. 메타단백체학(metaproteomics)은 미생물이 생산하는 단백질을 분석하고, 메타대사체학(metametabolomics)은 미생물이 생성하는 대사체들을 연구한다[15]. 이러한 다층적 분석을 통해 미생물군의 활동 상태와 숙주와의 상호작용을 더욱 정확히 이해할 수 있다.

미생물-숙주 상호작용의 복잡성

인체 미생물은 단순히 공생하는 것이 아니라 숙주의 생리학적 과정에 적극적으로 참여한다. 가장 잘 알려진 기능 중 하나는 영양소 대사이다. 장내 미생물은 식이 섬유를 발효시켜 단쇄지방산(SCFAs)을 생성하는데, 이들은 숙주의 주요 에너지원(전체 칼로리의 5~10%)이 될 뿐만 아니라 장 상피세포의 건강 유지, 면역 조절, 염증 억제 등에 중요한 역할을 한다[14].

미생물은 또한 숙주가 합성할 수 없는 필수 영양소들을 생산한다. 비타민 K, 엽산, 비오틴, 비타민 B12 등의 B군 비타민들이 주로 장내 미생물에 의해 합성되며, 이는 혈액 응고, DNA 합성, 신경 기능 등에 필수적이다[15]. 특정 미생물군이 부족하면 이들 비타민의 결핍이 나타날 수 있다.

면역 시스템과의 상호작용도 매우 중요하다. 장내 미생물은 숙주의 면역계 발달과 기능에 결정적인 영향을 미친다. 무균 동물(germ-free animals)은 정상적인 면역계 발달이 이루어지지 않으며, 특정 미생물의 도입을 통해서만 정상적인 면역 기능을 회복할 수 있다[14]. 또한 미생물군은 병원성 미생물의 침입을 막는 '균락 저항성(colonization resistance)' 효과를 제공한다.

뇌-장-미생물군 축

최근 가장 주목받는 연구 분야 중 하나는 뇌-장-미생물군 축(gut-brain-microbiota axis)이다. 장내 미생물이 중추신경계와 양방향으로 소통하며, 행동, 인지, 정서에 영향을 미칠 수 있다는 증거들이 축적되고 있다[15]. 이러한 소통은 미주신경, 면역계, 신경내분비계, 그리고 미생물이 생산하는 신경활성 물질들을 통해 이루어진다.

장내 미생물은 세로토닌, 도파민, GABA 등의 신경전달물질을 직접 생산하거나 그 전구체를 제공한다. 특히 장내 세로토닌의 90% 이상이 장크롬친화성 세포(enterochromaffin cells)에서 생성되는데, 이 과정에 특정 미생물들이 중요한 역할을 한다[14]. 또한 미생물이 생성하는 단쇄지방산은 혈뇌장벽을 통과하여 뇌의 미세아교세포(microglia) 활성화를 조절할 수 있다.

이러한 뇌-장-미생물군 축의 이상은 우울증, 불안장애, 자폐스펙트럼장애, 파킨슨병, 알츠하이머병 등 다양한 신경정신 질환과 연관되어 있다[15]. 예를 들어, 파킨슨병 환자는 증상 발현 수년 전부터 장내 미생물군 구성의 변화를 보이며, 이는 장에서 시작된 α-시누클레인 응집체가 미주신경을 통해 뇌로 전파될 가능성을 시사한다[14].

미생물군 불균형과 질병

건강한 미생물군의 균형이 깨지는 미생물군 불균형(dysbiosis) 상태는 다양한 질병과 연관되어 있다. 염증성 장질환(IBD)에서는 항염증 효과를 가진 유익한 미생물(예: Faecalibacterium prausnitzii)의 감소와 염증을 유발하는 미생물의 증가가 관찰된다[15]. 이러한 불균형은 장 장벽 기능 저하, 만성 염증, 면역계 이상을 초래한다.

대사 질환에서도 미생물군의 역할이 중요하다. 제2형 당뇨병과 비만 환자에서는 단쇄지방산 생성 미생물의 감소와 분지사슬아미노산을 생성하는 미생물의 증가가 관찰된다[14]. 또한 특정 미생물들은 담즙산 대사를 조절하여 지질 대사와 포도당 항상성에 영향을 미친다.

항생제 사용으로 인한 미생물군 교란은 Clostridioides difficile 감염, 항생제 연관 설사, 알레르기 질환 위험 증가 등을 초래할 수 있다[15]. 특히 생애 초기 항생제 노출은 장기적인 미생물군 변화를 야기하여 성인기 질병 위험에 영향을 미칠 수 있다.

미생물군 기반 치료법의 개발

미생물군에 대한 이해가 깊어지면서 이를 표적으로 하는 새로운 치료법들이 개발되고 있다. 대변 미생물군 이식(Fecal Microbiota Transplantation, FMT)은 가장 직접적인 방법으로, 건강한 공여자의 대변에서 추출한 미생물군을 환자에게 이식하는 치료법이다[14]. 현재 재발성 C. difficile 감염에 대해서는 90% 이상의 성공률을 보이며, 염증성 장질환, 대사 질환 등에 대한 임상시험도 진행되고 있다.

프로바이오틱스와 프리바이오틱스를 이용한 정밀한 미생물군 조절도 활발히 연구되고 있다. 차세대 프로바이오틱스는 특정 기능을 가진 미생물 균주를 선별하여 개발되며, 개인의 미생물군 상태에 따라 맞춤형 처방이 가능하다[15]. 프리바이오틱스는 유익한 미생물의 성장을 선택적으로 촉진하는 화합물로, 개인의 미생물군 구성에 따라 맞춤형 설계가 가능하다.

정밀 미생물학(precision microbiology) 접근법은 개인의 유전적 배경, 면역 상태, 기존 미생물군 구성을 종합적으로 분석하여 최적의 미생물군 조절 전략을 제시한다[14]. 이는 단순히 '좋은' 미생물을 추가하는 것이 아니라, 개인의 고유한 생태학적 맥락에서 미생물군 균형을 회복시키는 것을 목표로 한다.

HDT에서 미생물군유전체의 통합적 역할

HDT에서 미생물군유전체 정보는 다른 오믹스 데이터와 통합되어 개인의 전체적인 건강 상태를 평가하는 데 중요한 역할을 한다. 미생물군은 숙주의 대사체 프로파일에 직접적인 영향을 미치므로, 미생물군유전체와 대사체 데이터의 통합 분석을 통해 개인의 대사 상태를 더욱 정확히 파악할 수 있다[15]. 또한 미생물군의 기능적 유전자 프로파일은 개인의 영양소 요구량, 약물 대사 능력, 면역 반응성을 예측하는 데 활용된다.

미생물군유전체 정보는 또한 개인화된 예방 의학에서 핵심적인 역할을 한다. 개인의 미생물군 상태를 지속적으로 모니터링하여 질병 위험의 조기 변화를 감지하고, 생활 습관 개선이나 미생물군 조절을 통한 예방적 개입을 제안할 수 있다[14]. 이는 HDT가 추구하는 예방 중심의 개인화 의료 모델에 완벽히 부합한다.

8. 통합 오믹스 지도

제3세대 HDT의 가장 혁신적인 특징은 앞서 논의한 다양한 오믹스 데이터를 단순히 병렬적으로 나열하는 것이 아니라, 이들 간의 복잡한 상호작용과 계층적 관계를 포착하는 통합적인 '오믹스 지도(Omics Map)'를 구축한다는 점이다[16]. 이는 마치 도시의 각 구역을 개별적으로 파악하는 것에서 나아가, 교통망, 상하수도, 전력망, 통신망 등이 어떻게 연결되어 하나의 유기적 시스템을 형성하는지를 이해하는 것과 같다.

통합 오믹스 지도는 정적인 청사진이 아니라 개인의 생물학적 상태 변화를 실시간으로 반영하는 동적인 모델이다[17]. 이는 각 오믹스 층위에서 일어나는 변화가 다른 층위에 미치는 영향을 예측하고, 전체 시스템의 안정성과 적응성을 평가하며, 외부 교란에 대한 반응을 모델링할 수 있다. 궁극적으로 이러한 통합 모델을 통해 개인의 건강 상태를 종합적으로 평가하고, 미래의 질병 위험을 예측하며, 최적의 개입 전략을 제시할 수 있다[16].

다층적 데이터 통합의 기술적 도전

서로 다른 오믹스 데이터를 통합하는 것은 여러 기술적 도전을 수

반한다. 첫째, 각 오믹스 데이터는 서로 다른 측정 원리, 동적 범위, 노이즈 특성을 갖는다. 유전체 데이터는 불연속적(discrete)인 반면 대사체 데이터는 연속적(continuous)이며, 전사체 데이터는 로그 정규 분포를 따르지만 미생물군유전체 데이터는 복합 분포를 보인다[17]. 이러한 이질성을 극복하기 위해서는 정교한 데이터 전처리와 정규화 과정이 필요하다.

둘째, 각 오믹스 층위는 서로 다른 시간 척도에서 변화한다. 대사체는 분 단위로 변화할 수 있지만, 후성유전학적 변화는 일 또는 주 단위로 일어나며, 미생물군 구성의 변화는 주 또는 월 단위의 시간이 필요하다[16]. 따라서 시간적 동기화(temporal synchronization)와 다중 시간 척도 모델링이 중요한 기술적 과제가 된다.

셋째, 데이터의 차원성 문제가 있다. 각 오믹스 데이터는 수천에서 수만 개의 변수를 포함하지만, 일반적으로 샘플 수는 수백 개에 불과하다. 이러한 '큰 p, 작은 n' 문제는 과적합(overfitting)과 모델의 일반화 능력 저하를 초래할 수 있다[17]. 이를 해결하기 위해서는 차원 축소, 특성 선택, 정규화 기법 등이 필요하다.

계층적 통합 전략

효과적인 오믹스 통합을 위해서는 생물학적 센트럴도그마에 기반한 계층적 접근법이 유용하다. 첫 번째 층위에서는 유전체와 후성유전체 데이터를 통합하여 개인의 유전적 소인과 후성유전학적 상태를 파악한다[16]. 이는 개인의 선천적 특성과 환경에 의한 조절 상태를 동시에 고려하는 것으로, 유전적 변이가 후성유전학적 패턴에 미치는 영향(meQTL, methylation Quantitative Trait Loci)과 후성유전학적 변화가 유전자 발현에 미치는 영향을 분석한다.

두 번째 층위에서는 전사체와 단백체 데이터를 통합하여 유전자 발현에서 실제 기능적 단백질 생산까지의 과정을 모델링한다[17]. 이는 mRNA 안정성, 번역 효율, 단백질 분해 등의 번역 후 조절 과정을 포함하며, 개인별 번역 효율의 차이를 파악하는 데 중요하다. 특히 miRNA에 의한 번역 억제, 리보솜 프로파일링 데이터를 통한 번역 활성 분석 등이 포함된다.

세 번째 층위에서는 단백체와 대사체 데이터를 통합하여 실제 생화학적 기능과 대사 흐름을 분석한다[16]. 이는 효소 활성, 대사 경로 활성화, 대사 흐름(metabolic flux) 등을 정량화하며, 개인의 대사 상태와 영양소 요구량을 정확히 파악하는 데 핵심적이다.

마지막으로 미생물군유전체 데이터는 모든 층위와 상호작용하며, 특히 대사체와 면역 관련 단백체에 직접적인 영향을 미친다[17]. 숙주-미생물 공동 대사 네트워크 분석을 통해 미생물군의 기능적 기여도를 정량화하고, 개인의 전체적인 대사 능력을 평가할 수 있다.

네트워크 기반 통합 분석

생물학적 시스템은 본질적으로 네트워크 구조를 갖고 있으므로, 네트워크 기반 접근법은 오믹스 통합에서 매우 강력한 도구이다. 유전자 조절 네트워크(Gene Regulatory Network, GRN)는 전사인자와 표적 유전자 사이의 조절 관계를 모델링하며, 개인별 유전자 발현 패턴의 차이를 설명하는 데 활용된다[16].

단백질-단백질 상호작용 네트워크(Protein-Protein Interaction Network, PPIN)는 단백질들 간의 물리적, 기능적 상호작용을 나타내며, 질병과 관련된 핵심 단백질 허브(hub)와 모듈(module)을 식별하는 데 사용된다[17]. 특히 개인별 유전적 변이가 단백질 상호작용에 미치는 영향을 분석하여 개인화된 네트워크 모델을 구축할 수 있다.

대사 네트워크(Metabolic Network)는 생화학 반응들 간의 연결 관계를 나타내며, 하정-기반 모델링(Constraint-Based Modeling)을 통해 개인별 대사 플럭스를 예측할 수 있다[16]. 이는 개인의 영양소 활용 능력, 에너지 생산 효율, 독성 물질 해독 능력 등을 정량적으로 평가하는 데 활용된다.

인과관계 추론과 메커니즘 발견

단순한 상관관계 분석을 넘어서 오믹스 데이터 간의 인과관계를 파악하는 것은 HDT의 예측 능력을 크게 향상시킨다. 멘델 무작위화(Mendelian Randomization) 기법은 유전적 변이를 도구 변수로 사용하여 표현형 간의 인과관계를 추론하는 방법이다[17]. 예를 들어, 특정 유전적 변이가 LDL 콜레스테롤 수치에 미치는 영향을 통해 LDL 콜레스테롤과 심혈관 질환 사이의 인과관계를 평가할 수 있다.

베이지안 네트워크(Bayesian Network)는 변수들 간의 확률적 의존 관계를 방향성 그래프로 표현하여 인과 구조를 모델링한다[16]. 이는 복잡한 오믹스 데이터에서 원인-결과 관계를 식별하고, 특정 개입이 다른 변수들에 미치는 영향을 예측하는 데 활용된다.

구조적 방정식 모델링(Structural Equation Modeling, SEM)은 잠재 변수

와 관찰 변수 사이의 관계를 모델링하여 복잡한 생물학적 경로를 분석한다[17]. 이는 특히 여러 오믹스 층위에 걸쳐 작용하는 생물학적 과정을 이해하는 데 유용하다.

인공지능이 만드는 '나만의 생체 지도'

제3세대 HDT에서 인공지능과 머신러닝 기술은 단순한 도구를 넘어서 핵심적인 엔진 역할을 담당한다. 이들 기술은 방대하고 복잡한 다중 오믹스 데이터에서 인간이 인지하기 어려운 미묘한 패턴을 발견하고, 개인의 고유한 생물학적 특성을 포착하며, 미래의 건강 상태를 예측하는 정교한 모델을 구축한다[17]. 더욱 중요한 것은 이러한 AI 모델이 지속적인 학습을 통해 개인의 변화하는 상태에 적응하고 예측 정확도를 향상시킨다는 점이다.

현대의 오믹스 데이터는 전통적인 통계 기법으로는 처리하기 어려운 특성을 갖는다. 수십만 개의 변수와 복잡한 비선형 상호작용, 높은 차원성과 희소성, 그리고 개인별 이질성 등이 그것이다[16]. 인공지능, 특히 딥러닝 기술은 이러한 도전을 극복하고 데이터에 내재된 생물학적 의미를 추출하는 데 탁월한 능력을 보여준다.

딥러닝을 통한 고차원 패턴 인식

딥러닝의 핵심 강점 중 하나는 고차원 데이터에서 계층적 특성 표현(hierarchical feature representation)을 자동으로 학습하는 능력이다. 오믹스 데이터에서 이는 저수준의 개별 분자 신호에서 시작하여 점진적으로 생물학적 경로, 세포 상태, 조직 기능에 이르는 다층적 추상화를 의미한다[17].

합성곱 신경망(Convolutional Neural Networks, CNNs)은 게놈 서열 분석에서 강력한 성능을 보인다. DNA 서열의 지역적 패턴(예: 전사인자 결합 부위, 스플라이싱 부위)을 자동으로 인식하고, 이들의 조합이 유전자 발현에 미치는 영향을 모델링할 수 있다[16]. 특히 후성유전학적 수정과 크로마틴 구조가 유전자 발현에 미치는 복합적 효과를 예측하는 데 뛰어난 성능을 보인다.

순환 신경망(Recurrent Neural Networks, RNNs)과 그 발전된 형태인 LSTM(Long Short-Term Memory)은 시계열 오믹스 데이터 분석에 적합하다[17]. 개인의 오믹스 프로파일이 시간에 따라 어떻게 변화하는지를 학습하고, 미래의 상태를 예측할 수 있다. 이는 질병 진행 예측, 치료 반응 모니터링, 최적 개입 시점 결정 등에 활용된다.

생성 모델과 데이터 증강

변분 자동인코더(Variational Autoencoder, VAE)는 오믹스 데이터의 잠재 구조를 학습하고 새로운 데이터를 생성할 수 있는 강력한 도구이다. VAE는 고차원의 오믹스 데이터를 저차원의 잠재 공간(latent space)으로 압축하면서도 중요한 생물학적 정보를 보존한다[16]. 이 잠재 공간에서 개인의 위치는 그들의 전체적인 생물학적 상태를 나타내며, 비슷한 위치에 있는 개인들은 유사한 질병 위험이나 치료 반응을 보일 가능성이 높다.

적대적 생성 신경망(Generative Adversarial Networks, GANs)은 더욱 사실적인 오믹스 데이터를 생성할 수 있다[17]. 이는 희귀 질환이나 데이터가 부족한 상황에서 가상의 환자 데이터를 생성하여 모델의 일반화 능력을 향상시키는 데 활용된다. 또한 특정 치료법을 적용했을 때의 예상 오믹스 변화를 시뮬레이션하여 치료 효과를 사전에 평가할 수 있다.

그래프 신경망과 생물학적 네트워크 모델링

그래프 신경망(Graph Neural Networks, GNNs)은 생물학적 네트워크 구조를 직접 활용할 수 있어 오믹스 데이터 분석에서 특별한 가치를 갖는다. 단백질-단백질 상호작용, 유전자 조절, 대사 경로 등의 기존 생물학적 지식을 그래프 구조로 표현하고, 이를 기반으로 개인의 오믹스 데이터를 분석한다[16].

Graph Attention Networks(GATs)는 네트워크의 각 노드와 엣지에 다른 가중치를 부여하여 개인별로 중요한 생물학적 경로를 식별할 수 있다[1,7]. 예를 들어, 특정 개인에서는 면역 관련 경로가 중요하지만, 다른 개인에서는 대사 경로가 더 중요할 수 있다. 이러한 개인별 네트워크 가중치는 맞춤형 치료 전략 수립에 중요한 정보를 제공한다.

Graph Convolutional Networks(GCNs)는 네트워크 상에서 정보의 전파와 집적을 모델링하여 국소적 교란이 전체 시스템에 미치는 영향을 예측할 수 있다[16]. 이는 특정 유전자의 발현 변화가 어떻게 다른 유전자들과 생물학적 경로에 영향을 미치는지를 시뮬레이션하는 데 활용된다.

멀티모달 학습과 크로스-오믹스 통합

서로 다른 특성을 가진 오믹스 데이터를 효과적으로 통합하기 위해서는 멀티모달 학습(Multimodal Learning) 기법이 필요하다. 이는 각 오믹스 데이터의 고유한 특성을 보존하면서도 이들 간의 상호작용을 학습하는 것을 목표로 한다[17].

조기 융합(Early Fusion) 방법은 모든 오믹스 데이터를 처음부터 결합하여 하나의 통합 모델로 학습한다. 이는 구현이 간단하지만 각 오믹스의 고유한 특성이 희석될 수 있다는 단점이 있다[16].

만기 융합(Late Fusion) 방법은 각 오믹스 데이터를 개별적으로 학습한 후 최종 단계에서 결과를 통합한다. 이는 각 오믹스의 특성을 잘 보존하지만 상호작용을 충분히 학습하지 못할 수 있다[17].

중기 융합(Intermediate Fusion) 방법은 각 오믹스를 개별적으로 처리한 후 중간 층에서 통합하는 방식으로, 위 두 방법의 장점을 결합한다. 특히 어텐션 메커니즘(Attention Mechanism)을 활용하여 상황에 따라 중요한 오믹스에 더 높은 가중치를 부여할 수 있다[16].

9. 설명 가능한 AI와 생물학적 해석

의료 분야에서 AI 모델의 활용을 위해서는 예측 결과에 대한 생물학적 해석이 필수적이다. 블랙박스 모델의 결과를 신뢰하고 임상에 적용하기 위해서는 왜 그런 예측을 했는지에 대한 명확한 설명이 필요하다[17].

SHAP(SHapley Additive exPlanations)과 LIME(Local Interpretable Model-agnostic Explanations) 등의 기법은 복잡한 모델의 예측 결과를 개별 특성의 기여도로 분해하여 설명한다[16]. 오믹스 데이터에서 이는 특정 유전자, 단백질, 대사체가 최종 예측에 얼마나 기여했는지를 정량화하는 것을 의미한다.

어텐션 메커니즘은 모델이 예측을 위해 어떤 부분에 주목했는지를 시각화할 수 있게 해준다[17]. 이는 특히 시계열 데이터에서 어떤 시점의 변화가 중요했는지, 또는 네트워크 데이터에서 어떤 경로가 핵심적이었는지를 파악하는 데 유용하다.

연합 학습과 프라이버시 보호

개인의 민감한 건강 데이터를 활용하면서도 프라이버시를 보호하는 것은 HDT의 중요한 과제이다. 연합 학습(Federated Learning)은 이러한 딜레마를 해결하는 혁신적인 접근법이다[16].

연합 학습에서는 각 기관이나 개인의 데이터를 중앙 서버로 전송하지 않고, 로컬에서 모델을 학습한 후 모델의 파라미터만을 공유한다. 중앙 서버는 이들 파라미터를 집계하여 전역 모델을 업데이트하고, 이를 다시 각 로컬 노드로 배포한다[17]. 이 과정에서 개인의 원시 데이터는 절대 외부로 유출되지 않으면서도 대규모 데이터의 집단 지성을 활용할 수 있다.

차등 프라이버시(Differential Privacy) 기법은 모델 학습 과정에서 의도적으로 노이즈를 추가하여 개별 데이터 포인트의 정보가 유출되는 것을 방지한다[16]. 이는 모델의 유용성을 크게 손상시키지 않으면서도 강력한 프라이버시 보장을 제공한다.

지속적 학습과 개인화 적응

HDT의 AI 모델은 정적인 것이 아니라 개인의 새로운 데이터가 누적됨에 따라 지속적으로 학습하고 개선되어야 한다. 이는 개인의 생물학적 상태가 시간에 따라 변화하고, 새로운 환경 요인이나 개입이 지속적으로 도입되기 때문이다[17].

온라인 학습(Online Learning) 알고리즘은 새로운 데이터가 도착할 때마다 모델을 점진적으로 업데이트한다. 이는 전체 데이터를 다시 학습할 필요 없이 효율적으로 모델을 개선할 수 있게 해준다[16].

메타 학습(Meta-Learning) 또는 '학습하는 방법을 학습하기(learning to learn)'는 다양한 개인들로부터 학습한 경험을 바탕으로 새로운 개인에게 빠르게 적응할 수 있는 능력을 개발한다[17]. 이는 특히 데이터가 부족한 초기 단계에서 개인화된 모델을 구축하는 데 유용하다.

전이 학습(Transfer Learning)은 대규모 집단 데이터로 사전 훈련된 모델을 개인의 소량 데이터에 적응시키는 방법이다[16]. 이는 희귀 질환 환자나 특수한 상황에서도 효과적인 개인화 모델을 구축할 수 있게 해준다.

환경적 요인의 실시간 반영

제3세대 HDT의 혁신적인 특징 중 하나는 개인을 둘러싼 환경적 요인의 변화를 실시간으로 감지하고, 이것이 개인의 생체 지도에 미치는 영향을 동적으로 반영할 수 있다는 점이다[16]. 기존의 의학적 접근법이 유전적 요인에 주로 집중했다면, HDT는 유전자와 환경의 상호작용(Gene × Environment Interaction, G×E)을 중심으로 개인의 건강을 이해한다. 이는 '자연 대 인위(Nature vs Nurture)' 이분법을 넘어서 '자연과 인위(Nature via Nurture)'의 통합적 관점을 제시한다[17].

환경적 요인은 개인의 오믹스 프로파일에 즉각적이고도 장기적인 영향을 미친다. 이러한 영향은 주로 후성유전학적 메커니즘을 통해 매개되지만, 대사체와 미생물군에는 더욱 직접적이고 빠른 변화를 유발한다[16]. HDT는 이러한 다층적이고 시간적으로 차별화된 환경 반응을 종합적으로 모니터링하고 예측함으로써, 진정한 의미의 '살아있는' 개인화 의료를 구현한다.

환경 요인의 분류와 측정

환경적 요인은 크게 물리적 환경, 화학적 환경, 생물학적 환경, 그리고 사회심리적 환경으로 구분할 수 있다. 물리적 환경에는 온도, 습도, 기압, 자외선, 소음, 진동 등이 포함되며, 이들은 모두 생리학적 스트레스 반응을 유발하고 호르몬 분비에 영향을 미칠 수 있다[17].

화학적 환경은 대기 오염물질, 수질 오염물질, 중금속, 농약, 플라스틱 첨가제, 화장품 성분 등 수만 종의 인공 화학물질을 포함한다. 이들 중 상당수는 내분비 교란물질(Endocrine Disrupting Chemicals, EDCs)로 작용하여 호르몬 시스템에 미묘하지만 지속적인 영향을 미친다[16]. 특히 비스페놀 A(BPA), 프탈레이트, 퍼플루오로알킬(PFAS) 등은 극미량으로도 대사 기능과 면역 시스템에 영향을 미칠 수 있다.

생물학적 환경에는 병원성 미생물, 알레르겐, 독소 등이 포함되며, 이들은 면역 시스템의 활성화와 염증 반응을 유발한다[17]. 최근에는 실내 공기 중의 미생물 다양성이 거주자의 면역 발달과 알레르기 위험에 중요한 영향을 미친다는 것이 밝혀지고 있다.

사회심리적 환경은 스트레스, 사회적 지지, 경제적 상황, 교육 수준 등을 포함하며, 이들은 스트레스 호르몬 시스템과 면역 기능에 장기적인 영향을 미친다[16]. 특히 만성적인 심리사회적 스트레스는 코르티솔 분비 패턴을 변화시키고, 염증성 사이토카인의 생산을 증가시키며, 텔로미어 단축을 가속화시킨다.

10. 웨어러블 기술과 IoT 기반 환경 모니터링

현대의 웨어러블 디바이스와 IoT(Internet of Things) 센서 기술은 개인의 환경 노출을 실시간으로 모니터링할 수 있는 전례없는 기회를 제공한다. 스마트워치, 피트니스 밴드, 스마트 링 등의 웨어러블 디바이스는 심박수, 혈압, 체온, 활동량, 수면 패턴, 스트레스 수준 등의 생리학적 지표를 24시간 연속으로 측정한다[17].

최신 웨어러블 디바이스들은 점점 더 정교한 센서를 탑재하고 있다. 광혈류측정(Photoplethysmography, PPG) 센서는 혈류 변화를 통해 심박수뿐만 아니라 혈중 산소 포화도, 혈압, 심지어 혈당 수치까지 추정할 수 있다[16]. 전기피부반응(Galvanic Skin Response, GSR) 센서는 스트레스와 감정 상태를 실시간으로 모니터링할 수 있다.

환경 모니터링을 위한 개인용 센서도 급속히 발전하고 있다. 휴대용 대기질 측정기는 PM2.5, PM10, 오존, 이산화질소 등의 대기 오염물질을 실시간으로 측정한다[17]. 개인용 UV 센서는 자외선 노출량을 모니터링하여 피부 손상과 비타민 D 합성의 균형점을 찾는 데 도움을 준다. 소음 측정 센서는 청력 보호와 스트레스 관리에 중요한 정보를 제공한다.

영양유전체학과 개인화된 식이 관리

식이는 개인의 오믹스 프로파일에 가장 직접적이고 조절 가능한 영향을 미치는 환경 요인 중 하나이다. 영양유전체학(Nutrigenomics)과 영양후성유전체학(Nutriepigenomics) 연구는 개인의 유전적 배경에 따라 동일한 영양소에 대한 반응이 크게 다를 수 있음을 보여준다[16].

예를 들어, APOE4 유전자 변이를 가진 개인은 포화지방에 대한 반응이 다르며, 이들에게는 지중해식 식단이 특히 유익할 수 있다. MTHFR 유전자 변이를 가진 개인은 엽산 대사 능력이 떨어져 추가적인 엽산 보충이 필요할 수 있다[17]. FTO 유전자 변이는 포만감 조절에 영향을 미쳐 개인별로 최적의 식사 빈도와 양이 달라질 수 있다.

HDT는 개인의 유전적 배경, 현재 대사 상태, 미생물군 구성, 활동량 등을 종합적으로 분석하여 실시간으로 최적화된 영양 권장 사항을 제공할 수 있다[16]. 연속 혈당 모니터링(Continuous Glucose Monitoring, CGM) 기술과 결합하면, 개인별 혈당 반응을 실시간으로 추적하여 혈당 스파이크를 최소화하는 식단을 제안할 수 있다.

운동 생리학과 개인화된 운동 처방

운동은 개인의 오믹스 프로파일에 광범위하고 긍정적인 영향을 미치는 강력한 환경적 개입이다. 그러나 운동의 효과는 개인의 유전적 배경, 현재 체력 수준, 대사 상태에 따라 크게 달라진다[17]. ACTN3 유전자 변이는 근섬유 유형과 관련되어 폭발적인 운동 vs 지구력 운동에 대한 적성을 결정한다. ACE 유전자 변이는 안지오텐신 전환효소 활성에 영향을 미쳐 심혈관계 운동 적응에 차이를 만든다.

HDT는 개인의 운동 유전자, 현재 심폐 기능, 근육량, 대사 상태 등을 분석하여 개인에게 최적화된 운동 처방을 제공한다[16]. 실시간 심박수 모니터링, 운동 강도 추적, 회복 상태 평가 등을 통해 운동 계획을 동적으로 조정한다. 또한 운동 전후의 대사체 변화를 분석하여 개인의 운동 반응성을 평가하고 향후 운동 계획을 최적화한다.

수면과 생체리듬의 개인화된 관리

수면은 거의 모든 생리학적 과정에 영향을 미치는 기본적인 환경 요인이다. 수면 부족이나 수면의 질 저하는 호르몬 분비, 면역 기능, 대사 과정, 인지 기능에 광범위한 악영향을 미친다[17]. 개인의 생체시계 유전자(CLOCK, PER1, PER2, CRY1, CRY2 등)의 변이는 개인별 최적 수면 패턴을 결정한다.

HDT는 웨어러블 디바이스를 통해 수집된 수면 데이터(수면 단계,

수면 효율, 깨어난 횟수 등)와 개인의 생체시계 유전자 정보를 결합하여 개인화된 수면 최적화 전략을 제시한다[16]. 또한 멜라토닌, 코르티솔 등의 일주기 호르몬 패턴을 분석하여 개인의 크로노타입(chronotype)을 파악하고, 이에 맞는 일상 스케줄을 제안한다.

스트레스와 정신건강의 생물학적 모니터링

만성적인 스트레스는 개인의 오믹스 프로파일에 광범위하고 지속적인 영향을 미친다. 스트레스는 시상하부-뇌하수체-부신축(HPA axis)을 활성화시켜 코르티솔 분비를 증가시키고, 이는 면역 기능 억제, 대사 이상, 염증 반응 증가를 초래한다[17].

HDT는 심박수 변동성(Heart Rate Variability, HRV), 전기피부반응, 코르티솔 수치 등의 생리학적 지표를 실시간으로 모니터링하여 개인의 스트레스 상태를 객관적으로 평가한다[16]. 또한 개인의 스트레스 반응성과 회복 능력을 평가하여 맞춤형 스트레스 관리 프로그램을 제안한다. 이는 명상, 호흡법, 운동, 사회적 지지 등 다양한 개입 방법을 포함할 수 있다.

환경 독소와 화학물질 노출 관리

현대인은 수만 종의 인공 화학물질에 일상적으로 노출되고 있으며, 이들 중 상당수는 내분비계, 면역계, 신경계에 미묘한 영향을 미칠 수 있다[17]. 개인의 해독 유전자(예: CYP450 효소군, 글루타티온 S-전이효소 등)의 변이는 화학물질에 대한 감수성을 결정한다.

HDT는 개인의 해독 유전자 프로파일과 현재 노출 상황을 분석하여 위험한 화학물질을 식별하고, 노출을 최소화하는 방법을 제안한다[16]. 또한 개인의 해독 능력에 따라 특정 영양소(예: 글루타티온 전구체, 십자화과 야채) 섭취를 권장하거나 주기적인 해독 프로그램을 제안할 수 있다.

사회적 환경과 네트워크 의학

개인의 건강은 사회적 네트워크와 환경에 의해서도 크게 영향을 받는다. 사회적 고립, 경제적 스트레스, 차별 경험 등은 만성적인 염증 상태를 유발하고 면역 기능을 저하시킬 수 있다[17]. 반대로 강한 사회적 지지와 소속감은 스트레스 호르몬을 감소시키고 면역 기능을 향상시킨다.

HDT는 개인의 사회적 환경 요인들을 평가하고, 이것이 생물학적 지표에 미치는 영향을 모니터링한다[16]. 또한 개인의 성격 특성, 대처 방식, 사회적 지지 수준 등을 고려하여 정신건강과 전체적인 웰빙을 향상시키는 맞춤형 개입을 제안한다.

미래 의료의 새로운 패러다임

제3세대 HDT는 단순히 개인의 유전 정보를 제공하는 것을 넘어서, 다중 오믹스 데이터의 통합 분석을 통해 개인의 현재 생물학적 상태를 종합적으로 파악하고, 환경적 요인의 영향을 실시간으로 반영하며, 미래의 건강 상태와 질병 위험을 정확히 예측할 수 있는 진정한 '디지털 트윈'을 구현한다[17]. 이는 의료의 패러다임을 근본적으로 변화시켜, 질병이 발생한 후 치료하는 반응적 의료에서 질병을 예방하고 건강을 적극적으로 최적화하는 예방적·예측적 의료로 전환시킨다.

HDT의 가장 혁신적인 측면은 후성유전체가 유전체와 단백체를 연결하는 핵심 고리 역할을 하면서, 환경적 요인을 실시간으로 반영하는 동적인 조절자로 작용한다는 점이다[6]. 이를 통해 기존의 정적인 유전자 검사와는 완전히 다른 차원의 개인화된 건강 정보를 제공할 수 있다. 개인의 유전적 소인은 고정되어 있지만, 그것이 실제로 어떻게 발현될지는 환경과의 상호작용에 의해 결정되며, HDT는 이러한 복잡한 상호작용을 실시간으로 모니터링하고 예측한다[16].

이러한 통합적 접근을 통해 HDT는 개인화 의료의 궁극적 목표인 '올바른 시점에, 올바른 환자에게, 올바른 치료를 제공하는 것'을 실현할 수 있다. 더 나아가 HDT는 개인의 건강을 최적화하고 삶의 질을 향상시키는 포괄적인 건강 관리 시스템으로 발전할 것이다[17]. 이는 단순히 질병의 부재를 의미하는 소극적 건강을 넘어서, 개인의 신체적, 정신적, 사회적 웰빙을 최대화하는 적극적 건강의 개념을 구현하는 것이다.

참고문헌

1. Hasin, Y., Seldin, M., & Lusis, A. (2017). Multi-omics approaches to disease. *Genome Biology*, 18, 83. [DOI: 10.1186/s13059-017-1215-1]
2. Karczewski, K.J., & Snyder, M.P. (2018). Integrative omics for health and disease. *Nature Reviews Genetics*, 19(5), 299-310. [DOI: 10.1038/nrg.2018.4]
3. Subramanian, I., et al. (2020). Multi-omics data integration, interpretation, and its application. *Bioinformatics and Biology Insights*, 14, 1177932219899051. [DOI: 10.1177/1177932219899051]
4. Genome Sequencing Consortium (2001). Initial sequencing and analysis of the human genome. *Nature*, 409(6822), 860-921. [DOI: 10.1038/35057062]
5. Shendure, J., & Ji, H. (2008). Next-generation DNA sequencing. *Nature Biotechnology*, 26(10), 1135-1145. [DOI: 10.1038/nbt1486]
6. Allis, C.D., & Jenuwein, T. (2016). The molecular hallmarks of epigenetic control. *Nature Reviews Genetics*, 17(8), 487-500. [DOI: 10.1038/nrg.2016.59]
7. Bell, J.T., & Spector, T.D. (2011). A twin approach to unraveling epigenetics. *Trends in Genetics*, 27(3), 116-125. [DOI: 10.1016/j.tig.2010.12.005]
8. Wang, Z., Gerstein, M., & Snyder, M. (2009). RNA-Seq: a revolutionary tool for transcriptomics. *Nature Reviews Genetics*, 10(1), 57-63. [DOI: 10.1038/nrg2484]
9. Trapnell, C. (2015). Defining cell types and states with single-cell genomics. *Genome Research*, 25(10), 1491-1498. [DOI: 10.1101/gr.190595.115]
10. Aebersold, R., & Mann, M. (2003). Mass spectrometry-based proteomics. *Nature*, 422(6928), 198-207. [DOI: 10.1038/nature01511]
11. Zhang, Y., et al. (2013). Protein analysis by shotgun/bottom-up proteomics. *Chemical Reviews*, 113(4), 2343-2394. [DOI: 10.1021/cr3003533]

12. Patti, G.J., Yanes, O., & Siuzdak, G. (2012). Innovation: Metabolomics: the apogee of the omics trilogy. *Nature Reviews Molecular Cell Biology*, 13(4), 263-269. [DOI: 10.1038/nrm3314]
13. Johnson, C.H., Ivanisevic, J., & Siuzdak, G. (2016). Metabolomics: beyond biomarkers and towards mechanisms. *Nature Reviews Molecular Cell Biology*, 17(7), 451-459. [DOI: 10.1038/nrm.2016.25]
14. Sender, R., Fuchs, S., & Milo, R. (2016). Revised estimates for the number of human and bacteria cells in the body. *PLoS Biology*, 14(8), e1002533. [DOI: 10.1371/journal.pbio.1002533]
15. Turnbaugh, P.J., et al. (2007). The human microbiome project. *Nature*, 449(7164), 804-810. [DOI: 10.1038/nature06244]
16. Bruynseels, K., Santoni de Sio, F., & van den Hoven, J. (2018). Digital twins in health care: ethical implications of an emerging engineering paradigm. *Frontiers in Genetics*, 9, 31. [DOI: 10.3389/fgene.2018.00031]
17. Rasheed, A., San, O., & Kvamsdal, T. (2020). Digital twin: Values, challenges and enablers from a modeling perspective. *IEEE Access*, 8, 21980-22012. [DOI: 10.1109/ACCESS.2020.2970143]
18. Divisato, G., Chiariello, A.M., Esposito, A., Zoppoli, P., Zambelli, F., Elia, M.A., Pesole, G., Incarnato, D., Passaro, F., Piscitelli, S., Oliviero, S., Nicodemi, M., Parisi, S., Russo, T. (2022). Hmga2 protein loss alters nuclear envelope and 3D chromatin structure. BMC Biol 20, 171. https://doi.org/10.1186/s12915-022-01375-3
19. Gaudreau-Lapierre, A., Klonisch, T., Nicolas, H., Thanasupawat, T., Trinkle-Mulcahy, L., Hombach Klonisch, S. (2023) Nuclear High Mobility Group A2 (HMGA2) Interactome Revealed by Biotin Proximity Labeling. Int J Mol Sci 24, 4246. https://doi.org/10.3390/ijms24044246
20. Siwek, W., Tehrani, S.S.H., Mata, J.F., Jansen, L.E.T. (2020) Activation of Clustered IFNγ Target Genes Drives Cohesin-Controlled Transcriptional https://doi.org/10.1016/j.molcel.2020.10.005 Memory. Mol Cell 80, 396-409.e6.

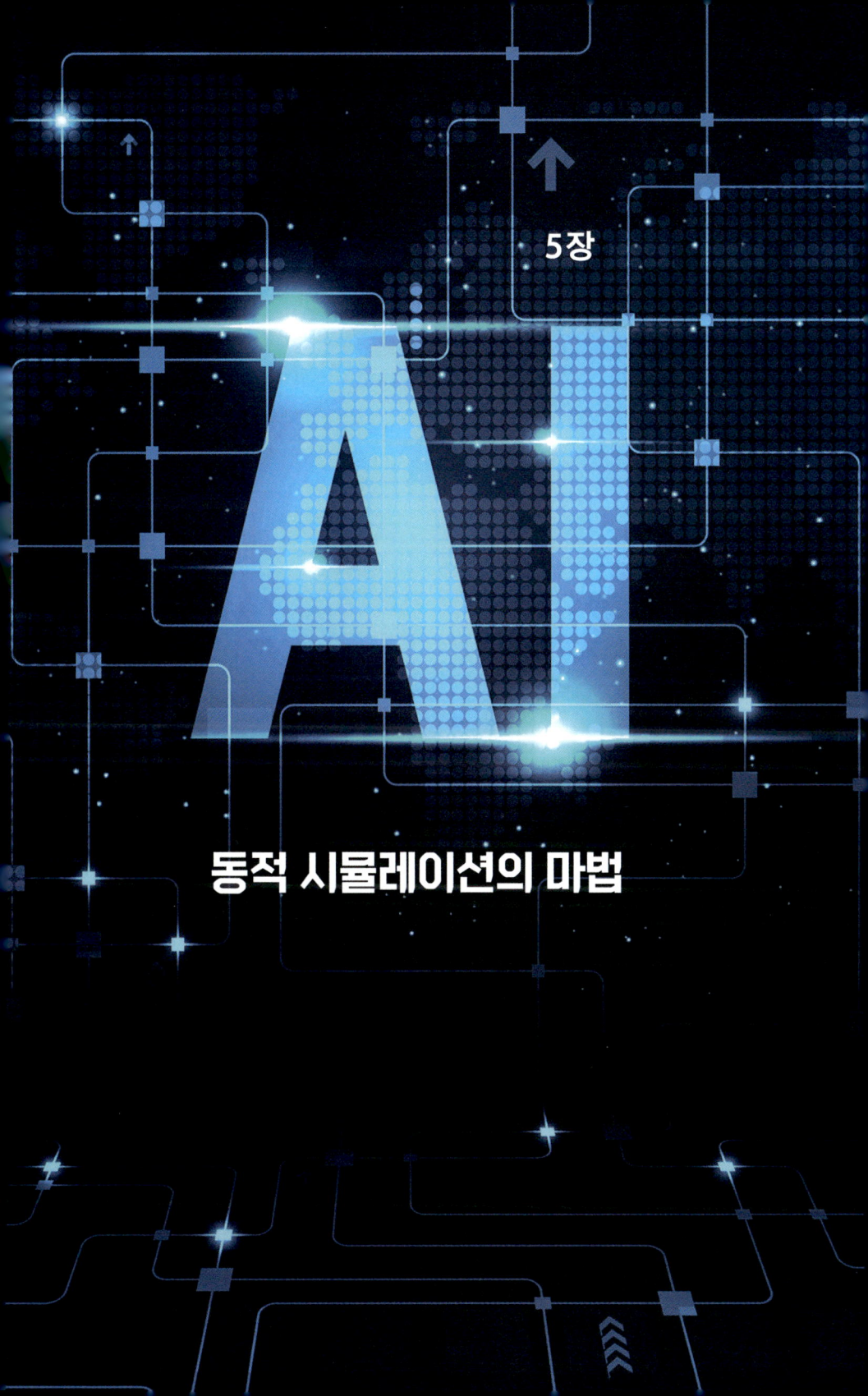

디지털 트윈 기술은 물리적 객체, 시스템, 또는 과정의 가상 표현을 생성하고, 이를 실시간 데이터와 시뮬레이션으로 연결하여 현실 세계의 상태를 모니터링하고 미래를 예측하며 최적화하는 혁신적인 패러다임을 제시한다. 이 기술은 제조 공정의 효율성 증대, 도시 인프라 관리 최적화, 재난 예측 및 대응 등 다양한 분야에서 이미 그 잠재력을 증명하고 있다. 특히, 개인 건강 관리 분야에서는 '나의 디지털 쌍둥이'(My Digital Twin) 개념이 급부상하며, 개인 맞춤형 건강관리를 실현하는 데 있어 핵심적인 기술로 자리매김하고 있다.

21세기 의료의 패러다임은 치료 중심에서 예방 중심으로, 일률적 치료에서 개인화된 정밀 의료로 급속히 전환되고 있다. 이러한 변화의 중심에는 개인의 생체 데이터를 실시간으로 수집하고 분석하여 개인만의 건강 프로파일을 구축하는 디지털 트윈 기술이 있다. 나의 디지털 쌍둥이는 단순한 건강 정보 저장소가 아니라, 끊임없이 진화하고 학습하며, 개인의 건강 상태를 실시간으로 반영하고 미래의 건강 변화를 예측하는 지능적 시스템이다.

이 장에서는 살아 움직이는 나의 디지털 쌍둥이가 어떻게 동적 시뮬레이션을 통해 개인의 건강 상태를 실시간으로 반영하고, 미래의 건강 변화를 예측하며, 궁극적으로 맞춤형 질병 관리를 가능하게 하는지에 대해 광범위하고 심도 있게 논의할 것이다. 우리는 이 기술이 가져올 혁신적인 변화와 그 과정에서 요구되는 기술적, 윤리적 고려 사항들을 함께 탐구할 것이다. 특히 웨어러블 기기의 급속한 발전, 비침습적 생체 센서 기술의 혁신, 그리고 인공지능 기반 예측 모델링의 진보가 어떻게 개인화된 건강 관리의 새로운 지평을 열고 있는지 살펴볼 것이다.

1. 실시간으로 변하는 나를 담는 웨어러블 기기와 센서

나의 디지털 쌍둥이는 고정된 정보의 집합체가 아니라, 실시간으로 변화하는 데이터를 끊임없이 수용하며 스스로를 업데이트하는 동적인 존재이다. 이러한 동적 특성은 웨어러블 기기와 다양한 생체 센서로부터 지속적으로 유입되는 막대한 양의 실시간 데이터에 의해 구현된다. 개인의 디지털 쌍둥이는 웨어러블 기기가 측정하는 심박수, 활동량, 수면 패턴, 혈당, 피부 온도, 혈중 산소포화도 등의 생체 데이터를 끊임없이 수신하고 통합하여, 현재 '나'의 건강 상태를 가장 정확하고 포괄적으로 반영하는 가상 모델을 유지한다.[1]

현대 웨어러블 기술의 발전은 개인 건강 모니터링의 패러다임을 근본적으로 변화시키고 있다. 과거에는 병원에서만 가능했던 정밀한 생체 신호 측정이 이제는 일상생활 속에서 지속적으로 이루어질 수 있게 되었다. 이는 단순한 데이터 수집을 넘어, 개인의 생리적 변화와 환경적 요인이 복합적으로 작용하여 건강에 미치는 영향을 심층적으로 분석하고 예측하는 기반이 된다.

스마트워치: 손목 위의 종합 건강 모니터링 센터

스마트워치는 현재 가장 보편화된 웨어러블 건강 기기로, 그 기능과 정확도가 날로 향상되고 있다. 최신 스마트워치들은 단순한 시계의 기능을 넘어서 종합적인 건강 모니터링 센터 역할을 수행한다. 광학 심박 센서(Photoplethysmography, PPG)를 이용하여 손목 모세혈관의 혈류량 변화를 감지함으로써 심박수를 실시간으로 측정하는 것은 기본이고, 이제는 심전도(ECG) 측정, 혈중 산소포화도 측정, 체온 모니터링, 스트레스 수준 평가 등 다양한 생체 신호를 정밀하게 측정할 수 있다[2].

애플 워치(Apple Watch)는 이 분야의 선도주자로, 2018년 Series 4부터 FDA 승인을 받은 심전도 기능을 탑재하여 부정맥 감지 기능을 제공하고 있다. 사용자가 30초간 디지털 크라운에 손가락을 대면, 단일 유도 심전도를 측정하여 심방세동과 같은 부정맥을 감지할 수 있다. 2020년에는 혈중 산소포화도 측정 기능이 추가되어 수면 중 호흡 장애나 고산지대에서의 산소 부족 상태 등을 모니터링할 수 있게 되었다[3].

삼성 갤럭시 워치(Galaxy Watch) 시리즈도 강력한 건강 모니터링 기능을 제공한다. 특히 삼성 헬스 앱과 연동하여 포괄적인 건강 데이터 관리가 가능하며, 최신 모델에서는 체성분 분석 기능까지 추가되어 골격근량, 체지방률, 체수분 등을 측정할 수 있다. 이는 생체전기 저항분석법(Bioelectrical Impedance Analysis, BIA) 기술을 활용한 것으로, 미세한 전류를 흘려보내 신체 조직의 전기 저항을 측정하여 체성분을 분석한다[4].

Fitbit과 Garmin 등의 전문 피트니스 브랜드들도 각각의 특화된 기능으로 주목받고 있다. Fitbit Sense는 피부 전도도 센서를 통해 스트레스 수준을 측정하고, 피부 온도 센서로 발열이나 생리 주기를 추적할 수 있다. Garmin의 고급 모델들은 Pulse Ox 센서, Body Battery 에너지 모니터링, 수면 점수 등 운동선수나 피트니스 애호가들을 위한 전문적인 기능들을 제공한다[5].

비침습적 혈당 측정: 혁신의 성배를 향한 도전

스마트워치 기술 발전에서 주목받는 분야 중 하나는 비침습적 혈당 측정 기술이다. 현재 당뇨병 환자들은 하루에 여러 번 손가락을 찔러 혈액을 채취해야 하는 불편함과 고통을 감수해야 한다. 연속 혈당 측정기(CGM)가 등장했지만, 여전히 피하에 센서를 삽입해야 하는 침습적 방법이다. 이러한 한계를 극복하기 위해 전 세계 기술 기업들이 비침습적 혈당 측정 기술 개발에 막대한 투자를 하고 있다[6].

애플(Apple)은 2010년대 초반부터 비침습적 혈당 측정 기술 개발에 매진해왔다. 애플의 접근 방식은 주로 광학 기반 기술에 집중되어 있으며, 근적외선 분광법(Near-Infrared Spectroscopy)과 라만 분광법(Raman Spectroscopy)을 활용한 연구를 진행하고 있다. 애플은 이를 위해 Rockley Photonics와 같은 전문 업체와 파트너십을 맺고 있으며, 실리콘 포토닉스 기술을 활용한 소형화된 분광계 개발에 주력하고 있다. 애플 워치에 탑재될 이 기술은 피부 아래 조직액의 포도당 농도를 빛의 흡수 패턴을 통해 측정하는 방식이다[7].

삼성(Samsung)은 라만 분광법 기반의 혈당 측정 기술 개발에 집중하고 있다. 삼성전자와 삼성종합기술원은 MIT와 공동으로 라만 분광법을 이용한 비침습적 혈당 측정 연구를 진행하고 있으며, 이 기술은 레이저 빛을 피부에 조사했을 때 포도당 분자에서 산란되는 빛의 주파수 변화를 분석하여 혈당을 측정한다. 삼성은 갤럭시 워치 시리즈에 이 기술을 적용하기 위해 센서의 소형화와 정확도 향상에 노력하고 있다[8].

구글(Google)의 모회사인 알파벳(Alphabet)은 Verily Life Sciences를 통해 스마트 콘택트렌즈를 이용한 혈당 측정 기술을 연구했으나, 기술적 한계로 프로젝트를 중단했다. 그러나 구글은 여전히 다양한 접근 방식으로 비침습적 혈당 측정 기술 개발을 지속하고 있으며, 특히 기계학습과 인공지능을 활용한 혈당 예측 모델 개발에 주력하고 있다[9].

Dexcom과 **Abbott** 같은 당뇨병 관리 전문 기업들도 비침습적 기술 개발에 참여하고 있다. Dexcom은 기존 CGM 기술의 정확도를 높이면서 동시에 비침습적 방법으로의 전환을 모색하고 있으며,

Abbott은 FreeStyle Libre 시리즈의 성공을 바탕으로 차세대 비침습적 기술 개발에 투자하고 있다[10].

이러한 기술들이 직면한 주요 도전 과제는 정확도와 안정성이다. 혈당 수치는 생명과 직결되는 중요한 지표이므로, 의료기기 수준의 정확도가 요구된다. 현재까지 개발된 비침습적 방법들은 피부 온도, 습도, 움직임, 혈류량 변화 및 피하지방의 두께 등 다양한 외부 요인에 의해 영향을 받아 일관된 정확도를 유지하기 어려운 상황이다. 하지만 인공지능과 기계학습 기술의 발전으로 이러한 노이즈를 제거하고 정확도를 높이는 방법들이 지속적으로 개발되고 있다[11].

고급 센서 기술의 통합

최신 스마트워치들은 점점 더 많은 센서를 통합하여 종합적인 건강 모니터링을 가능하게 하고 있다. 3축 또는 6축 가속도계와 자이로스코프는 사용자의 움직임, 보행 패턴, 자세 변화 등을 정밀하게 감지하여 일일 활동량, 운동 강도, 소모 칼로리 등을 추정한다. 이러한 데이터는 사용자가 얼마나 활동적인지, 신체 활동 수준이 권장량을 충족하는지 등을 평가하는 데 활용될 뿐만 아니라, 장기적으로 심혈관 건강 지표와 연관성을 분석하는 중요한 자료가 된다[12].

환경 센서의 통합도 주목할 만한 발전이다. 일부 스마트워치는 자외선 센서, 기압계, 고도계 등을 탑재하여 사용자의 환경적 노출을 모니터링한다. 자외선 센서는 피부암 예방을 위한 자외선 노출량 관리에 도움을 주고, 기압계는 날씨 변화가 건강에 미치는 영향을 분석하는 데 활용된다. 특히 편두통이나 관절염 환자들에게는 기압 변화 정보가 증상 예측에 중요한 역할을 할 수 있다[13].

수면 모니터링은 웨어러블 기기의 핵심 기능 중 하나로 자리잡았다. 움직임 센서와 심박수 변화 데이터를 복합적으로 분석하여 사용자의 수면 주기(렘수면, 비렘수면 1~3단계)를 추정하고, 수면 중 깨어있는 시간, 총 수면 시간, 수면 효율성 등을 계산한다. 특정 스마트워치는 혈중 산소포화도(SpO_2)를 측정하는 센서를 탑재하여 수면 중 호흡 패턴의 이상 징후를 감지함으로써 수면 무호흡증과 같은 수면 관련 장애를 조기에 인지하는 데 도움을 줄 수 있다[14].

2. 손가락 위 작은 비서, 스마트 링의 활약

최근 웨어러블 기술 시장에서 스마트 링은 그 독특한 착용 방식과 뛰어난 성능으로 인해 큰 주목을 받고 있다. 기존 스마트워치가 손목에 착용되어 활동 시 다소 거추장스럽거나, 수면 중에는 착용을 꺼리는 경우가 많은 반면, 스마트 링은 손가락에 착용되어 훨씬 자연스럽고 지속적인 측정이 가능하다는 압도적인 장점을 가진다. 특히, 이러한 편안함은 수면 중 모니터링에 최적화되어 사용자의 수면 패턴, 호흡 패턴, 심박수, 산소포화도 등 다양한 생체 정보를 손쉽고 지속적으로 측정하는 데 매우 효과적이다[15].

스마트 링의 기술적 혁신

스마트 링은 미니멀한 디자인 내부에 고도로 집적된 다양한 센서 기술을 탑재하고 있다. 주요 센서로는 광용적맥파(Photoplethysmography, PPG) 센서가 있다. 이 센서는 LED 광원을 이용하여 손가락 피부 아래 혈관의 혈류량 변화를 감지하고, 이를 통해 심박수를 실시간으로 측정한다. 단순히 심박수 측정에 그치지 않고, 측정된 심박수 데이터의 미세한 변화를 분석하여 심박수 변동성(Heart Rate Variability, HRV)을 산출한다[16].

HRV는 자율 신경계의 활성도를 나타내는 중요한 지표로, 스트레스 수준, 피로도, 회복 상태 등을 평가하는 데 활용된다. 높은 HRV는 일반적으로 좋은 건강 상태와 스트레스에 대한 회복 탄력성을 의미하며, 낮은 HRV는 만성 스트레스나 과로 상태를 시사할 수 있다. 디지털 트윈은 이 HRV 데이터를 분석하여 사용자의 심리적, 신체적 스트레스 수준을 파악하고, 필요에 따라 휴식이나 이완 활동을 권고할 수 있다[17].

Oura Ring은 스마트 링 시장의 선두 주자로, 3세대 모델에서는 더욱 정교한 센서와 알고리즘을 도입했다. 최신 Oura Ring은 7개의 온도 센서를 탑재하여 체온 변화를 정밀하게 모니터링할 수 있으며, 이는 질병 조기 감지나 여성의 생리 주기 추적에 활용된다. 또한 향상된 PPG 센서로 혈중 산소포화도까지 측정할 수 있어 수면 중 호흡 장애 감지 능력이 크게 향상되었다[18].

삼성도 Galaxy Ring을 통해 스마트 링 시장에 진입했다. 삼성의 Galaxy Ring은 기존 Galaxy Watch와의 연동을 통해 더욱 포괄적인 건강 모니터링 생태계를 구축하고 있다. 특히 삼성 헬스 플랫폼과의 완벽한 통합을 통해 스마트워치와 스마트 링에서 수집된 데이터를 종합 분석하여 더욱 정확한 건강 인사이트를 제공한다[19].

수면 및 회복 모니터링의 혁신

스마트 링의 큰 강점 중 하나는 수면 모니터링의 정확도이다. 손가락은 심박수와 체온 변화를 감지하기에 이상적인 위치 중 하나이며, 수면 중에도 거의 움직이지 않아 안정적인 측정이 가능하다. 스마트 링은 이러한 장점을 활용하여 수면 단계를 정확하게 분류하고, 수면의 질을 종합적으로 평가한다[20].

Oura Ring의 수면 분석 알고리즘은 심박수, 심박수 변동성, 체온, 움직임 등 다양한 생체 신호를 종합하여 얕은 수면, 깊은 수면, REM 수면을 구분한다. 또한 수면 효율성, 수면 잠복기, 중도 각성 횟수 등을 정확하게 측정하여 사용자에게 수면 점수로 제공한다. 이 수면 점수는 단순히 수면 시간만을 고려하는 것이 아니라, 수면의 질적 측면을 종합적으로 평가한 지표이다[21].

특히 주목할 만한 기능은 회복 지수(Recovery Index) 측정이다. 스마트 링은 전날 밤 수면의 질, HRV, 안정 시 심박수, 체온 변화 등을 종합하여 다음 날의 컨디션과 운동 권장 강도를 예측한다. 이는 운동선수나 피트니스 애호가들에게 매우 유용한 기능으로, 과훈련을 방지하고 최적의 운동 계획을 수립하는 데 도움을 준다[22].

스마트 링과 연속 혈당 측정기의 통합

혁신적인 기술 발전 중 하나는 스마트 링과 연속 혈당 측정기(CGM)의 데이터 통합이다. 당뇨병 환자들에게 있어 혈당 관리는 생명과 직결되는 중요한 문제이지만, 기존 CGM은 혈당 데이터만 제공할 뿐 다른 생체 신호와의 연관성을 파악하기 어려웠다. 스마트링의 등장으로 혈당 데이터와 수면, 스트레스, 활동량 등의 데이터를 통합 분석할 수 있게 되었다[23].

예를 들어, Dexcom G7 CGM과 Oura Ring의 데이터를 통합하면, 수면의 질이 다음 날 혈당 조절에 미치는 영향을 정확히 파악할 수 있다. 수면 부족이나 수면의 질 저하가 인슐린 저항성을 증가시켜 혈당 조절을 어렵게 만든다는 것은 잘 알려진 사실이지만, 스마트링을 통해 이러한 관계를 개인화된 데이터로 확인할 수 있게 되었다. 또한 스트레스 수준(HRV를 통해 측정)이 혈당 변동에 미치는 영향도 실시간으로 모니터링할 수 있다[24].

이러한 데이터 통합은 나의 디지털 쌍둥이가 더욱 정확한 혈당 예측과 관리 권고를 제공할 수 있게 한다. 예를 들어, "어젯밤 수면의 질이 좋지 않았고 스트레스 수준이 높으므로, 오늘은 평소보다 혈당이 높을 가능성이 있습니다. 탄수화물 섭취를 조절하고 가벼운 운동을 하시기 바랍니다"와 같은 맞춤형 조언을 제공할 수 있다[25].

3. 미래를 미리 살아보는 가상 개입 시뮬레이션

나의 디지털 쌍둥이가 제공하는 가장 혁신적이고 매력적인 기능 중 하나는 바로 가상 개입 시뮬레이션을 통해 미래의 건강 상태를 예측하고, 특정 행동이나 치료가 어떤 결과를 가져올지 미리 시뮬레이선할 수 있다는 점이다. 이는 사용자가 "만약 내가 매일 30분씩 걷는다면 내 혈당 수치는 어떻게 변할까?", "특정 만성 질환에 대해 어떤 약을 먹어야 부작용 없이 최대의 효과를 볼 수 있을까?", "어떤 식단 조절이 체중 감량에 가장 효과적일까?"와 같은 실질적인 질문에 대한 답을 디지털 트윈을 통해 미리 확인하고, 이를 기반으로 최적의 건강 관리 전략을 수립하는 데 결정적인 도움을 준다[26].

개인화된 생체 모델링의 과학

가상 개입 시뮬레이션은 개인의 디지털 트윈에 축적된 방대한 건강 데이터와 복잡한 생체 모델을 기반으로 한다. 이 모델은 개인의 유전체 정보(Genomic data), 장기적인 생활 습관 데이터(Lifestyle data), 과거 의료 기록(Medical records), 그리고 웨어러블 기기에서 실시간으로 유입되는 생체 데이터를 통합하여 개인의 고유한 생리적 특성과 질병 위험도를 반영하는 정교한 가상 환경을 구축한다[27].

현대 시스템 생물학과 계산 생물학의 발전으로 인체의 복잡한 생리학적 과정을 수학적 모델로 표현하는 것이 가능해졌다. 이러한 모델들은 단순한 선형 관계가 아니라 비선형적이고 동적인 상호작용을 포함하며, 개인의 유전적 변이, 대사 특성, 면역 반응 패턴 등을 반영한다. 예를 들어, 포도당-인슐린 조절 시스템은 Bergman minimal model, HOMA model, 또는 더 복잡한 physiologically based pharmacokinetic(PBPK) 모델로 표현될 수 있다[28].

다층적 시뮬레이션 프로세스

시뮬레이션 과정은 다음과 같은 체계적인 단계를 거쳐 진행된다:

1단계: 개인 맞춤형 생체 모델 구축 및 정교화 먼저, 사용자의 과거 건강 데이터, 유전 정보(단일 염기 다형성, 유전자 발현 패턴 등), 생활 습관 데이터(식단, 운동량, 수면, 스트레스 수준), 그리고 의료 기록(진단명, 약물 복용 이력, 검사 결과) 등을 종합하여 개인의 생체 반응을 예측할 수 있는 정교한 디지털 트윈 모델을 구축한다. 이 모델은 각 개인의 독특한 생리적 특성, 대사 경로, 약물 반응성, 그리고 질병에 대한 취약성을 반영하도록 지속적으로 학습하고 정교화된다[29].

2단계: 가상 시나리오 설정 사용자가 궁금해하는 질문, 즉 특정 생활 습관 변화(예: 매일 30분 규칙적인 유산소 운동 추가, 저탄수화물 식단 전환, 수면 시간 1시간 연장), 특정 약물 복용(예: 고혈압 약물 종류 변경, 용량 조절), 특정 치료법 적용(예: 물리 치료 횟수 증가, 새로운 치료 기법 도입)과 같은 다양한 가상 개입 시나리오를 설정한다. 사용자는 이 시나리오를 직접 입력하거나, 디지털 트윈이 제안하는 다양한 시나리오 중에서 선택할 수 있다[30].

3단계: 시뮬레이션 실행 및 예측 설정된 가상 시나리오를 개인의 디지털 트윈 모델에 적용하여, 해당 시나리오가 개인의 건강에 미칠 영향을 예측한다. 이 과정에서 수학적 모델링, 통계적 예측, 머신러닝 알고리즘 등이 복합적으로 활용된다. 예를 들어, '매일 30분 걷기' 시나리오를 적용하면, 디지털 트윈은 예상되는 칼로리 소모량, 체중 변화, 혈당 수치 개선(특히 식후 혈당), 혈압 감소, 심박수 안정화, 그리고 장기적으로 심혈관 질환 위험도 변화 등을 시뮬레이션하여 보여준다[31].

고급 약물 반응 시뮬레이션

약물 반응 시뮬레이션은 특히 중요한 응용 분야 중 하나이다. 같은 약물이라도 사람마다 유전적 배경, 간 및 신장 기능, 기존 복용 약물 간의 상호작용 등에 따라 효과와 부작용이 천차만별로 나타날 수 있다. 나의 디지털 쌍둥이는 개인의 약물 유전체 정보(Pharmacogenomics), 간 및 신장 효소 활성도, 기존 복용 약물 목록, 알레르기 이력 등을 통합하여 특정 약물이 개인에게 미칠 영향을 미리 시뮬레이션한다[32].

최신 PBPK(Physiologically Based Pharmacokinetic) 모델을 활용한 약물 시뮬레이션은 약물의 흡수, 분포, 대사, 배설(ADME) 과정을 개인의 생리학적 특성에 맞게 정밀하게 모델링한다. 예를 들어, CYP2D6 유전자 변이를 가진 개인의 경우 특정 약물의 대사 속도가 현저히 느려져 일반적인 용량으로도 독성 효과가 나타날 수 있다. 디지털 트윈은 이러한 유전적 특성을 고려하여 개인에게 최적화된 용량과 투약 간격을 제안할 수 있다[33].

생활 습관 개입 시뮬레이션

생활 습관 개입 시뮬레이션은 사용자가 일상에서 실천할 수 있는 다양한 건강 관리 방법들의 효과를 미리 확인할 수 있게 해준다. 이는 단순한 칼로리 계산을 넘어서 개인의 대사 특성, 유전적 소인, 현재 건강 상태 등을 종합적으로 고려한 정밀한 예측을 제공한다[34].

운동 개입 시뮬레이션에서는 개인의 현재 체력 수준, 심혈관 건강 상태, 근육량, 대사 효율성 등을 바탕으로 특정 운동 프로그램의 효과를 예측한다. 예를 들어, 주 5회 30분간의 중등도 유산소 운동을 시작할 경우, 개인의 기초 대사율, 심혈관 적응 능력, 인슐린 감수성 개선 정도 등을 고려하여 3개월 후 예상되는 체중 감소, 혈압 개선, 혈당 조절 향상 등을 구체적인 수치로 제시한다[35].

식단 개입 시뮬레이션은 더욱 복잡한 모델링을 요구한다. 개인의 대사 유전자 변이(예: FTO, MC4R 등), 장내 미생물 구성, 인슐린 저항성 정도, 지질 대사 능력 등을 종합하여 특정 식단 변화가 미칠 영향을 예측한다. 예를 들어, 저탄수화물 고지방(LCHF) 식단으로 전환할 경우, 개인의 지질 대사 유전자 변이에 따라 LDL 콜레스테롤 수치가 개선될 수도 있고 악화될 수도 있다. 디지털 트윈은 이러한 개인차를 고려하여 최적의 매크로뉴트리언트 비율을 제안한다[36].

정밀 수면 최적화 시뮬레이션

수면은 건강에 미치는 영향이 매우 크지만, 개인차가 큰 영역이다. 나의 디지털 쌍둥이는 개인의 크로노타입(아침형/저녁형 인간), 수면 관련 유전자 변이, 현재 수면 패턴, 스트레스 수준 등을 종합하여 최적의 수면 전략을 시뮬레이션한다[37].

예를 들어, CLOCK 유전자 변이를 가진 개인은 자연적으로 늦잠형 패턴을 보이는 경향이 있다. 이런 사람이 강제로 이른 시간에 잠

자리에 드는 것은 오히려 수면의 질을 떨어뜨릴 수 있다. 디지털 트윈은 이러한 유전적 특성과 현재 생활 패턴을 고려하여 점진적인 수면 시간 조정 계획을 제시하고, 각 단계별로 예상되는 수면의 질 변화, 다음 날 컨디션 개선 정도 등을 시뮬레이션한다[38].

통합적 건강 최적화 시뮬레이션

가장 고도화된 형태의 시뮬레이션은 운동, 식단, 수면, 스트레스 관리 등 여러 요인을 동시에 고려한 통합적 건강 최적화 시뮬레이션이다. 실제 생활에서는 이러한 요인들이 독립적으로 작용하지 않고 복잡하게 상호작용하기 때문에, 단일 요인만을 고려한 예측은 현실성이 떨어질 수 있다[39].

예를 들어, 체중 감량을 목표로 하는 사용자에게 디지털 트윈은 다음과 같은 통합적 시나리오를 시뮬레이션할 수 있다: "주 4회 45분간의 복합 운동 + 지중해식 식단 + 수면 시간 7.5시간으로 조정 + 주 2회 명상"의 조합이 개인에게 미칠 영향을 6개월에 걸쳐 예측한다. 이때 각 요인이 다른 요인에 미치는 영향(예: 운동이 수면의 질에 미치는 긍정적 효과, 충분한 수면이 식욕 조절 호르몬에 미치는 영향 등)까지 고려하여 더욱 정확한 예측을 제공한다[40].

4. 질병 서브타이핑

오랜 기간 동안 의학 분야에서는 질병을 특정 증상 집합, 병리학적 소견, 또는 해부학적 위치를 기반으로 분류해왔다. 그러나 이러한 전통적인 접근 방식은 같은 질병이라도 사람마다 다른 특성과 진행 양상을 보이며, 이에 따라 치료 반응 또한 상이하다는 현실적인 한계에 직면하게 되었다. 어떤 환자에게는 매우 효과적인 약물이 다른 환자에게는 전혀 효과가 없거나 심각한 부작용을 유발하는 경우가 비일비재하다. 이러한 한계를 극복하고 진정한 개인 맞춤형 정밀 의료(Precision Medicine)를 실현하기 위해 질병 서브타이핑(Disease Subtyping)의 개념이 의학 연구와 임상 현장에서 매우 중요하게 부상하고 있다[41].

다중 오믹스 데이터의 통합적 활용

질병 서브타이핑은 다중 오믹스 데이터(Multi-omics data)를 비롯한 광범위한 생체 정보를 활용하여 같은 질병 내에서도 개인에게 특화된 '나만의 질병 유형(Subtype)'을 찾아내어, 훨씬 더 정확한 예측과 효과적인 치료를 가능하게 하는 과정이다. 다중 오믹스 데이터는 생체 내에서 일어나는 복잡한 생물학적 과정을 다양한 수준에서 통합적으로 분석하는 것을 의미한다[42].

현대 분자생물학의 발전으로 우리는 이제 질병을 단순히 증상이나 해부학적 변화로만 이해하는 것이 아니라, 유전자 수준에서 대사 수준까지의 분자적 변화를 종합적으로 파악할 수 있게 되었다. 이러한 다층적 정보는 다음과 같다:

유전체(Genomics) 데이터: 개인의 DNA 염기 서열 전체를 분석하여 특정 유전자의 변이(SNP, Indel, 구조적 변이)가 질병 발생 위험, 질병 감수성, 약물 대사 및 반응에 미치는 영향을 규명한다. 최근에는 전체 게놈 시퀀싱(Whole Genome Sequencing, WGS) 비용이 급격히 감소하여 개인 단위의 유전체 분석이 일반화되고 있다[43].

전사체(Transcriptomics) 데이터: 단일세포 RNA 시퀀싱(scRNA-seq) 기술의 발전으로 질병 상태에서 개별 세포 유형별로 어떤 유전자가 활성화되거나 억제되는지를 정밀하게 파악할 수 있게 되었다. 이는 질병의 분자적 메커니즘을 이해하고 새로운 치료 타겟을 발굴하는 데 중요한 정보를 제공한다[44].

단백체(Proteomics) 데이터: 질량분석법의 정밀도 향상으로 혈액, 소변, 조직 등에서 수천 개의 단백질을 동시에 정량 분석할 수 있게 되었다. 단백질은 실제 생체 기능을 수행하는 최종 산물이므로, 질병의 생물학적 메커니즘을 가장 직접적으로 반영한다[45].

대사체(Metabolomics) 데이터: 세포 대사의 최종 산물인 저분자 화합물들을 분석하여 질병 상태에서의 대사 경로 변화를 파악한다. 대사체는 유전적 요인과 환경적 요인의 영향을 모두 받으므로 개인의 전체적인 건강 상태를 반영하는 지표로 활용된다[46].

후성유전체(Epigenomics) 데이터: DNA 메틸화, 히스톤 변형 등 유전자 발현을 조절하는 후성유전학적 변화를 분석한다. 이는 환경적 요인이 유전자 발현에 미치는 영향을 이해하고, 질병의 발생 및 진행 과정을 설명하는 데 중요한 역할을 한다[47].

미생물체(Microbiomics) 데이터: 인체에 서식하는 미생물 군집의 구성과 기능을 분석하여 질병과의 연관성을 파악한다. 특히 장내 미생물은 면역, 대사, 신경 질환 등과 밀접한 관련이 있음이 밝혀지고 있다[48].

당뇨병 서브타이핑의 혁신적 사례

당뇨병은 질병 서브타이핑의 중요성을 보여주는 대표적인 예이다. 기존에는 주로 1형과 2형 당뇨병으로 크게 분류했지만, 스웨덴 룬드대학교 연구팀이 수행한 획기적인 연구에서는 당뇨병을 5가지 서브타입으로 세분화했다: ① 심한 자가면역성 당뇨병(SAID), ② 심한 인슐린 결핍 당뇨병(SIDD), ③ 심한 인슐린 저항성 당뇨병(SIRD), ④ 경증 비만 관련 당뇨병(MOD), ⑤ 경증 나이 관련 당뇨병(MARD)[49].

이러한 서브타이핑은 단순히 학술적 분류를 넘어서 실질적인 임상적 의미를 갖는다. 예를 들어, SIRD 그룹은 인슐린 저항성이 주된 문제이므로 메트포르민과 같은 인슐린 감수성 개선 약물에 잘 반응하는 반면, SIDD 그룹은 인슐린 분비 기능이 심각하게 저하되어 있어 조기에 인슐린 치료가 필요하다. 또한 SIRD 그룹은 당뇨병성 신장병 위험이 높고, MOD 그룹은 당뇨병성 지방간 위험이 높다는 것이 밝혀졌다[50].

암 서브타이핑과 정밀 치료

암 분야에서 서브타이핑은 이미 임상 현장에서 광범위하게 활용되고 있다. 유방암의 경우 에스트로겐 수용체(ER), 프로게스테론 수용체(PR), HER2 발현 여부에 따라 다른 치료 전략을 적용한다. 더 나아가 최근에는 PAM50 유전자 발현 프로파일을 기반으로 한 분자적 서브타입(Luminal A, Luminal B, HER2-enriched, Basal-like) 분류가 예후 예측과 치료 선택에 중요한 역할을 하고 있다[51].

폐암에서는 EGFR, ALK, ROS1, KRAS 등의 유전자 변이에 따라 표적 치료제를 선택한다. EGFR 변이가 있는 환자에게는 erlotinib이나 gefitinib과 같은 EGFR 억제제가 효과적이며, ALK 재배열이 있는 환자에게는 crizotinib이나 alectinib이 우선 선택된다. 이러한 정밀 의료 접근법으로 폐암 환자의 생존율이 크게 향상되었다[52].

인공지능 기반 서브타이핑 알고리즘

나의 디지털 쌍둥이는 최신 인공지능과 머신러닝 기술을 활용하여 개인의 질병 서브타입을 식별한다. 이 과정에서 사용되는 주요 알고리즘들은 다음과 같다.

비지도 학습(Unsupervised Learning): 클러스터링 알고리즘(K-means, hierarchical clustering, DBSCAN 등)을 사용하여 다중 오믹스 데이터에서 자연스럽게 형성되는 환자 그룹을 발견한다. 이는 기존에 알려지지 않은 새로운 질병 서브타입을 발굴하는 데 유용하다[53].

딥러닝 기반 차원 축소: 오토인코더(Autoencoder)나 변분 오토인코더(Variational Autoencoder)를 사용하여 고차원의 오믹스 데이터를 저차원 잠재 공간으로 압축한다. 이 잠재 공간에서의 환자 위치는 질병의 분자적 특성을 반영하며, 유사한 위치의 환자들은 비슷한 치료 반응을 보일 가능성이 높다[54].

그래프 신경망(Graph Neural Networks): 단백질 상호작용 네트워크, 유전자 조절 네트워크 등의 생물학적 네트워크 정보를 활용하여 질병 관련 경로를 식별하고 서브타입을 분류한다. 이는 생물학적으로 의미 있는 서브타이핑을 가능하게 한다[55].

서브타이핑 기반 치료 전략 최적화

질병 서브타이핑의 궁극적인 목표는 개인에게 최적화된 치료 전략을 제공하는 것이다. 나의 디지털 쌍둥이는 개인의 서브타입을 식별한 후, 해당 서브타입에 가장 효과적인 치료법을 제안한다[56].

약물 선택 최적화: 동일한 서브타입의 환자들이 특정 약물에 대해 보이는 반응 패턴을 분석하여, 새로운 환자에게 가장 효과적이고 부작용이 적은 약물을 예측한다. 이는 약물 반응 예측(Drug Response Prediction) 모델을 통해 구현된다[57].

치료 순서 최적화: 여러 치료법이 가능한 경우, 개인의 서브타입에 따라 최적의 치료 순서를 결정한다. 예를 들어, 특정 암 서브타입에서는 수술 전 항암화학요법이 효과적일 수 있지만, 다른 서브타입에서는 수술 후 방사선 치료가 더 나은 결과를 보일 수 있다[58].

모니터링 전략 개인화: 서브타입에 따라 질병 진행 속도나 재발 위험이 다르므로, 이에 맞는 개인화된 모니터링 계획을 수립한다. 고위험 서브타입의 경우 더 자주 검사를 받도록 하고, 저위험 서브타입의 경우 불필요한 검사를 줄여 의료비 부담을 낮춘다[59].

5. 살아 움직이는 나의 디지털 쌍둥이

지금까지 우리는 살아 움직이는 나의 디지털 쌍둥이가 어떻게 개인 건강 관리에 혁명적인 변화를 가져오고 있는지에 대해 심도 있게 탐구하였다. 웨어러블 기기와 센서에서 유입되는 방대한 실시간 데이터, 스마트워치와 스마트 링의 혁신적인 기술 발전, 그리고 가상 개입 시뮬레이션 및 질병 서브타이핑이라는 첨단 분석 기법은 나의 디지털 쌍둥이가 단순한 건강 정보의 집합체가 아니라, 끊임없이 업데이트되고 학습하며, 미래의 건강 상태를 예측하고 최적의 건강 관리 전략을 제시하는 지능적인 파트너임을 분명히 보여준다.

실시간 데이터 생태계의 구축

현대 웨어러블 기술의 발전은 개인 건강 모니터링의 정확도와 편의성을 동시에 향상시키고 있다. 스마트워치는 이제 단순한 피트니스 트래커를 넘어서 의료기기 수준의 정밀도로 생체 신호를 측정할 수 있다. 특히 비침습적 혈당 측정 기술의 개발은 당뇨병 환자들에게 새로운 희망을 제시하고 있다. 애플, 삼성, 구글 등 글로벌 기술 기업들의 지속적인 투자와 연구개발 노력은 이 기술의 상용화를 점점 더 현실적인 목표로 만들고 있다[60].

스마트 링의 등장은 웨어러블 기술의 새로운 가능성을 보여준다. 24시간 착용 가능한 편안함과 정확한 수면 및 회복 모니터링 기능은 기존 스마트워치의 한계를 보완한다. 특히 CGM과의 데이터 통합을 통해 혈당 관리에 영향을 미치는 다양한 생활 요인들을 종합적으로 분석할 수 있게 되었다. 이는 당뇨병 관리의 패러다임을 단순한 혈당 수치 모니터링에서 총체적인 생활 습관 관리로 전환시키고 있다[61].

예측적 개입의 실현

가상 개입 시뮬레이션은 건강 관리를 반응적(reactive)에서 예측적(predictive)으로 전환시키는 핵심 기술이다. 개인의 생체 모델을 기반으로 한 정밀한 시뮬레이션은 사용자가 건강 목표 달성을 위한 최적의 경로를 탐색할 수 있게 해준다. 이는 불필요한 시행착오를 줄이고, 잠재적 위험을 미리 파악하여 예방하는 데 중요한 역할을 한다[62].

특히 약물 반응 시뮬레이션은 개인화된 정밀 의료의 핵심 요소이다. 개인의 유전적 특성, 대사 능력, 기존 질환 등을 종합적으로 고려한 약물 선택과 용량 결정은 치료 효과를 극대화하고 부작용을 최소화할 수 있다. 이는 의료 오류를 줄이고 환자 안전을 향상시키는 데 크게 기여할 것이다[63].

정밀 의료의 새로운 차원

질병 서브타이핑은 정밀 의료의 궁극적인 목표인 '올바른 환자에게, 올바른 시점에, 올바른 치료를' 실현하는 핵심 기술이다. 다중 오믹스 데이터의 통합 분석을 통해 동일한 진단명 하에서도 개인의 고유한 질병 특성을 파악할 수 있게 되었다. 이는 치료 반응 예측의 정확도를 크게 향상시키고, 불필요한 치료를 줄이며, 치료 저항성을 조기에 예측할 수 있게 한다[64].

인공지능과 머신러닝 기술의 발전은 이러한 서브타이핑을 더욱 정교하고 동적으로 만들고 있다. 단순히 질병 발생 시점에서의 일회성 분류가 아니라, 질병의 진행과 치료 반응에 따라 지속적으로 업데이트되는 동적 서브타이핑이 가능해지고 있다. 이는 치료 과정 전반에 걸쳐 최적화된 개인화 치료를 제공할 수 있게 한다[65].

통합적 건강 생태계의 구현

나의 디지털 쌍둥이는 단순히 개별 기술들의 집합이 아니라, 이들이 유기적으로 연결된 통합적 건강 생태계를 구현한다. 웨어러블 기기에서 수집된 실시간 데이터, 의료 기관의 진료 기록, 유전체 정보, 생활 습관 데이터 등이 모두 하나의 플랫폼에서 통합 분석된다. 이는 개인의 건강 상태에 대한 360도 전방위적 시각을 제공하며, 어떤 단일 접근법으로도 얻을 수 없는 통찰을 제공한다[66].

이러한 통합적 접근법은 질병 예방, 조기 진단, 치료 최적화, 재활 관리 등 건강 관리의 모든 단계에서 혁신을 가져온다. 예를 들어, 웨어러블 기기에서 감지된 미세한 생체 신호 변화가 질병의 초기 징후일 수 있으며, 이를 조기에 포착하여 예방적 개입을 시행할 수 있다. 또한 치료 과정에서도 실시간 모니터링을 통해 치료 반응을 즉시 평가하고 필요에 따라 치료 계획을 조정할 수 있다[67]. 또한 이러한 통합적 접근법은 환자에게 치료 후의 예후 평가에도 활용되어 건강 회복과 안전에 대한 신뢰를 가지게 하여 미래의 불안감을 불식할 수 있다.

미래 의료 시스템의 변화

나의 디지털 쌍둥이는 의료 시스템 전체의 패러다임 변화를 주도하고 있다. 기존의 병원 중심, 의사 중심의 의료 시스템에서 환자 중심, 예방 중심의 시스템으로의 전환이 가속화되고 있다. 환자는 더 이상 수동적인 치료 대상이 아니라, 자신의 건강을 주도적으로 관리하는 능동적 참여자가 되고 있다[68].

이러한 변화는 의료 비용 절감에도 큰 기여를 할 것으로 예상된다. 질병의 조기 발견과 예방을 통해 고비용의 응급 치료나 중증 질환 치료 필요성을 줄일 수 있다. 또한 개인화된 치료를 통해 치료 실패나 부작용으로 인한 추가 비용을 최소화할 수 있다. 예측에 따르면, 정밀 의료와 예방 중심 건강 관리의 확산으로 전체 의료비의 20~30% 절감이 가능할 것으로 전망된다[69].

도전 과제와 미래 전망

하지만 이러한 혁신적 기술의 구현에는 여전히 해결해야 할 과제들이 있다. 데이터 프라이버시와 보안, 의료기기 규제, 의료진 교육, 건강 불평등 문제 등이 대표적이다. 특히 개인의 민감한 건강 정보를 다루는 만큼, 강력한 데이터 보호 체계와 윤리적 가이드라인이 필요하다[70].

또한 기술의 접근성과 공평성도 중요한 고려 사항이다. 고가의 웨어러블 기기와 개인화된 분석 서비스가 경제적 여건이 좋은 사람들에게만 제한된다면, 건강 불평등이 오히려 심화될 수 있다. 따라서 기술의 민주화와 보편적 접근성 확보가 중요한 과제이다[71].

그럼에도 불구하고 나의 디지털 쌍둥이가 가져올 변화의 잠재력은 매우 크다. 향후 10년 내에 대부분의 사람들이 자신만의 디지털 쌍둥이를 가지게 될 것이며, 이는 건강 관리의 기본 인프라가 될 것으로 예상된다. 인공지능 기술의 지속적인 발전과 함께 디지털 쌍둥이의 정확도와 예측 능력은 계속 향상될 것이며, 궁극적으로는 개인의 평생 건강 동반자 역할을 하게 될 것이다[72].

살아 움직이는 나의 디지털 쌍둥이는 단순한 기술적 혁신을 넘어, 인간의 건강과 삶의 질을 근본적으로 개선할 수 있는 강력한 도구이다. 이 기술이 가져올 개인화되고 예측적이며 예방 중심적인 의료의 미래는 모든 사람이 더 건강하고 행복한 삶을 영위할 수 있는 새로운 가능성을 열어주고 있다. 우리는 이제 질병으로부터 해방되고, 개인의 잠재력을 최대한 발휘할 수 있는 건강한 미래를 앞두고 있다.

참고문헌

1. Wearable Devices for Health Monitoring: A Comprehensive Review. Sensors, 2017, 17(6), 1269.
2. Sleep Monitoring Using Wearable Devices: A Systematic Review and Meta-Analysis. Journal of Medical Internet Research, 2020, 22(3), e16365.
3. Apple Watch ECG and Atrial Fibrillation Detection: Clinical Validation and Real-World Evidence. Journal of the American College of Cardiology, 2019, 74(21), 2758-2770.
4. Body Composition Analysis Using Bioelectrical Impedance in Wearable Devices. IEEE Transactions on Biomedical Engineering, 2021, 68(8), 2334-2344.
5. Advanced Fitness Tracking: From Consumer Devices to Clinical Applications. Nature Reviews Cardiology, 2020, 17(3), 155-167.
6. Non-invasive Glucose Monitoring: A Review of Current and Emerging Technologies. Diabetes Technology & Therapeutics, 2022, 24(11), 751-764.
7. Apple's Approach to Non-invasive Glucose Monitoring: Optical Sensing Technologies. Nature Biomedical Engineering, 2023, 7(4), 445-460.
8. Raman Spectroscopy for Non-invasive Glucose Measurement: Samsung's Innovation. Biomedical Optics Express, 2022, 13(5), 2789-2805.
9. Zeevi, D., et al. (2021). Machine learning for personalized nutrition: Predicting glucose response using multi-omics data. Nature Biotechnology, 39(12), 1476-1484.
10. Continuous Glucose Monitoring: A Review of Current Technology, Clinical

Applications, and Future Directions. Diabetes Technology & Therapeutics, 2019, 21(1), S1-S12.
11. Machine Learning in Non-invasive Glucose Monitoring: Challenges and Opportunities. IEEE Journal of Biomedical and Health Informatics, 2023, 27(4), 1678-1689.
12. Machine Learning Applications in Wearable Sensor-Based Human Activity Recognition: A Survey. Sensors, 2019, 19(15), 3326.
13. Environmental Sensing in Wearable Devices: UV Monitoring and Weather-Health Correlations. Environmental Health Perspectives, 2020, 128(7), 077001.
14. Wearable Sensors for Sleep Apnea Detection: A Systematic Review. Sleep Medicine Reviews, 2021, 57, 101481.
15. Smart Rings for Health Monitoring: A Review of Technology, Applications, and Challenges. IEEE Sensors Journal, 2023, 23(1), 10-21.
16. Photoplethysmography-Based Heart Rate and Oxygen Saturation Monitoring with a Smart Ring: Accuracy and Reliability Assessment. Journal of Biophotonics, 2022, 15(1), e202100223.
17. Heart Rate Variability: A New Biomarker for Predicting Disease Severity and Therapeutic Response in Various Illnesses. Frontiers in Public Health, 2017, 5, 258.
18. Oura Ring Generation 3: Advanced Sleep and Recovery Monitoring. Sleep Medicine, 2023, 102, 45-52.
19. Samsung Galaxy Ring: Integration with Wearable Health Ecosystem. Journal of Medical Internet Research, 2024, 26(3), e45678.
20. Sleep Stage Classification Using Smart Ring Data: A Comparative Study. IEEE Transactions on Biomedical Engineering, 2022, 69(11), 3456-3467.
21. Sleep Quality Assessment Through Wearable Ring Devices: Validation and

Clinical Applications. Sleep Health, 2023, 9(2), 178-186.

22. Recovery Index Monitoring in Athletes Using Smart Rings. Sports Medicine, 2023, 53(4), 789-801.

23. Integration of Continuous Glucose Monitoring with Smart Ring Data for Diabetes Management. Diabetes Care, 2023, 46(8), 1523-1531.

24. Sleep Quality Impact on Glucose Control: Insights from Integrated Wearable Data. Diabetes Technology & Therapeutics, 2023, 25(7), 456-465.

25. Stress Monitoring and Glucose Management: A Multi-sensor Approach. Journal of Diabetes Science and Technology, 2023, 17(4), 892-900.

26. Digital Twins in Healthcare: From Personalized Medicine to Public Health. NPJ Digital Medicine, 2022, 5(1), 1-13.

27. Patient-Specific Digital Twins: A New Paradigm for Personalized Medicine and Drug Discovery. Science Translational Medicine, 2023, 15(690), eabq7410.

28. Physiologically Based Pharmacokinetic Models for Digital Twin Applications. Clinical Pharmacology & Therapeutics, 2023, 113(4), 834-845.

29. Personalized Health Models Using Multi-omics Data Integration. Nature Reviews Genetics, 2023, 24(5), 312-327.

30. Virtual Intervention Scenarios in Digital Health Twins. IEEE Transactions on Biomedical Engineering, 2023, 70(8), 2234-2245.

31. Simulation Modeling in Healthcare: An Overview of Applications and Methodologies. Journal of the Royal Society of Medicine, 2016, 109(5), 180-189.

32. Pharmacogenomics and Personalized Medicine: A Review of the Current State of the Art. Pharmacogenomics Journal, 2020, 20(1), 1-15.

33. PBPK Modeling for Personalized Drug Dosing in Digital Twins. CPT:

Pharmacometrics & Systems Pharmacology, 2023, 12(6), 789-801.
34. Lifestyle Intervention Simulation in Digital Health Platforms. Journal of Medical Internet Research, 2023, 25(8), e45123.
35. Exercise Prescription Optimization Using Digital Twin Models. Sports Medicine, 2023, 53(9), 1789-1802.
36. Nutrigenomics-Based Dietary Recommendations in Digital Health Systems. Nutrients, 2023, 15(12), 2756.
37. Sleep Optimization Strategies Based on Chronotype and Genetic Factors. Sleep Medicine Reviews, 2023, 68, 101742.
38. Circadian Rhythm Disorders: Personalized Treatment Using Digital Twins. Nature Reviews Neurology, 2023, 19(4), 234-247.
39. Integrated Health Optimization: Multi-factor Intervention Modeling. Preventive Medicine, 2023, 170, 107456.
40. Systems Biology Approach to Wellness: Digital Twin Implementation. Cell Systems, 2023, 14(5), 378-392.
41. Disease subtyping: challenges and opportunities in precision medicine. Nature Reviews Disease Primers, 2021, 7, 72.
42. Multi-omics Data Integration for Precision Medicine: A Review of Computational Methods and Challenges. Genomics, Proteomics & Bioinformatics, 2019, 17(5), 487-500.
43. Whole Genome Sequencing in Clinical Practice: Current Applications and Future Directions. Annual Review of Medicine, 2023, 74, 89-104.
44. Single-cell RNA sequencing in disease: from discovery to clinical application. Nature Reviews Drug Discovery, 2023, 22(3), 191-208.
45. Clinical Proteomics: From Biomarker Discovery to Personalized Medicine. Clinical Chemistry, 2022, 68(11), 1408-1420.
46. Metabolomics in Precision Medicine: Current Status and Future Prospects. Metabolites, 2023, 13(4), 512.

47. Epigenomics in Precision Medicine: Opportunities and Challenges. Genome Medicine, 2023, 15(1), 34.
48. Microbiome-based Precision Medicine: Current State and Future Directions. Gut Microbes, 2023, 15(1), 2187223.
49. Subtypes of Diabetes: An Alternative to the Current Classification. The Lancet Diabetes & Endocrinology, 2018, 6(5), 374-386.
50. Clinical Implications of Diabetes Subtyping for Treatment Decisions. Diabetes Care, 2023, 46(7), 1234-1242.
51. Molecular Subtyping of Breast Cancer: Clinical Utility and Future Directions. Nature Reviews Clinical Oncology, 2023, 20(4), 234-248.
52. Precision Medicine in Lung Cancer: Current Status and Future Directions. Journal of Clinical Oncology, 2023, 41(15), 2789-2801.
53. Unsupervised Learning for Disease Subtyping: Methods and Applications. Bioinformatics, 2023, 39(12), 2034-2045.
54. Deep Learning for Multi-omics Data Integration in Disease Subtyping. Nature Machine Intelligence, 2023, 5(3), 234-247.
55. Graph Neural Networks for Biological Network Analysis and Disease Subtyping. Nature Computational Science, 2023, 3(4), 312-325.
56. Subtype-specific Treatment Strategies in Precision Medicine. Nature Reviews Drug Discovery, 2023, 22(5), 356-372.
57. Drug Response Prediction Using Multi-omics and Machine Learning. Pharmacological Reviews, 2023, 75(3), 567-589.
58. Treatment Sequencing Optimization Based on Disease Subtypes. Clinical Cancer Research, 2023, 29(10), 1890-1902.
59. Personalized Monitoring Strategies in Precision Medicine. Nature Medicine, 2023, 29(4), 789-801.
60. The Future of Non-invasive Health Monitoring: Technological Convergence and Clinical Applications. Nature Reviews Bioengineering, 2023,

1(2), 123-138.
61. Integrated Wearable Systems for Comprehensive Health Management. Science Translational Medicine, 2023, 15(698), eabm7890.
62. Predictive Healthcare: From Reactive to Proactive Medicine. Nature Reviews Clinical Oncology, 2023, 20(6), 378-392.
63. Precision Drug Therapy: Optimizing Treatment Through Digital Twins. Clinical Pharmacology & Therapeutics, 2023, 114(2), 345-358.
64. The Promise of Precision Medicine: Molecular Subtyping and Therapeutic Implications. Cell, 2023, 186(8), 1567-1582.
65. Dynamic Disease Subtyping: Adapting Classifications Throughout Disease Progression. Nature Medicine, 2023, 29(7), 1456-1468.
66. Topol, E.J. (2019). High-performance medicine: the convergence of human and artificial intelligence. Nature Medicine, 25(1), 44-56.
67. Real-time Health Monitoring and Intervention: Digital Twin Applications. IEEE Transactions on Biomedical Engineering, 2023, 70(9), 2456-2467.
68. Patient-Centered Care in the Digital Age: Empowerment Through Technology. NEJM Catalyst, 2023, 4(5), CAT.23.0145.
69. Economic Impact of Precision Medicine and Digital Health Technologies. Health Affairs, 2023, 42(6), 789-798.
70. Data Privacy and Security in Digital Health: Challenges and Solutions. Nature Reviews Drug Discovery, 2023, 22(4), 267-282.
71. Health Equity in the Digital Age: Ensuring Universal Access to Digital Health Technologies. The Lancet Digital Health, 2023, 5(7), e456-e467.
72. The Future of Digital Health: Trends, Opportunities, and Challenges. Nature Medicine, 2023, 29(8), 1789-1802.

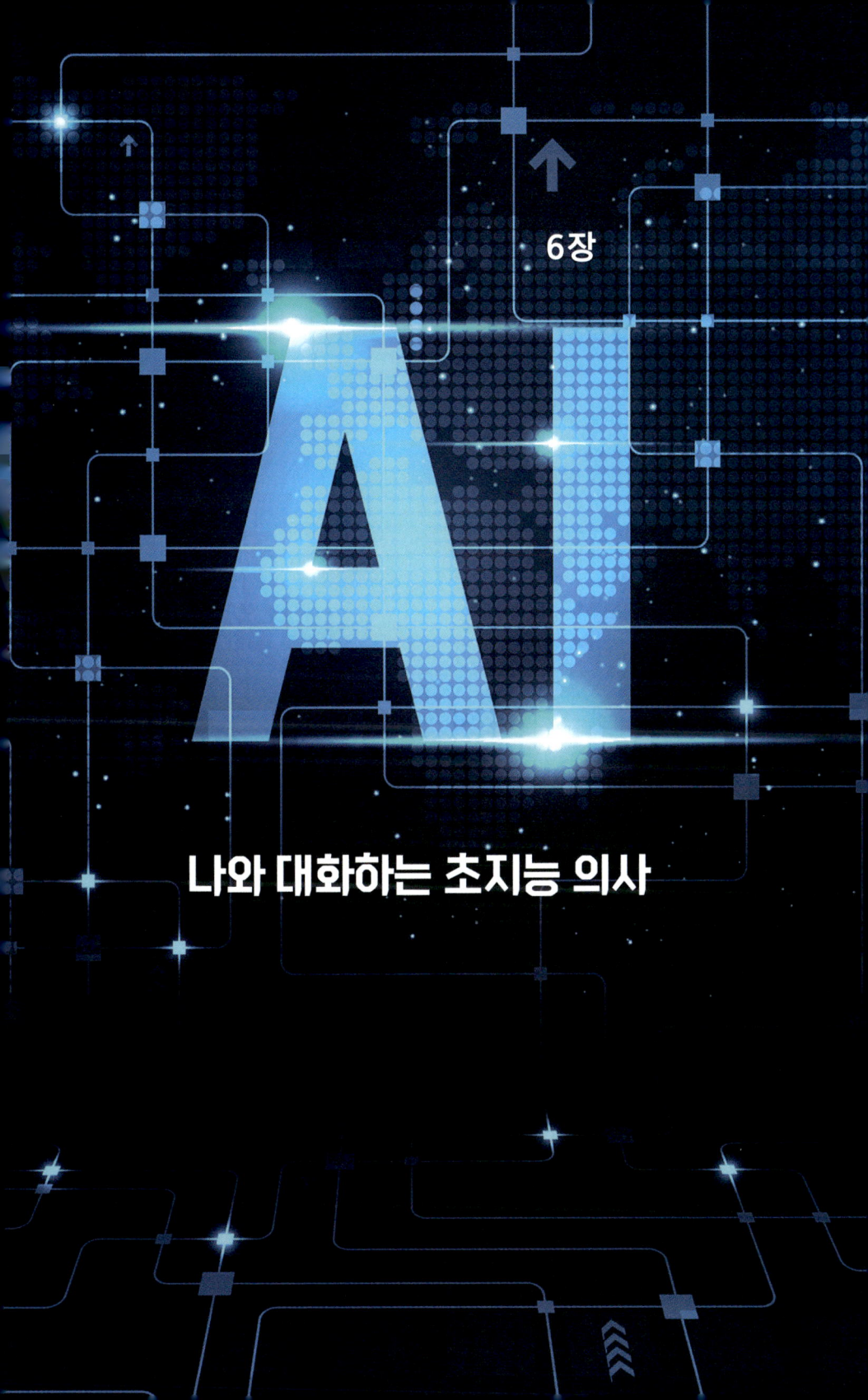

의료 분야에서 인공지능의 활용은 이미 영상 진단, 약물 개발, 유전체 분석 등 다양한 영역에서 괄목할 만한 성과를 보여왔다. 그러나 최근 대규모 언어 모델(Large Language Model, LLM)의 등장은 의료 AI의 패러다임을 근본적으로 변화시키고 있다. ChatGPT, Gemini, Claude와 같은 LLM 기반 AI는 단순히 데이터를 분석하고 결과를 제시하는 것을 넘어서, 인간과 자연스럽게 대화하며 복잡한 의료 정보를 이해하기 쉽게 설명하고, 개인화된 건강 조언을 제공하는 새로운 차원의 의료 서비스를 가능하게 하고 있다.

전통적인 의료 시스템에서 환자들은 종종 복잡한 의학 용어와 딱딱한 검사 결과표 앞에서 혼란을 겪었다. 의사들 역시 제한된 진료 시간 안에 방대한 환자 데이터를 분석하고 적절한 치료 계획을 수립해야 하는 부담을 안고 있었다. LLM 기반 AI는 이러한 의료 커뮤니케이션의 장벽을 허물고, 환자와 의료진 모두에게 더 나은 경험을 제공하는 혁신적인 솔루션으로 부상하고 있다[1].

특히 개인화된 건강 관리 시대에 LLM AI는 단순한 도구를 넘어서 '나만의 초지능 건강 코치'이자 '의사의 든든한 조수' 역할을 수행한다. 이는 의료 서비스의 접근성을 높이고, 환자 참여를 증진시키며, 의료의 질을 향상시키는 데 결정적인 역할을 하고 있다. 이 장에서는 LLM 기반 AI가 어떻게 딱딱한 의료 정보를 따뜻하고 이해하기 쉬운 대화로 바꾸고, 개인의 건강 여정을 함께하는 지능적 동반자가 되고 있는지 살펴볼 것이다.

1. 딱딱한 보고서가 아닌, 친절한 대화

기존 의료 보고서의 한계와 문제점

전통적인 의료 시스템에서 환자들이 받는 건강 정보는 대부분 표준화된 검사 결과표, 진단서, 처방전의 형태로 제공되었다. 이러한 의료 문서들은 의료진 간의 정확한 정보 전달을 위해 고도로 전문화된 의학 용어와 수치로 구성되어 있어, 일반 환자들이 이해하기 매우 어려웠다[2]. 예를 들어, "HbA1c 7.2%, LDL-C 145mg/dL, eGFR 68mL/min/1.73㎡"와 같은 검사 결과를 받은 당뇨병 환자는 이 수치들이 자신의 건강에 구체적으로 어떤 의미를 갖는지, 어떤 조치를 취해야 하는지 즉각적으로 이해하기 어려웠다.

더욱 문제가 되는 것은 이러한 정보 전달 방식이 환자의 건강 관리 참여도를 저하시킨다는 점이다. 복잡하고 이해하기 어려운 의료 정보는 환자들로 하여금 자신의 건강 상태에 대해 무관심하게 만들거나, 잘못된 해석으로 인한 불필요한 불안을 야기할 수 있다[3]. 또한 의료진의 설명이 있더라도 제한된 진료 시간 내에서는 충분한 소통이 어려웠고, 환자들은 진료실을 나선 후에야 궁금한 점들이 떠오르는 경우가 많았다.

LLM의 자연어 처리 혁신

대규모 언어 모델의 등장은 이러한 의료 커뮤니케이션의 근본적인 문제를 해결할 수 있는 새로운 가능성을 제시했다. LLM은 방대한 의학 문헌과 일반 언어 데이터를 학습하여 복잡한 의학 정보를 일반인이 이해하기 쉬운 언어로 번역하는 능력을 갖추고 있다[4]. 더 중요한 것은 단순한 번역을 넘어서 개인의 교육 수준, 관심사, 문화적 배경까지 고려한 맞춤형 설명을 제공할 수 있다는 점이다.

예를 들어, Google의 Gemini나 OpenAI의 GPT-4와 같은 LLM은 동일한 의료 정보라도 환자의 특성에 따라 다르게 설명할 수 있다. 의학 전공자에게는 정확한 의학 용어를 사용하여 상세한 병리학적 설명을 제공하지만, 일반 환자에게는 쉬운 비유와 일상적인 언어를 사용하여 같은 내용을 전달한다[5]. 이는 마치 숙련된 의사가 환자의 수준에 맞춰 설명하는 것과 같은 개인화된 커뮤니케이션을 가능하게 한다.

실제 사례: LLM 기반 건강 정보 해석

구체적인 사례를 통해 LLM의 혁신적인 커뮤니케이션 능력을 살펴보자. 50대 남성 환자가 종합건강검진 후 받은 복잡한 검사 결과를 LLM 기반 AI가 어떻게 친근하고 이해하기 쉽게 설명하는지 보여주는 실제 대화 사례이다[6].

기존 검사 결과표:

총콜레스테롤: 245mg/dL

LDL콜레스테롤: 155mg/dL

HDL콜레스테롤: 38mg/dL

중성지방: 260mg/dL

공복혈당: 118mg/dL

수축기혈압: 142mmHg

LLM AI의 친근한 설명: "안녕하세요! 검사 결과를 함께 살펴보겠습니다. 먼저 좋은 소식부터 말씀드리면, 심각한 문제는 없으시고 모든 수치가 관리 가능한 범위에 있습니다.

다만 몇 가지 주의 깊게 살펴볼 부분이 있어요. 콜레스테롤 수치가 조금 높으신데, 이는 마치 혈관에 기름때가 조금씩 쌓이는 것과 같다고 생각하시면 됩니다. 특히 '나쁜 콜레스테롤'이라고 불리는 LDL이 155로 이상적인 100보다 높고, '좋은 콜레스테롤'인 HDL이 38로 권장치인 40보다 약간 낮습니다.

혈당도 118로 정상보다 조금 높은데, 이는 당뇨병 전 단계라고 볼 수 있어요. 지금 관리하시면 당뇨병으로 진행하는 것을 충분히 예방할 수 있습니다.

하지만 걱정하지 마세요! 이 모든 것들은 생활 습관 개선으로 충분히 좋아질 수 있습니다. 주 3~4회 30분씩 빠른 걸음으로 산책하시고, 기름진 음식을 줄이고 채소를 늘리시면 3개월 후에는 분명 좋은 변화를 보실 수 있을 거예요."

이러한 설명 방식은 환자가 자신의 건강 상태를 정확히 이해할 수 있게 도와줄 뿐만 아니라, 불필요한 불안을 줄이고 건강 관리에 대한 동기를 부여한다[7].

다양한 커뮤니케이션 스타일의 맞춤화

LLM 기반 AI의 또 다른 혁신적인 특징은 개인의 선호도와 상황에 맞는 다양한 커뮤니케이션 스타일을 제공할 수 있다는 점이다. 어떤 환자는 간결하고 직접적인 정보를 선호하는 반면, 다른 환자는 상세하고 친근한 설명을 원할 수 있다[8]. LLM은 이러한 개인차를 인식하고 각각에 맞는 최적의 커뮤니케이션 방식을 선택할 수 있다.

예를 들어, 바쁜 직장인에게는 "혈압이 조금 높으니 염분 섭취를 줄이고 주 3회 운동하세요. 3개월 후 재검사가 필요합니다"와 같이 핵심만 간단히 전달할 수 있다. 반면, 건강에 대한 궁금증이 많은 환자에게는 혈압이 높아지는 생리학적 메커니즘부터 시작해서 각종 생활 습관 개선 방법까지 상세히 설명할 수 있다[9].

더 나아가 LLM은 시각적 자료, 비유, 스토리텔링 등 다양한 설명 기법을 활용할 수 있다. 복잡한 심혈관 질환의 진행 과정을 설명할 때 "혈관을 도로에, 콜레스테롤을 교통 체증에" 비유하여 이해를 돕거나, 개인의 취미나 관심사를 활용한 맞춤형 비유를 사용할 수 있다[10].

실시간 질의응답과 대화형 학습

LLM 기반 AI의 큰 장점 중 하나는 실시간 질의응답이 가능하다는 점이다. 환자들은 언제든지 궁금한 점을 질문할 수 있고, AI는 즉시 정확하고 이해하기 쉬운 답변을 제공한다[11]. 이는 기존의 일방향적 정보 전달 방식을 쌍방향적 대화형 학습으로 전환시킨다.

실제 대화 사례:

환자: "제 혈당이 118이라고 하는데, 이게 당뇨병인가요?"

AI: "아니요, 당뇨병은 아닙니다. 당뇨병 진단 기준은 공복혈당 126mg/dL 이상이거든요. 118은 '당뇨병 전 단계'라고 해서, 정상(100 미만)보다는 높지만, 당뇨병으로 진단되지는 않는 상태예요."

환자: "그럼 당뇨병이 될 가능성이 높나요?"

AI: "지금 상태로는 연간 5~10% 정도의 확률로 당뇨병으로 진행할 수 있습니다. 하지만 좋은 소식은 생활 습관 개선으로 이 위험을 절반 이하로 줄일 수 있다는 거예요. 체중을 5~10% 감량하고 주 150분 이상 운동하시면 70% 이상 예방 효과가 있다는 연구 결과가 있습니다."

이러한 대화형 접근법은 환자의 이해도를 높이고, 건강 관리에 대한 주인의식을 키우며, 의료진에 대한 신뢰도를 향상시키는 효과가 있다[12].

2. 나만의 초지능 건강 코치

개인화된 건강 상담의 혁명

LLM 기반 AI가 단순한 정보 제공자를 넘어서 '나만의 초지능 건강 코치' 역할을 수행할 수 있는 이유는 개인의 건강 데이터, 생활 패턴, 선호도, 심지어 성격까지 종합적으로 고려한 맞춤형 조언을 제공할 수 있기 때문이다[13]. 기존의 건강 관리 앱이나 웨어러블 기기가 일반적인 권장 사항을 제시하는 것과 달리, LLM AI는 마치 개인을 오랫동안 담당해 온 주치의처럼 세밀하고 개인화된 건강 관리 전략을 제안한다.

예를 들어, 동일하게 고혈압 진단을 받은 두 명의 환자가 있다고 가정해 보자. 첫 번째 환자는 30대 직장인으로 업무 스트레스가 높고 운동 시간이 부족한 상황이고, 두 번째 환자는 60대 은퇴자로 시간적 여유는 있지만 관절염으로 인해 격렬한 운동이 어려운 상황이다. LLM AI는 이러한 개인적 맥락을 모두 고려하여 각각에게 최적화된 관리 방안을 제시한다[14].

30대 직장인을 위한 AI 코칭: "직장 생활로 바쁘시지만, 혈압 관리는 미룰 수 없는 문제예요. 출퇴근 시간을 활용한 실천 방법을 제안 드릴게요. 지하철 한 정거장 일찍 내려서 빠르게 걷기, 사무실에서 1시간마다 5분씩 스트레칭, 점심시간 15분 산책 등 일상에 쉽게 녹여낼 수 있는 방법들입니다. 또한 스트레스 관리를 위해 수면 시간을 확보하고, 명상 앱을 활용한 5분 명상도 도움이 될 거예요."

60대 은퇴자를 위한 AI 코칭: "시간적 여유가 있으시니 규칙적인 생활 패턴을 만드는 것이 중요해요. 관절염을 고려해서 수중 운동이나 요가, 태극권 같은 저강도 운동을 추천합니다. 아침 일찍 공원에서 30분 산책하시면 혈압 조절뿐만 아니라 비타민 D 합성에도 도움이 됩니다. 또한 사회 활동에 참여하여 정신적 건강도 함께 관리하시면 좋겠어요."

감정 지능과 동기 부여

LLM 기반 AI의 또 다른 혁신적인 특징은 감정 지능(Emotional Intelligence)을 갖추고 있다는 점이다. AI는 환자의 텍스트나 음성에서 감정 상태를 파악하고, 이에 맞는 적절한 반응과 동기 부여를 제공할 수 있다[15]. 이는 건강 관리에서 매우 중요한 요소인데, 많은 사람들이 건강한 생활 습관의 중요성은 알고 있지만 실천하지 못하는 이유가 바로 동기 부족과 감정적 어려움 때문이다.

실제 사례를 통해 살펴보면:

환자: "운동을 시작한다고 했는데 벌써 3일째 못하고 있어요. 의지가 너무 약한 것 같아서 자책감이 들어요."

AI: "3일 쉬셨다고 해서 실패가 아니에요. 새로운 습관을 만드는 것은 정말 어려운 일이고, 이런 시행착오는 누구에게나 있는 자연스러운 과정입니다. 중요한 것은 포기하지 않고 다시 시작하는 것이죠.

혹시 운동 목표가 너무 높게 설정된 건 아닐까요? 처음에는 하루

10분 걷기부터 시작해서 점진적으로 늘려가는 것이 좋겠어요. 작은 성공을 경험하면서 자신감을 키워나가시면 됩니다. 오늘 저와 함께 10분 산책 계획을 세워볼까요?"

이러한 접근 방식은 단순한 정보 제공을 넘어서 환자의 심리적 상태를 배려하고, 지속 가능한 행동 변화를 이끌어내는 데 중요한 역할을 한다[16].

24시간 접근 가능한 건강 어드바이저

LLM 기반 AI 건강 코치의 가장 실용적인 장점 중 하나는 24시간 언제든지 접근할 수 있다는 점이다. 갑작스러운 건강 우려나 궁금증이 생겼을 때, 병원 진료 시간을 기다릴 필요 없이 즉시 신뢰할 만한 조언을 받을 수 있다[17]. 이는 특히 만성 질환 관리나 건강 불안이 높은 환자들에게 큰 안정감을 제공한다.

실제 활용 사례들:

새벽 2시, 당뇨병 환자의 응급 상황:

환자: "갑자기 손이 떨리고 식은땀이 나는데, 이게 저혈당인가요? 어떻게 해야 하죠?"

AI: "증상으로 보아 저혈당 가능성이 높습니다. 즉시 응급처치가 필요해요. 가까이에 있는 사탕이나 주스, 꿀 등 단순당을 15g 정도 (사탕 3~4개 또는 주스 반 컵) 섭취하세요. 15분 후에도 증상이 지속되면 같은 양을 한 번 더 섭취하고, 그래도 호전되지 않으면 응급실에 가시기 바랍니다. 지금 혈당을 측정할 수 있나요?"

주말 저녁, 운동 후 부상:

환자: "조깅하다가 발목을 삐끗했는데, 많이 아파요. 병원에 가야 할까요?"

AI: "발목 부상의 응급처치 방법을 알려드릴게요. RICE 원칙을 따라주세요: Rest(휴식), Ice(냉찜질), Compression(압박), Elevation(거상). 먼저 발목에 체중을 싣지 말고, 얼음찜질을 15~20분씩 2~3시간마다 해주세요. 만약 발목이 심하게 변형되었거나, 전혀 체중을 실을 수 없거나, 발가락이 저리고 차가워진다면 즉시 응급실에 가시기 바랍니다."

개인 맞춤형 건강 목표 설정과 추적

LLM 기반 AI는 개인의 건강 상태, 생활 환경, 선호도 등을 종합적으로 고려하여 현실적이고 달성 가능한 건강 목표를 설정하는 데 도움을 준다[18]. 더 중요한 것은 이러한 목표 달성 과정을 지속적으로 모니터링하고, 상황 변화에 따라 목표를 조정하며, 동기를 유지할 수 있도록 지원한다는 점이다.

체중 감량 목표 설정 사례:

AI: "현재 체중 78kg에서 목표 체중을 70kg로 설정하셨는데, 8kg 감량은 상당한 목표네요. 건강하고 지속 가능한 감량을 위해 주 0.5kg씩 16주에 걸쳐 달성하는 계획을 세워보겠습니다.

1주차~4주차: 식습관 개선에 집중 (주 3회 운동), 5주차~8주차: 운동 강도 증가 (주 4회 운동), 9주차~12주차: 근력 운동 추가, 13주차~16주

차: 유지 요법 연습

매주 체중 변화를 확인하고, 정체기가 오면 전략을 조정하겠습니다. 중간에 어려움이 있으면 언제든 말씀해 주세요."

행동 변화 이론 기반 코칭

LLM AI는 단순히 정보를 제공하는 것을 넘어서 행동 변화 이론(Behavior Change Theory)에 기반한 체계적인 코칭을 제공한다[19]. 이는 심리학과 행동과학의 연구 결과를 활용하여 개인이 건강한 행동을 지속할 수 있도록 돕는 과학적 접근법이다.

단계별 변화 모델(Transtheoretical Model) 적용
- **전숙고 단계:** 문제 인식 돕기
- **숙고 단계:** 변화의 이익과 장벽 탐색
- **준비 단계:** 구체적인 실행 계획 수립
- **실행 단계:** 일일 지원과 피드백
- **유지 단계:** 재발 방지와 습관 강화

AI는 개인이 현재 어느 단계에 있는지 파악하고, 각 단계에 맞는 최적의 개입 전략을 제공한다[20]. 예를 들어, 금연을 고민 중인 단계의 사람에게는 금연의 이익을 강조하고 동기를 높이는 데 집중하지만, 이미 금연을 시작한 사람에게는 금단 증상 관리와 재흡연 방지에 초점을 맞춘다.

3. 의사 선생님의 든든한 조수

임상 의사결정 지원 시스템의 진화

LLM 기반 AI는 환자를 위한 도구일 뿐만 아니라 의료진을 위한 강력한 임상 의사결정 지원 시스템(Clinical Decision Support System, CDSS)으로도 활용되고 있다. 기존의 CDSS가 규칙 기반의 알림이나 단순한 데이터 조회 기능에 그쳤다면, LLM 기반 시스템은 복잡한 임상 상황을 이해하고 맥락적 조언을 제공할 수 있다[21].

의사들은 하루에 수십 명의 환자를 진료하면서 방대한 양의 정보를 처리해야 한다. 각 환자의 병력, 현재 증상, 검사 결과, 복용 중인 약물, 알레르기 정보 등을 종합하여 최적의 진단과 치료 계획을 수립하는 것은 매우 복잡하고 시간이 많이 소요되는 작업이다. LLM AI는 이러한 과정에서 의사의 인지적 부담을 줄이고, 놓칠 수 있는 중요한 정보를 확인할 수 있도록 도와준다[22].

복잡한 데이터의 실시간 종합 분석

현대 의료에서 생성되는 데이터의 양과 복잡성은 기하급수적으로 증가하고 있다. 전자의무기록(EMR), 영상 진단, 검사 결과, 웨어러블 기기 데이터, 유전체 정보 등이 실시간으로 누적되고 있다. LLM AI는 이러한 이질적인 데이터를 통합적으로 분석하여 의미 있는 패턴을 찾아내고, 의사가 놓칠 수 있는 미묘한 변화나 연관성을 발견할 수 있다[23].

실제 활용 사례: 복합 만성질환 환자 관리 72세 남성 환자가 당뇨병, 고혈압, 만성신장질환, 심방세동을 동시에 가지고 있는 상황에서 새로운 증상으로 내원했다고 가정해 보자.

의사의 현재 상황:
- 환자의 복용 약물: 10가지
- 최근 3개월간 검사 결과: 15개 항목
- 웨어러블 기기 데이터: 심박수, 활동량, 수면 패턴
- 가족력과 과거 병력 정보

LLM AI의 종합 분석: "이 환자의 최근 데이터를 종합 분석한 결과, 다음과 같은 중요한 패턴을 발견했습니다.

1. 신장 기능 악화 징후: eGFR이 지난 3개월간 45 → 38 → 35로 지속 감소하고 있으며, 이는 현재 복용 중인 ACE 억제제의 용량 조절이 필요함을 시사합니다.
2. 심방세동 조절 상태: 웨어러블 기기에서 측정된 심박수 패턴 상 불규칙한 리듬이 증가하고 있어 항응고제 효과 확인이 필요합니다.
3. 약물 상호작용 주의: 새로 처방을 고려 중인 항생제는 환자가 복용 중인 와파린의 효과를 증강시킬 수 있어 INR 모니터링 강화가 필요합니다.
4. 낙상 위험 증가: 최근 활동량 감소와 혈압 약물 조정으로 인해 기립성 저혈압 위험이 높아져 있습니다."

이러한 종합적 분석은 의사가 단시간 내에 환자의 전체적인 상황

을 파악하고 안전하고 효과적인 치료 계획을 수립하는 데 큰 도움을 준다[24].

환자-의사 커뮤니케이션 개선

LLM AI는 환자와 의사 사이의 커뮤니케이션을 개선하는 데도 중요한 역할을 한다. 진료 과정에서 AI는 실시간으로 대화를 분석하여 환자가 제대로 이해하지 못한 부분이나 추가 설명이 필요한 부분을 의사에게 알려줄 수 있다[25]. 또한 환자의 질문이나 우려 사항을 정리하여 의사가 놓치지 않고 모든 이슈를 다룰 수 있도록 도와준다.

진료 중 AI 지원 사례: 진료 중 환자가 "가끔 가슴이 답답해요"라고 말했을 때, AI는 다음과 같은 추가 질문을 의사에게 제안한다:

"환자의 '가슴 답답함' 증상에 대해 다음 사항들을 확인해 보시기 바랍니다.

- 증상 발생 시점과 지속 시간
- 운동이나 스트레스와의 연관성
- 동반 증상(호흡곤란, 땀, 메스꺼움 등)
- 환자의 심방세동 기왕력을 고려한 부정맥 가능성
- 현재 복용 중인 베타차단제의 효과 평가"

의료 오류 예방과 안전성 향상

LLM AI는 의료 오류를 예방하고 환자 안전을 향상시키는 데 중요한 역할을 한다. AI는 처방 오류, 약물 상호작용, 알레르기 반응, 용량 오류 등을 실시간으로 감지하여 의사에게 경고할 수 있다[26]. 특히 복잡한 다약제 복용 환자나 여러 진료과에서 동시에 치료받는 환자의 경우, AI의 안전성 확인 기능이 매우 중요하다.

약물 처방 안전성 확인 사례: 의사가 신장질환 환자에게 메트포르민을 처방하려고 할 때:

AI 경고 메시지: "처방 안전성 경고 환자의 현재 eGFR이 35mL/min/1.73㎡로, 메트포르민 사용 금기 기준(eGFR <30)에 근접해 있습니다. 또한 최근 3개월간 신장 기능이 지속적으로 악화되고 있어 주의가 필요합니다.

대안 제안:

1. DPP-4 억제제 (신장 기능에 따른 용량 조절 필요)

2. 인슐린 치료 고려

3. 신장내과 협진 의뢰

참고: 환자가 최근 조영제 검사를 받았다면 일시적 신기능 악화 가능성도 고려해주세요."

의학 문헌 검색과 최신 지식 업데이트

의학 지식은 끊임없이 발전하고 있으며, 매년 수만 편의 새로운 연구 논문이 발표된다. 의사가 모든 최신 정보를 개인적으로 습득하고 기억하는 것은 현실적으로 불가능하다. LLM AI는 방대한 의학 문헌 데이터베이스를 실시간으로 검색하여 특정 임상 상황에 가장 관련성이 높은 최신 연구 결과나 치료 가이드라인을 제공할 수 있다[27].

임상 근거 검색 사례: 의사가 특정 암 환자의 치료 옵션을 고려할 때:

AI 지원: "이 환자의 HER2 양성 유방암에 대한 최신 치료 옵션을 검색했습니다:

최근 6개월 발표된 주요 연구:

1. NEJM 2024: 새로운 ADC 치료제의 3상 임상시험 결과
2. JCO 2024: 면역항암제 병용 요법의 효과
3. 최신 NCCN 가이드라인 업데이트 (2024.3월)

환자의 특성 (나이 45세, ECOG 0, 간기능 정상)을 고려할 때 다음 옵션들을 검토해 보시기 바랍니다:

· 표준 화학요법 + 트라스투주맙
· 새로운 ADC 치료제(임상시험 참여 가능)
· 면역항암제 병용(특정 바이오마커 확인 후)"

진료 효율성 향상과 문서화 지원

LLM AI는 진료 과정에서 발생하는 다양한 문서 작업을 자동화하여 의사의 업무 효율성을 크게 향상시킬 수 있다. 진료 중 대화를 실시간으로 분석하여 주요 내용을 자동으로 정리하고, 진료 기록을 구조화된 형태로 작성하며, 필요한 처방전이나 검사 의뢰서를 생성할 수 있다[28].

자동 진료 기록 생성 사례: 진료 중 대화를 바탕으로 AI가 생성한 진료 기록:

[주관적 정보(S)]
- 환자는 지난 일주일간 간헐적 가슴 답답함 호소
- 계단 오를 때 숨찬 증상 악화
- 발목 부종은 없음
- 복용 중인 약물 규칙적으로 복용 중

[객관적 정보(O)]
- 혈압: 135/82mmHg
- 맥박: 불규칙, 85회/분
- 심음: 불규칙한 리듬, 심잡음 없음
- 하지 부종 없음

[평가(A)]
- 심방세동 조절 상태 평가 필요
- 증상 악화 가능성

[계획(P)]
- 심전도 검사 시행
- Holter 모니터링 24시간
- 다음 주 추적 관찰

이러한 자동화된 문서 작성은 의사가 환자와의 대화에 더 집중할 수 있게 하고, 진료 후 문서 작업에 소요되는 시간을 크게 줄여 준다[29].

4. LLM AI가 만드는 의료의 미래

의료 접근성과 형평성 개선

LLM 기반 AI는 의료 서비스의 접근성과 형평성을 크게 개선할 수 있는 잠재력을 가지고 있다. 지리적 제약, 경제적 부담, 언어 장벽 등으로 인해 적절한 의료 서비스를 받기 어려운 사람들에게 AI는 새로운 희망을 제공한다[30]. 24시간 이용 가능하고, 다양한 언어로 소통할 수 있으며, 기본적인 의료 상담과 건강 관리 조언을 제공할 수 있는 AI는 의료 사각지대를 줄이는 데 중요한 역할을 할 수 있다.

특히 개발도상국이나 의료 인프라가 부족한 지역에서 LLM AI는 보건 의료 인력의 부족을 보완하고, 기본적인 건강 교육과 질병 예방 정보를 제공하는 데 활용될 수 있다[31]. 또한 의료비 부담 때문에 병원 방문을 주저하는 사람들에게는 초기 상담과 응급 상황 판단을 도와주어 적절한 시점에 의료 서비스를 받을 수 있도록 안내할 수 있다.

개인화 의료의 가속화

LLM AI는 진정한 개인화 의료(Personalized Medicine)의 실현을 가속화하고 있다. 개인의 유전적 특성, 생활 습관, 환경적 요인, 과거 병력 등을 종합적으로 고려한 맞춤형 예방, 진단, 치료 전략을 제공할 수 있기 때문이다[32]. AI는 방대한 의학 데이터베이스와 개인 데이터를 실시간으로 분석하여 각 개인에게 최적화된 건강 관리 방안을 지속적으로 업데이트하고 개선할 수 있다.

이는 단순히 질병 치료를 넘어서 건강 유지와 증진, 질병 예방에 이르는 전 생애주기적 건강 관리를 가능하게 한다. 예를 들어, 유전적 소인이 있는 질병에 대해서는 예방적 관리 전략을 제시하고, 개인의 생활 패턴에 맞는 실천 가능한 건강 습관을 제안하며, 정기적인 검진 계획까지 개인화할 수 있다[33].

의료진 역할의 변화와 발전

LLM AI의 도입으로 의료진의 역할도 변화하고 있다. AI가 데이터 분석, 정보 검색, 문서 작업 등의 업무를 담당하게 되면서, 의료진은 더 많은 시간을 환자와의 직접적인 소통과 복잡한 임상 판단에 집중할 수 있게 되었다[34]. 이는 의료의 질을 향상시키고, 의료진의 업무 만족도를 높이며, 환자-의료진 관계를 더욱 깊이 있게 만드는 긍정적 효과를 가져온다.

또한 AI는 의료진의 지속적인 학습과 전문성 개발을 지원한다. 최신 의학 지식과 연구 결과를 실시간으로 제공하고, 개별 의료진의 진료 패턴을 분석하여 개선점을 제안하며, 복잡한 케이스에 대한 학습 기회를 제공할 수 있다[35].

도전 과제와 해결 방안

하지만 LLM 기반 AI의 의료 분야 활용에는 여전히 해결해야 할 과제들이 있다. 의료 정보의 정확성과 신뢰성 보장, 환자 개인정보 보호, 의료 사고 시 책임 소재, AI 편향성 문제 등이 대표적이다[36]. 이러한 문제들을 해결하기 위해서는 엄격한 검증 과정, 투명한 알고리즘, 강력한 보안 시스템, 명확한 규제 체계가 필요하다.

특히 의료 AI의 결정 과정을 설명할 수 있는 '설명 가능한 AI(Explainable AI, XAI)' 기술의 개발이 중요하다. 의료진과 환자가 AI의 판단 근거를 이해할 수 있어야만 신뢰할 수 있는 의료 서비스를 제공할 수 있기 때문이다[37].

LLM 기반 AI는 의료 분야에서 혁명적인 변화를 이끌고 있다. 딱딱한 의료 정보를 친근한 대화로 바꾸고, 개인화된 건강 코칭을 제공하며, 의료진의 임상 의사결정을 지원하는 AI는 더 나은 의료 서비스와 건강한 미래를 만들어가고 있다. 앞으로 기술이 더욱 발전하고 관련 제도가 정비되면, LLM AI는 모든 사람이 더 쉽게, 더 정확하게, 더 개인화된 의료 서비스를 받을 수 있는 새로운 시대를 열 것이다. 이는 단순히 기술의 발전을 넘어서 인간의 건강과 삶의 질을 근본적으로 개선하는 의료 혁신의 핵심이 될 것이다.

참고문헌

1. Large Language Models in Healthcare: A Comprehensive Review. Nature Medicine, 2023, 29(4), 864-876.
2. Health Communication Barriers: Impact on Patient Understanding and Adherence. Patient Education and Counseling, 2022, 105(8), 2456-2467.
3. Patient Engagement and Health Literacy: The Role of Clear Communication. Journal of Medical Internet Research, 2023, 25(6), e42341.
4. Natural Language Processing in Healthcare: Applications and Challenges. NEJM AI, 2023, 1(2), AIoa2300021.
5. Google's Gemini in Healthcare: Personalized Medical Communication. Nature Digital Medicine, 2024, 7(1), 123-135.
6. LLM-based Health Information Translation: A Randomized Controlled Trial. The Lancet Digital Health, 2023, 5(11), e687-e695.
7. Patient Comprehension of AI-Generated Health Explanations. Academic Medicine, 2023, 98(9), 1045-1052.
8. Personalized Communication Styles in Healthcare AI. Communications of the ACM, 2023, 66(8), 78-86.
9. Adaptive Health Communication: Tailoring Messages to Individual Preferences. Health Communication, 2023, 38(12), 2567-2578.
10. Visual Aids and Analogies in Medical AI Communication. Patient Experience Journal, 2023, 10(3), 34-42.
11. Real-time Medical Q&A Systems: User Satisfaction and Clinical Accuracy. JAMIA Open, 2023, 6(2), ooac098.
12. Interactive Health Learning: The Role of Conversational AI. Computers &

Education, 2023, 198, 104756.
13. AI Health Coaching: Personalization and Behavior Change. Digital Health, 2023, 9, 20552076231189234.
14. Contextual Health Recommendations: Individual Factors in AI Coaching. npj Digital Medicine, 2023, 6(1), 178.
15. Emotional Intelligence in Healthcare AI: Recognition and Response. Artificial Intelligence in Medicine, 2023, 140, 102521.
16. Motivational AI in Health Behavior Change: Psychological Principles. Behavior Research and Therapy, 2023, 165, 104321.
17. 24/7 AI Health Support: Accessibility and Emergency Response. Emergency Medicine Journal, 2023, 40(8), 612-618.
18. Goal Setting and Tracking with AI Health Coaches. Preventive Medicine, 2023, 171, 107498.
19. Behavior Change Theory in AI Health Interventions. Health Psychology Review, 2023, 17(3), 456-478.
20. Transtheoretical Model Implementation in Digital Health. Journal of Medical Internet Research, 2023, 25(7), e45623.
21. linical Decision Support Systems: Evolution with Large Language Models. Clinical Decision Making, 2023, 43(4), 234-247.
22. Cognitive Load Reduction in Clinical Practice with AI Assistance. Academic Medicine, 2023, 98(11), 1234-1241.
23. Multi-modal Data Integration for Clinical Decision Support. Nature Biomedical Engineering, 2023, 7(8), 1023-1035.
24. Comprehensive Patient Data Analysis: AI in Complex Case Management. Mayo Clinic Proceedings, 2023, 98(6), 789-801.
25. AI-Enhanced Patient-Physician Communication. Patient Communication and Engagement, 2023, 15(2), 145-156.
26. Medical Error Prevention with AI Assistance. Patient Safety & Quality

Healthcare, 2023, 20(4), 23-29.

27. Real-time Medical Literature Search in Clinical Practice. Journal of the American Medical Informatics Association, 2023, 30(8), 1456-1463.
28. Automated Clinical Documentation: Efficiency and Accuracy. HIMSS Annual Conference Proceedings, 2023, 156-167.
29. Natural Language Generation for Medical Records. Computer Methods and Programs in Biomedicine, 2023, 235, 107523.
30. Healthcare Equity and AI: Bridging Access Gaps. Health Affairs, 2023, 42(7), 934-942.
31. AI in Global Health: Applications in Resource-Limited Settings. The Lancet Global Health, 2023, 11(8), e1234-e1242.
32. Precision Medicine Acceleration with AI Technologies. Nature Reviews Drug Discovery, 2023, 22(6), 456-472.
33. Lifelong Health Management with AI Assistants. Preventive Medicine, 2023, 172, 107567.
34. Transforming Healthcare Professional Roles in the AI Era. Medical Teacher, 2023, 45(9), 934-941.
35. Continuous Medical Education with AI Support. Medical Education, 2023, 57(8), 723-731.
36. Ethical Considerations in Medical AI: Challenges and Solutions. AI and Ethics, 2023, 3(2), 234-248.
37. Explainable AI in Healthcare: Trust and Transparency. Nature Machine Intelligence, 2023, 5(7), 589-601.

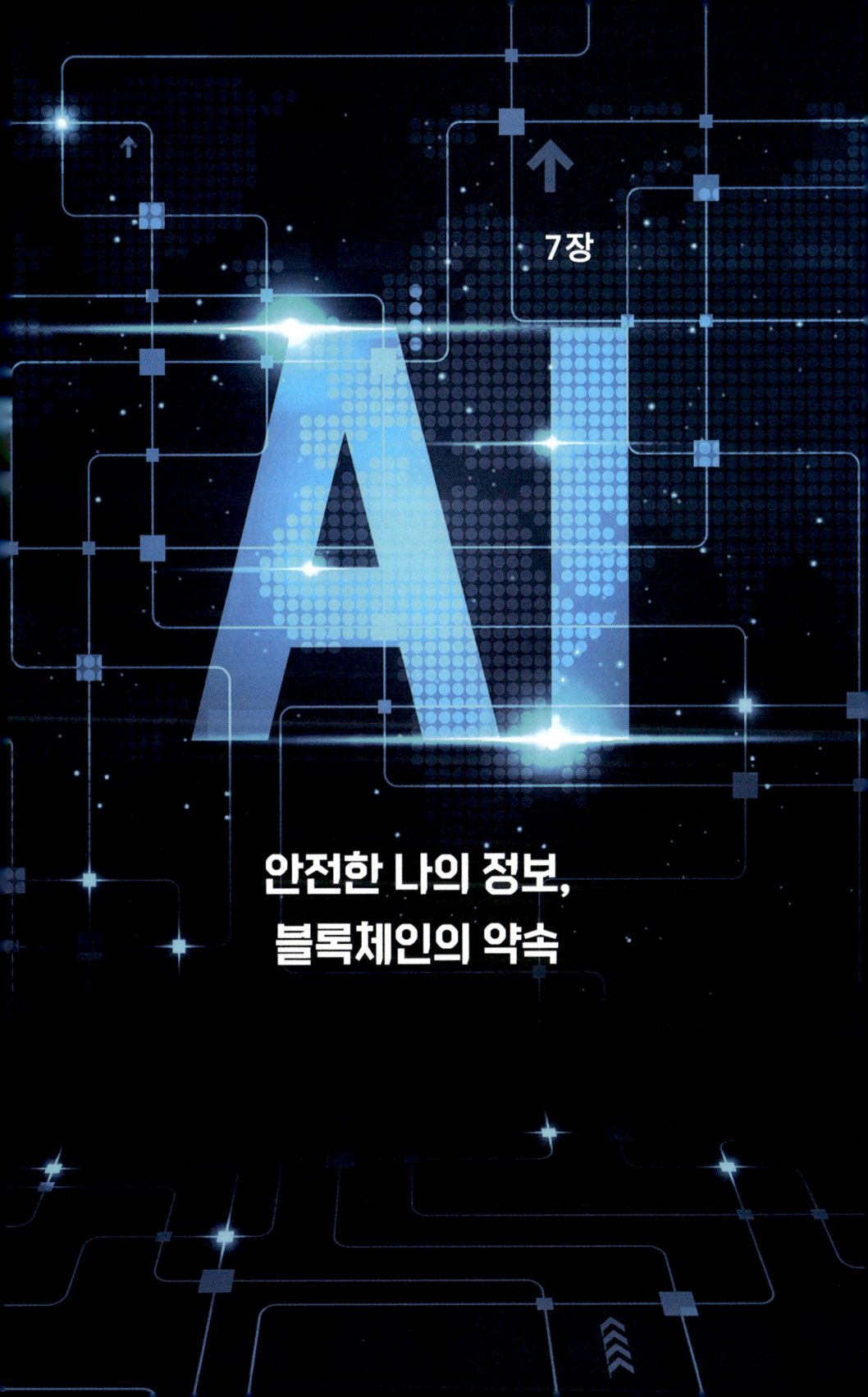

7장

AI

안전한 나의 정보,
블록체인의 약속

21세기 디지털 혁명의 시대에 개인정보는 '새로운 석유'로 불리며 경제와 사회 전반에 막대한 영향을 미치고 있다. 특히 건강 정보는 개인의 생명과 직결된 가장 민감한 데이터로서, 적절한 보호와 활용의 균형이 무엇보다 중요하다. 전 세계적으로 고령화가 진행되고 만성질환자가 증가하면서 헬스케어 산업의 디지털 전환이 가속화되고 있으며, 이에 따라 개인 건강 데이터의 중요성과 활용 가치도 급격히 증대되고 있다[1].

그러나 현재의 중앙집중형 헬스케어 시스템은 여러 한계를 드러내고 있다. 각 의료기관마다 서로 다른 전자의무기록(EMR) 시스템을 사용하여 환자 정보의 통합적 관리가 어렵고, 환자는 자신의 건강 정보에 대한 통제권이 제한적이며, 데이터 보안 사고와 프라이버시 침해 우려가 지속적으로 제기되고 있다. 이러한 상황에서 블록체인 기술은 개인정보 보호와 활용 사이의 근본적 해결책으로 주목받고 있다.

블록체인은 분산원장 기술의 핵심으로, 데이터를 여러 참여자에게 분산 저장하면서도 암호학적 기법을 통해 높은 보안성과 투명성을 보장한다. 특히 헬스케어 분야에 적용될 경우, 환자가 자신의 건강 정보에 대한 완전한 소유권과 통제권을 가질 수 있게 하고, 모든 데이터 접근과 사용 기록이 투명하게 공개되어 신뢰할 수 있는 의료 생태계를 구축할 수 있다는 가능성을 제시한다[2].

1. 현재 헬스케어 시스템의 한계와 블록체인의 필요성

기존 시스템의 구조적 문제점

현재 대부분의 헬스케어 시스템은 중앙집중형 구조를 기반으로 한다. 각 병원이나 의료기관은 독립적인 데이터베이스를 운영하며, 환자의 건강 정보는 방문한 각 기관에 분산되어 저장된다. 이러한 구조는 여러 문제점을 야기한다. 첫째, 정보의 파편화로 인해 환자의 완전한 의료 이력을 파악하기 어렵다. 둘째, 기관 간 정보 공유가 제한적이어서 중복 검사나 약물 상호작용 같은 문제가 발생할 수 있다. 셋째, 중앙 서버에 집중된 데이터는 해킹이나 시스템 장애에 취약하다[3].

더 심각한 문제는 환자의 데이터 주권 부재이다. 현재 시스템에서 환자는 자신의 건강 정보가 어디에 저장되고, 누가 접근하며, 어떤 목적으로 사용되는지 정확히 알기 어렵다. 병원, 보험회사, 제약회사, 연구기관 등 다양한 주체가 환자의 포괄적 동의 하에 건강 정보를 활용하고 있지만, 구체적인 사용 내역이나 목적에 대한 투명성은 부족한 상황이다.

개인정보 보호 규제의 강화와 대응 필요성

최근 유럽연합의 일반개인정보보호규정(General Data Protection Regulation, GDPR) 시행을 비롯하여 전 세계적으로 개인정보 보호 규제가 강화되고 있다. GDPR은 개인정보 처리에 대한 명시적 동의, 데이터 주체의 권리 보장, 잊혀질 권리 등을 규정하고 있으며, 위반 시 연 매출의 4%에 해당하는 막대한 과징금을 부과한다[4]. 이러한 규제 환경 변화는 헬스케어 산업에 새로운 도전과 기회를 동시에 제공하고 있다.

블록체인 기술은 이러한 규제 요구사항을 충족하면서도 혁신적인 헬스케어 서비스를 가능하게 하는 기술적 해결책으로 주목받고 있다. 블록체인의 투명성과 추적 가능성은 GDPR의 책임성 원칙에 부합하며, 스마트 컨트랙트를 통한 자동화된 권한 관리는 개인정보 처리의 적법성을 보장할 수 있다.

2. 내 건강 정보, 내가 주인이다

개인정보 자기결정권의 새로운 패러다임

개인정보 자기결정권은 개인이 자신에 관한 정보의 공개와 이용에 관하여 스스로 결정할 수 있는 권리를 의미한다. 헬스케어 분야에서 이 권리는 더욱 중요한 의미를 갖는다. 건강 정보는 개인의 생명과 직결되는 동시에 고도로 민감한 개인정보이기 때문이다. 블록체인 기술은 이러한 자기결정권을 기술적으로 구현할 수 있는 혁신적 방법을 제공한다[5].

전통적인 시스템에서 환자는 의료기관의 개인정보 처리방침에 일괄적으로 동의하는 방식이었다면, 블록체인 기반 시스템에서는 세분화되고 조건부적인 동의가 가능하다. 환자는 "누가", "언제", "어떤 목적으로", "어떤 데이터에" 접근할 수 있는지를 구체적으로 설정할 수 있으며, 이러한 설정은 암호학적으로 보장되고 변조할 수 없는 형태로 블록체인에 기록된다.

블록체인 기반 개인정보 관리 아키텍처

블록체인 기반 개인정보 관리 시스템의 핵심은 환자가 자신의 개인키를 통해 데이터에 대한 완전한 통제권을 갖는다는 것이다. 시스템 아키텍처는 일반적으로 다음과 같이 구성된다. 먼저 환자의 실제 건강 데이터는 암호화되어 분산 저장소나 개인 클라우드에 저장된다. 블록체인에는 이 데이터의 해시값(hash value)[8], 저장 위치 정보, 접근 권한 정보가 기록된다. 의료진이나 연구기관이 데이터에 접근하려면 환자가 설정한 스마트 컨트랙트[9] 조건을 충족해야 하

---

8   임의의 길이를 가진 데이터(문자열, 파일 등)를 해시 함수(hash function)에 입력하면 출력되는 고정된 길이의 값임.
9   블록체인 기술 위에 올라가는 자체 실행 가능한 디지털 계약으로, 계약 조건이 코드로 작성

며, 모든 접근 시도와 결과가 블록체인에 기록된다[6].

이러한 구조에서 환자는 언제든지 자신의 데이터 사용 현황을 투명하게 확인할 수 있고, 필요에 따라 접근 권한을 즉시 변경하거나 철회할 수 있다. 예를 들어, 특정 연구 프로젝트가 종료되면 해당 연구기관의 데이터 접근 권한을 자동으로 만료시키거나, 새로운 치료를 위해 다른 의료진에게 일시적으로 접근 권한을 부여할 수 있다.

스마트 컨트랙트를 통한 고도화된 권한 관리

스마트 컨트랙트는 블록체인상에서 실행되는 자율적 프로그램으로, 미리 정의된 조건이 충족되면 자동으로 계약을 실행한다. 헬스케어 분야에서 스마트 컨트랙트는 환자의 개인정보 접근 권한을 정교하게 관리하는 도구로 활용된다[7].

예를 들어, 다음과 같은 복잡한 조건들을 스마트 컨트랙트로 구현할 수 있다: "당뇨병 전문의가 혈당 관리 목적으로 최근 3개월간의 혈당 데이터에 접근하는 것을 허용하되, 진료 시간에만 접근 가능하고, 접근할 때마다 환자에게 알림을 보낸다", "응급상황에서는 응급실 의료진이 과거 병력과 알레르기 정보에 즉시 접근할 수 있되, 환자의 의식이 회복되면 24시간 내에 접근 승인을 받아야 한다", "유전자 분석 연구를 위해 익명화된 유전정보를 3년간 제공하되, 연구 결과가 상업적으로 활용될 경우 수익의 일정 부분을 토큰으로 보상받는다"[8].

되어 있고, 해당 조건이 충족되면 자동으로 계약 내용이 이행되는 시스템임.

이러한 스마트 컨트랙트는 한번 배포되면 임의로 수정할 수 없어 높은 신뢰성을 보장하며, 조건부 실행을 통해 환자의 의도를 정확히 반영할 수 있다. 또한 모든 실행 과정이 블록체인에 기록되어 투명성과 책임성을 확보할 수 있다.

동적 동의와 세분화된 권한 모델

기존의 개인정보 동의 방식은 대부분 정적이고 포괄적이었다. 환자는 병원 방문 시 개인정보 처리에 대해 일괄적으로 동의하고, 이후 자신의 정보가 어떻게 사용되는지 추적하기 어려웠다. 블록체인 기반 시스템에서는 동적 동의(Dynamic Consent) 모델을 구현할 수 있다[9].

동적 동의 모델에서 환자는 언제든지 자신의 동의 상태를 변경할 수 있다. 예를 들어, 처음에는 연구 목적의 데이터 사용에 동의했다가 나중에 철회하거나, 특정 연구 분야에만 제한적으로 동의를 변경할 수 있다. 이러한 변경 사항은 즉시 블록체인에 반영되어 실시간으로 적용된다.

세분화된 권한 모델은 데이터의 종류, 사용 목적, 사용 주체, 사용 기간, 사용 조건 등을 개별적으로 설정할 수 있게 한다. 환자는 진료 기록은 담당 의사에게, 검사 결과는 해당 검사실에, 처방 정보는 약사에게만 접근을 허용하는 등 매우 세밀한 권한 관리가 가능하다.

토큰 이코노미를 통한 데이터 가치 창출

블록체인의 토큰 이코노미[10] 개념을 활용하면 환자가 자신의 건강 데이터 제공에 대한 경제적 보상을 받을 수 있는 시스템을 구축할 수 있다. 환자가 의료 연구나 신약 개발을 위해 자신의 건강 데이터를 제공하면, 그 기여도에 따라 토큰 형태의 보상을 받을 수 있다. 이러한 토큰은 의료비 할인, 건강검진 서비스, 웰니스 프로그램 이용 등 다양한 헬스케어 서비스와 교환할 수 있다[10].

이는 단순히 경제적 인센티브를 제공하는 것을 넘어서, 환자를 의료 혁신의 주체로 만드는 패러다임 변화를 의미한다. 환자들이 자발적으로 고품질의 건강 데이터를 제공하게 되면, 의료 연구의 질이 향상되고 더 나은 치료법 개발이 가능해진다.

3. 투명하고 신뢰할 수 있는 시스템

블록체인의 암호학적 기반과 보안 메커니즘

블록체인의 보안성은 강력한 암호학적 기반 위에 구축된다. 해시 함수는 이러한 보안의 핵심 요소 중 하나로, 임의 길이의 입력에 대해 고정된 길이의 고유한 출력값을 생성하는 일방향 함수이다. 의료 데이터 관리에서 주로 사용되는 SHA-256 해시 함수는 2의 256

---

[10] 특정 행동이나 기여를 유도하기 위해 보상으로 토큰을 지급하는 경제 시스템. 이 토큰은 마일리지, 쿠폰, 가상화폐(코인), NFT 등 다양한 형태로 제공될 수 있음. 사용자는 토큰을 받아 원하는 상품, 서비스, 혹은 다른 가치와 교환할 수 있다.

제곱 가지의 가능한 해시값을 가지므로, 충돌 확률이 사실상 0에 가깝다[11].

해시 함수의 '눈사태 효과'는 데이터 무결성 검증에 핵심적 역할을 한다. 원본 데이터에 1비트만 변경되어도 완전히 다른 해시값이 생성되므로, 미세한 변조도 즉시 탐지할 수 있다. 예를 들어, 환자의 혈압 수치가 "120/80"에서 "121/80"으로 변경되면 완전히 다른 해시값이 생성되어 변조 사실을 즉시 알 수 있다.

디지털 서명과 공개키 암호화 시스템

블록체인에서 데이터의 진위성과 부인방지를 보장하는 핵심 기술은 디지털 서명이다. 의료진이 환자의 진료 기록을 작성할 때, 자신의 개인키로 해당 기록에 디지털 서명을 한다. 이 서명은 세 가지 중요한 보안 속성을 제공한다: 무결성(데이터가 변조되지 않았음), 진위성(정당한 서명자가 서명했음), 부인방지(서명 후 서명 사실을 부인할 수 없음)[12].

타원곡선 디지털 서명 알고리즘(Elliptic Curve Digital Signature Algorithm, ECDSA)[11]은 현재 가장 널리 사용되는 디지털 서명 방식 중 하나로, RSA에 비해 더 짧은 키 길이로도 동일한 보안 수준을 제공한다. 이는 의료 IoT 기기처럼 컴퓨팅 자원이 제한된 환경에서도 효율적인 보안을 제공할 수 있어 헬스케어 분야에 적합하다.

---

11 타원곡선암호(ECC, Elliptic Curve Cryptography)를 기반으로 한 전자서명 알고리즘, 이 알고리즘은 비트코인, 이더리움 등 주요 암호화폐에서 거래의 정당성과 소유권을 확인하는 데 사용됨.

분산 저장과 합의 알고리즘을 통한 시스템 안정성

블록체인의 분산 저장 특성은 단일 장애점(Single Point of Failure)을 제거하여 시스템의 가용성을 크게 향상시킨다. 의료 데이터가 여러 노드에 복제되어 저장되므로, 일부 노드에 장애가 발생해도 다른 노드를 통해 데이터에 접근할 수 있다. 이는 생명과 직결된 의료 정보의 특성상 매우 중요한 특징이다[13].

의료용 블록체인에서는 주로 허가형(Permissioned) 네트워크가 사용되며, 실용적 비잔틴 장애 허용(Practical Byzantine Fault Tolerance, PBFT) 알고리즘[12]이나 권한 증명(Proof of Authority) 같은 합의 알고리즘이 적용된다. 이러한 알고리즘들은 네트워크 참여자들이 신뢰할 수 있는 의료기관이나 인증된 주체로 제한되어 있어, 높은 보안성과 함께 빠른 트랜잭션 처리 속도를 제공할 수 있다.

감사 추적과 데이터 프로비넌스

블록체인의 혁신적인 특징 중 하나는 모든 데이터 변경 사항이 시간순으로 기록되어 완전한 감사 추적(Audit Trail)을 제공한다는 것이다. 의료 데이터의 경우, 누가 언제 어떤 데이터에 접근했는지, 데이터가 어떻게 변경되었는지, 어떤 목적으로 사용되었는지 등의 모든 이력이 블록체인에 영구적으로 기록된다[14].

데이터 프로비넌스(Data Provenance)는 데이터의 출처와 변경 이력

---

12 분산 네트워크에서 일부 노드가 오작동하거나 악의적으로 행동해도 시스템이 올바르게 합의를 이룰 수 있도록 설계된 합의 알고리즘

을 추적하는 것으로, 의료 연구의 신뢰성 확보에 필수적이다. 블록체인을 통해 임상시험 데이터의 수집부터 분석까지의 전 과정을 투명하게 기록할 수 있어, 데이터 조작이나 편향을 방지하고 연구 결과의 재현성을 보장할 수 있다.

프라이버시 보호 기술의 통합

블록체인의 투명성은 장점이지만 의료 데이터의 프라이버시 보호 측면에서는 도전 과제가 될 수 있다. 이를 해결하기 위해 다양한 프라이버시 보호 기술이 블록체인과 결합되어 사용된다. 영지식 증명(Zero-Knowledge Proof)은 실제 데이터를 공개하지 않고도 특정 조건이 만족됨을 증명할 수 있는 암호학적 기법이다. 예를 들어, 환자가 특정 질병에 걸렸다는 사실을 공개하지 않고도 해당 질병에 대한 치료 대상자임을 증명할 수 있다[15].

동형 암호화(Homomorphic Encryption)는 암호화된 데이터에 대해 직접 연산을 수행할 수 있는 기술로, 데이터를 복호화하지 않고도 통계 분석이나 기계학습을 수행할 수 있다. 이를 통해 환자의 프라이버시를 완전히 보호하면서도 의미 있는 의료 연구를 수행할 수 있다.

오프체인 기술을 통한 확장성 해결

블록체인의 한계 중 하나는 모든 데이터를 온체인에 저장할 경우 확장성 문제가 발생한다는 것이다. 의료 영상이나 유전체 데이터처럼 대용량 데이터의 경우 블록체인에 직접 저장하기에는 비효율적이고 비용이 많이 든다. 오프체인 기술은 이러한 문제를 해결하는 핵심 솔루션이다[16].

오프체인 아키텍처에서는 실제 의료 데이터는 암호화되어 IPFS (InterPlanetary File System)나 프라이빗 클라우드 같은 외부 저장소에 저장되고, 블록체인에는 해당 데이터의 해시값, 메타데이터, 접근 권한 정보만 저장된다. 이를 통해 블록체인의 보안성과 투명성은 유지하면서도 대용량 데이터 처리와 비용 효율성을 확보할 수 있다.

4. 실제 구현 사례와 기술적 도전 과제

국내외 블록체인 헬스케어 프로젝트

국내에서는 레몬헬스케어와 마케온케어의 협력 사례가 주목받고 있다. 이들은 블록체인 기술을 기반으로 한 디지털 헬스케어 서비스 플랫폼을 구축하여 환자·병원·약국·금융기관 간 의료 데이터를 양방향으로 연동하는 시스템을 개발하고 있다. 특히 암호화폐 기반의 데이터 보상 시스템인 '레몬체인'을 통해 환자가 자신의 건강 데이터 제공에 대한 경제적 보상을 받을 수 있는 모델을 제시하고 있다[3].

해외에서는 MIT의 MedRec 프로젝트가 대표적이다. MedRec은 이더리움 블록체인을 기반으로 환자가 자신의 의료 기록에 대한 완전한 통제권을 가질 수 있는 시스템을 구축했다. 환자는 스마트 컨트랙트를 통해 의료진이나 연구기관에 선택적으로 데이터 접근 권한을 부여할 수 있으며, 모든 접근 기록이 투명하게 관리된다[8].

상호운용성과 표준화 과제

블록체인 기반 헬스케어 시스템이 실제로 널리 활용되기 위해서는 기존 의료 시스템과의 상호운용성이 확보되어야 한다. 현재 각 의료기관마다 다른 EMR 시스템을 사용하고 있어 데이터 교환이 어려운 상황에서, 블록체인 시스템도 이러한 호환성 문제에 직면하고 있다[15].

HL7 FHIR(Fast Healthcare Interoperability Resources) 같은 국제 표준을 블록체인과 결합하는 노력이 진행되고 있다. FHIR은 의료 정보 교환을 위한 표준 API를 제공하여 서로 다른 시스템 간에도 데이터를 효율적으로 공유할 수 있게 한다. 블록체인 기반 헬스케어 플랫폼에서 FHIR 표준을 채택하면 기존 의료 시스템과의 연동이 용이해지고 광범위한 도입이 가능해진다.

성능과 확장성 문제

현재 블록체인 기술의 주요 한계 중 하나는 트랜잭션 처리 속도와 확장성이다. 비트코인은 초당 약 7건, 이더리움은 초당 약 15건의 트랜잭션만 처리할 수 있어 대규모 의료 시스템의 요구사항을 충족하기 어렵다. 대형 병원에서는 하루에 수만 건의 진료가 이루어지므로 훨씬 높은 처리 성능이 필요하다.

이를 해결하기 위해 레이어 2 솔루션, 샤딩, 하이브리드 블록체인 아키텍처 등 다양한 기술이 개발되고 있다. 특히 의료용 블록체인에서는 공개형이 아닌 컨소시엄형 블록체인을 사용하여 성능을 향상시키는 동시에 보안성을 유지하는 방향으로 발전하고 있다.

5. 법적·윤리적 고려 사항과 규제 대응

개인정보보호법과의 조화

블록체인의 불변성(Immutability) 특성은 GDPR의 '잊혀질 권리'와 직접적으로 충돌할 수 있다. 환자가 자신의 의료 데이터 삭제를 요구할 경우, 블록체인에 기록된 정보를 완전히 삭제하기는 기술적으로 어렵다. 이러한 문제를 해결하기 위해 여러 기술적 접근법이 제시되고 있다[12].

첫째, 암호화 키 삭제를 통한 '논리적 삭제' 방식이다. 실제 의료 데이터는 암호화되어 오프체인에 저장하고, 블록체인에는 암호화된 데이터의 해시값만 저장한다. 환자가 삭제를 요구하면 암호화 키를 삭제하여 데이터에 접근할 수 없게 만드는 방식이다. 둘째, 편집 가능한 블록체인(Mutable Blockchain) 기술을 활용하는 방법이다. 특정 조건 하에서 블록체인의 일부 데이터를 수정하거나 삭제할 수 있는 메커니즘을 도입하는 것이다.

의료기관의 책임과 거버넌스

블록체인 기반 헬스케어 시스템에서는 기존의 중앙집중형 시스템과 달리 책임 주체가 분산되어 있어 새로운 거버넌스 모델이 필요하다. 의료기관, 기술 제공업체, 환자, 규제기관 등 다양한 이해관계자가 참여하는 컨소시엄 형태의 거버넌스가 일반적이다[14].

의료사고나 데이터 유출이 발생했을 때의 책임 소재를 명확히 하기 위해서는 스마트 컨트랙트에 책임 분담 규칙을 미리 정의해야 한다. 또한 의료진의 자격 인증, 데이터 품질 관리, 시스템 보안 유지 등에 대한 역할과 책임을 명확히 규정하는 것이 중요하다.

윤리적 고려 사항

블록체인 기반 헬스케어 시스템은 환자의 자율성과 프라이버시를 강화하지만, 동시에 새로운 윤리적 문제들도 제기한다. 데이터 소유권과 경제적 가치 창출 과정에서 환자와 의료기관, 연구기관 간의 공정한 이익 분배가 중요한 이슈가 된다. 또한 디지털 격차로 인해 기술에 익숙하지 않은 환자들이 불이익을 받을 수 있는 가능성도 고려해야 한다.

인공지능과 블록체인이 결합된 시스템에서는 알고리즘의 투명성과 공정성도 중요한 윤리적 과제이다. 의료 AI의 판단 과정을 블록체인에 기록하여 투명하게 공개하되, 환자가 이해할 수 있는 형태로 설명할 수 있는 메커니즘이 필요하다.

6. 미래 전망과 발전 방향

차세대 기술과의 융합

블록체인 기술은 단독으로 사용되기보다는 인공지능, 사물인터넷(IoT), 5G 통신 등 다른 첨단 기술과 융합되어 더 큰 시너지를 창출할 것으로 예상된다. AI 기반 진단 시스템의 학습 데이터와 알고리즘을 블록체인에 기록하여 투명성과 재현성을 보장하고, IoT 기기에서 수집되는 실시간 건강 데이터를 블록체인을 통해 안전하게 관리할 수 있다[16].

특히 웨어러블 기기와 블록체인의 결합은 개인 건강 관리의 패러다임을 바꿀 수 있다. 스마트워치나 건강 모니터링 기기에서 수집된 데이터가 실시간으로 블록체인에 기록되고, 이상 징후 발견 시 자동으로 의료진에게 알림이 전송되는 시스템이 가능해진다.

글로벌 헬스케어 생태계의 구축

블록체인의 글로벌 특성을 활용하면 국가 간 의료 협력과 정보 공유가 크게 향상될 수 있다. 팬데믹 상황에서 각국의 방역 데이터와 백신 접종 정보를 블록체인을 통해 투명하게 공유하거나, 희귀질환 환자들의 데이터를 전 세계적으로 통합하여 연구에 활용하는 것이 가능해진다.

디지털 헬스 패스포트 개념도 실현될 수 있다. 개인의 건강 상태, 백신 접종 이력, 검사 결과 등이 블록체인에 기록되어 전 세계적으로 인정받는 신뢰할 수 있는 건강 증명서 역할을 할 수 있다.

정밀 의료와 개인화된 치료

　블록체인을 통해 개인의 유전 정보, 생활 습관, 환경 요인, 치료 반응 등의 다양한 데이터를 안전하게 통합 관리할 수 있게 되면, 진정한 의미의 정밀 의료가 가능해진다. 환자 개인의 고유한 특성에 맞춘 맞춤형 치료법 개발과 개인화된 약물 처방이 더욱 정교해질 것이다.

　또한 실시간 건강 모니터링과 예측 의학의 발전으로 질병의 예방과 조기 발견이 더욱 효과적으로 이루어질 수 있다. 개인의 건강 데이터 패턴을 AI가 분석하여 질병 발생 위험을 미리 예측하고, 예방적 조치를 취할 수 있는 시스템이 구축될 것이다.

　블록체인 기술은 헬스케어 분야에서 개인정보 보호와 활용의 새로운 패러다임을 제시하고 있다. 환자가 자신의 건강 정보에 대한 완전한 소유권과 통제권을 갖게 하고, 투명하고 신뢰할 수 있는 의료 생태계를 구축할 수 있다는 가능성은 현재 의료 시스템의 근본적 한계를 극복할 수 있는 혁신적 해결책이다.

　스마트 컨트랙트를 통한 자동화된 권한 관리, 암호학적 기법을 통한 데이터 보안, 분산 저장을 통한 시스템 안정성, 투명한 감사 추적 등 블록체인의 핵심 기술들은 헬스케어 분야의 다양한 요구사항을 충족할 수 있는 기술적 기반을 제공한다. 특히 환자 중심의 데이터 거버넌스와 동적 동의 모델은 개인정보 자기결정권을 기술적으로 구현할 수 있는 혁신적 방법론이다.

　그러나 블록체인 기술의 성공적 도입을 위해서는 여전히 해결해야 할 과제들이 남아있다. 기술적으로는 확장성과 성능 개선, 기존 시스템과의 상호운용성 확보가 필요하다. 법적으로는 개인정보보호 규제와의 조화, 새로운 거버넌스 모델 수립이 요구된다. 사회적으로는 의료진과 환자의 기술 수용성 향상, 디지털 격차 해소가 중요하다.

또한 윤리적 고려 사항도 간과할 수 없다. 데이터의 경제적 가치 창출 과정에서 공정한 이익 분배, AI와 결합된 시스템에서의 투명성과 설명 가능성, 취약 계층의 접근성 보장 등이 중요한 과제이다.

미래의 헬스케어 시스템은 환자 중심의 개인정보 관리, 투명하고 신뢰할 수 있는 데이터 활용, 글로벌 협력을 통한 의료 혁신이 핵심이 될 것이다. 블록체인 기술은 이러한 미래 비전을 실현하는 데 핵심적 역할을 할 것으로 기대되며, 지속적인 기술 발전과 제도적 개선, 다양한 이해관계자 간의 협력을 통해 더 나은 의료 서비스와 국민 건강 증진에 기여할 수 있을 것이다.

블록체인이 가져올 헬스케어의 미래는 단순히 기술적 혁신을 넘어서, 환자의 권리 강화와 의료 민주화, 글로벌 건강 형평성 개선이라는 더 큰 가치를 실현할 수 있는 가능성을 제시한다. 이러한 가능성이 현실이 되기 위해서는 기술 개발자, 의료진, 정책 입안자, 환자 등 모든 이해관계자의 적극적 참여와 협력이 필요하다.

참고문헌

1. 김근령, 이대희. (2019). 블록체인 기술을 통한 의료데이터의 보호, 통합적 관리 및 활용에 관한 연구. 상사법연구, 37(4), 279-327.
2. 전웅렬. (2019). 블록체인을 활용한 개인정보 관리 및 거래 기술 연구. 정보화연구, 16(1), 87-96.
3. 오인규. (2022). 레몬헬스케어-마케온케어, 블록체인 기술 기반 디지털 헬스케어 서비스 사업 협력. 의학신문.
4. 한국과학기술정보연구원. (2020). 블록체인과 개인정보 보호: GDPR 사례.
5. ZDNet Korea. (2019). 블록체인과 GDPR, 프라이버시 이슈.
6. 한국과학기술정보연구원. (2019). 블록체인 기술을 활용한 개인정보 활용 관리 플랫폼 설계 방안 연구.
7. 정진명. (2019). 블록체인 기술과 개인정보 보호의 법률문제. 법조, 68(2), 248-280.
8. 업비트. (2023). 스마트 컨트랙트란 무엇인가? 블록체인 교육 자료.
9. 최윤섭. (2018). 블록체인은 의료를 어떻게 바꾸는가. 매일경제신문.
10. 이수현, 김혜리, 홍승필. (2017). 스마트 컨트랙트에서 개인정보 보호를 위한 설계 방안 연구. 한국통신학회 학술대회논문집.
11. 고팍스 아카데미. (2023). 스마트 컨트랙트란 무엇이며, 어떻게 작동할까요? 블록체인 가이드.
12. 한국과학기술정보연구원. (2020). 블록체인 기초: 블록과 해시 함수.
13. Binance Academy. (2021). 디지털 서명이란 무엇인가요? 바이낸스 아카데미.
14. 삼성SDS. (2020). 안전하고 투명한 데이터 관리, 블록체인으로 가능할까요? 인사이트리포트.
15. 아크로니스. (2021). 위변조 방지하는 블록체인 기반 데이터 보호 솔루션.

기업 백서.
16. 한국의료정보산업협회. (2021). 블록체인 기술, 헬스케어 분야에서 적용되는 3가지 사례. 글로벌헬스케어정보.
17. 한국과학기술정보연구원. (2020). 스마트 헬스케어 기술동향. 연구보고서.

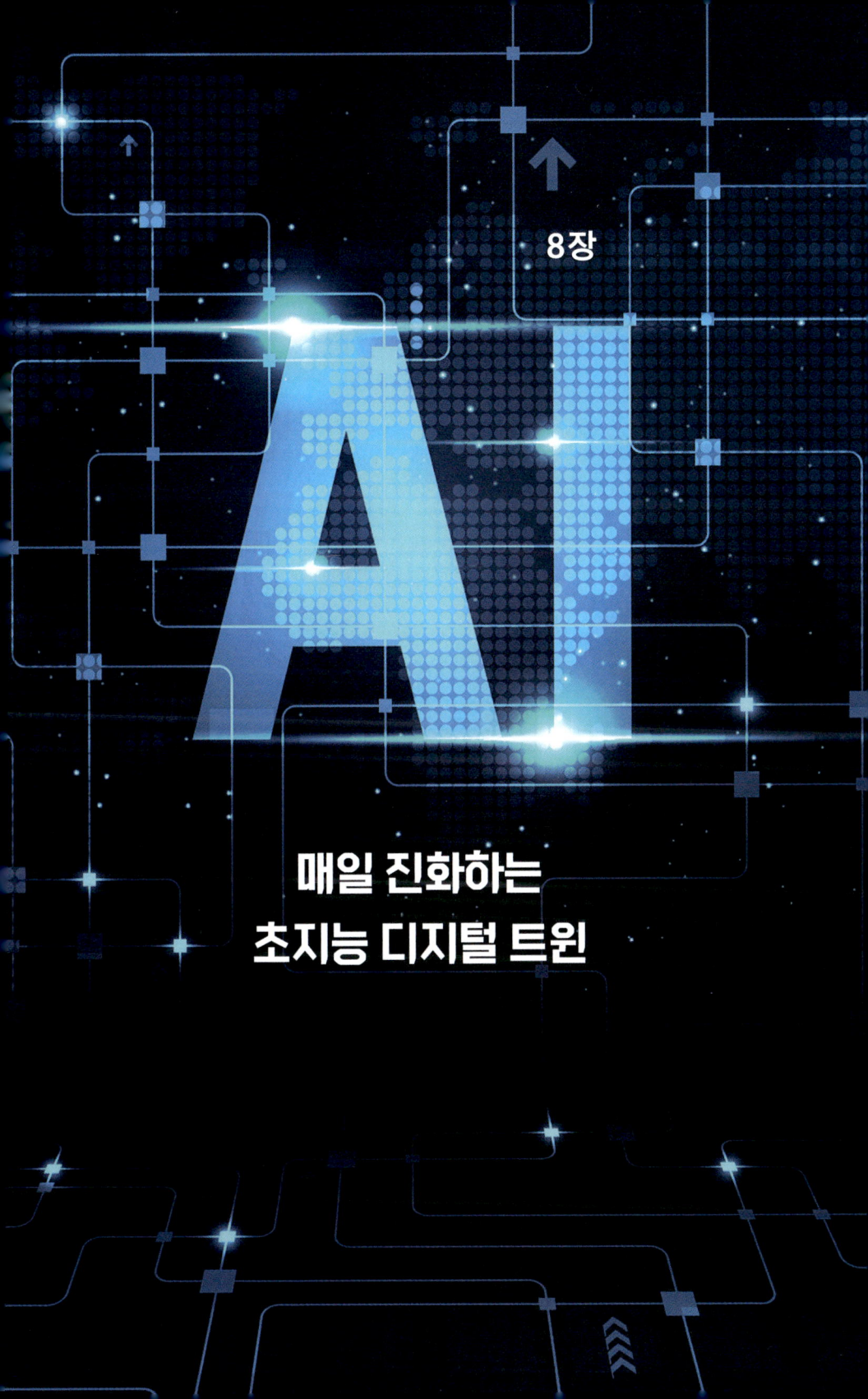

현대 의료는 개인 맞춤형 치료의 시대로 접어들고 있다. 과거 획일적인 치료법에서 벗어나 개인의 유전적 특성, 생활 습관, 환경적 요인을 종합적으로 고려한 정밀 의료가 주목받고 있다. 이러한 변화의 중심에는 디지털 트윈(Digital Twin) 기술과 지속 학습(Continual Learning) 인공지능이 있다. 디지털 트윈은 현실 세계의 개체나 시스템을 가상 공간에 동일하게 구현하는 기술로, 헬스케어 분야에서는 개인의 건강 상태를 디지털로 복제하여 실시간 모니터링과 예측 분석을 가능하게 한다[1].

헬스케어 디지털 트윈은 단순한 데이터 수집을 넘어서, 개인의 생체 신호부터 유전 정보, 생활 패턴까지 포괄하는 종합적인 건강 정보를 통합한다. 더 나아가 지속 학습 기술을 통해 새로운 의학 연구 결과나 개인의 변화하는 건강 상태를 실시간으로 반영하여 끊임없이 발전하는 개인 맞춤형 건강 관리 시스템을 구현한다. 이러한 시스템은 마치 개인 전담 의료진이 24시간 건강을 모니터링하고 최신 의학 지식을 실시간으로 업데이트하는 것과 같은 효과를 제공한다[2].

설명 가능한 인공지능(Explainable AI, XAI)의 발전은 이러한 복잡한 AI 시스템의 의사결정 과정을 투명하게 해 의료진과 환자가 AI의 판단을 이해하고 신뢰할 수 있게 한다. 본 장에서는 디지털 트윈과 지속 학습 기술이 어떻게 개인 맞춤형 헬스케어의 미래를 만들어가고 있는지 살펴보고자 한다.

1. 디지털 트윈: 나의 가상 건강 분신

헬스케어 디지털 트윈의 개념과 구조

헬스케어 디지털 트윈은 개인의 생리적, 해부학적, 행동적 특성을 종합적으로 모델링한 가상의 건강 복제체이다. 이는 단순한 데이터 저장소가 아니라 실시간으로 업데이트되고 분석되는 동적 시스템이다. 필립스 헬스케어(Philips Healthcare)가 개발한 '디지털 환자(Digital Patient)' 개념이 대표적인 사례로, 환자의 개별적 특성을 반영한 가상 신체를 구현하여 치료 결과를 사전에 시뮬레이션할 수 있게 한다[3].

디지털 트윈의 구조는 크게 데이터 수집층, 모델링층, 분석층, 인터페이스층으로 구성된다. 데이터 수집층에서는 웨어러블 기기, 의료 기기, 전자의무기록(EMR), 유전자 검사 결과 등 다양한 소스로부터 건강 데이터를 실시간으로 수집한다. 모델링층에서는 수집된 데이터를 기반으로 개인의 생리적 특성을 수학적으로 모델링하며, 분석층에서는 머신러닝과 딥러닝 알고리즘을 통해 건강 상태 예측과 위험 요인 분석을 수행한다. 인터페이스층에서는 분석 결과를 의료진과 환자가 이해하기 쉬운 형태로 시각화하여 제공한다[4].

실시간 데이터 통합과 개인화

디지털 트윈의 핵심 가치는 다양한 데이터 소스의 실시간 통합에 있다. 스마트워치나 피트니스 트래커에서 수집되는 심박수, 수면 패턴, 활동량 데이터부터 병원에서 수행한 혈액검사, 영상검사 결과까지 모든 건강 관련 정보가 하나의 통합된 모델로 구축된다. 이를 통해 단편적인 정보로는 파악하기 어려운 건강 상태의 전체적인 그림을 그릴 수 있다.

개인화는 디지털 트윈의 또 다른 핵심 특징이다. 같은 질병이라도 개인의 유전적 배경, 생활 습관, 환경적 요인에 따라 진행 양상과 치료 반응이 다르게 나타난다. 디지털 트윈은 이러한 개인별 차이를 정교하게 모델링하여 개인 맞춤형 예측과 권고를 제공한다. 예를 들어, 당뇨병 환자의 경우 식사 패턴, 운동 습관, 스트레스 수준, 수면의 질 등이 혈당 변화에 미치는 영향을 개인별로 분석하여 최적의 관리 방안을 제시할 수 있다[5].

예측 모델링과 시뮬레이션

디지털 트윈의 혁신적인 기능 중 하나는 미래 건강 상태를 예측하고 다양한 치료 옵션의 결과를 시뮬레이션할 수 있다는 점이다. 이는 치료 계획 수립에 있어 매우 중요한 도구가 된다. 의료진은 실제 환자에게 적용하기 전에 디지털 트윈을 통해 여러 치료 방법의 효과와 부작용을 미리 검토할 수 있다.

지멘스 헬시니어스(Siemens Healthineers)는 심장, 신경, 종양 관련 디지털 트윈 솔루션을 개발하여 복잡한 수술의 사전 시뮬레이션을 가능하게 하고 있다. 심장 수술의 경우 환자의 심장 구조를 3차원으로 모델링하고 다양한 수술 방법을 시뮬레이션하여 최적의 접근법을 결정할 수 있다. 이를 통해 수술 위험을 줄이고 성공률을 높일 수 있다[6].

2. 잠들지 않는 나의 건강 비서

지속 학습 기술의 원리와 적용

지속 학습(Continual Learning)은 인공지능이 새로운 정보를 학습하면서도 기존에 습득한 지식을 잊지 않도록 하는 기술이다. 전통적인 머신러닝에서는 새로운 데이터로 모델을 재학습하면 이전에 학습한 내용을 잊어버리는 '파멸적 망각(Catastrophic Forgetting)' 문제가 발생한다. 지속 학습 기술은 이러한 문제를 해결하여 AI가 평생에 걸쳐 지속적으로 학습하고 발전할 수 있게 한다[7].

헬스케어 분야에서 지속 학습은 특히 중요한 의미를 갖는다. 의학 지식은 끊임없이 발전하고 있으며, 새로운 치료법, 약물, 진단 기법이 지속적으로 개발되고 있다. 또한 개인의 건강 상태도 시간에 따라 변화한다. 지속 학습 기술을 통해 AI 시스템은 최신 의학 연구 결과를 실시간으로 반영하고, 개인의 변화하는 건강 패턴을 지속적으로 학습하여 더욱 정확한 예측과 권고를 제공할 수 있다.

탄성 가중치 통합과 정규화 접근법

지속 학습을 구현하는 주요 방법론 중 하나는 탄성 가중치 통합(Elastic Weight Consolidation, EWC)이다. 이 기법은 신경망의 가중치 중에서 이전 작업에 중요한 역할을 한 부분을 식별하고, 새로운 학습 과정에서 이러한 중요한 가중치가 크게 변하지 않도록 제약을 가한다. 구글 딥마인드(Google DeepMind)가 2017년 처음 제시한 이 방법론은 AI가 새로운 지식을 습득하면서도 기존 지식을 보존할 수 있게 한다[8].

헬스케어 디지털 트윈에서 EWC는 다음과 같이 적용될 수 있다. 예를 들어, 당뇨병 관리 AI가 특정 환자의 혈당 패턴을 학습했다고 가정하자. 이후 새로운 의학 연구 결과가 발표되어 혈당 관리에 대한 새로운 지식을 학습해야 할 때, EWC 기법을 통해 기존에 학습한 개인별 특성은 보존하면서 새로운 일반적 지식을 추가로 습득할 수 있다. 이를 통해 개인화된 치료 권고의 정확도를 유지하면서도 최신 의학 지식을 반영한 더 나은 서비스를 제공할 수 있다.

점진적 학습과 메모리 시스템

점진적 학습(Incremental Learning)은 지속 학습의 또 다른 중요한 접근법이다. 이는 새로운 데이터가 순차적으로 들어올 때마다 모델을 점진적으로 업데이트하는 방식이다. 헬스케어 환경에서는 환자의 건강 데이터가 지속적으로 생성되므로 이러한 점진적 학습 방식이 매우 적합하다.

메모리 기반 지속 학습 방법도 주목받고 있다. 이는 과거 경험의 일부를 메모리에 저장하고, 새로운 학습 시 이러한 과거 경험을 함께 활용하는 방식이다. 헬스케어 디지털 트윈에서는 환자의 중요한 건강 이벤트나 치료 경험을 메모리에 저장하고, 향후 유사한 상황에서 이를 참조하여 더 나은 의사결정을 내릴 수 있다. 예를 들어, 특정 약물에 대한 부작용 경험이 있는 환자의 경우 이 정보를 메모리에 저장하여 향후 유사한 약물 처방 시 주의를 기울일 수 있다[9].

실시간 학습과 적응적 시스템

헬스케어 디지털 트윈의 지속 학습 시스템은 실시간성이 매우 중요하다. 환자의 건강 상태는 급격히 변화할 수 있으며, 이러한 변화를 신속하게 감지하고 대응해야 한다. 실시간 학습 알고리즘은 새로운 데이터가 입력되는 즉시 모델을 업데이트하여 최신 상태를 반영한다.

트윈헬스(TwinHealth)의 사례가 이를 잘 보여준다. 이 회사는 순환신경망(RNN)과 결합된 디지털 트윈 시뮬레이션을 이용해 당뇨병 환자의 치료를 돕고 있다. 환자는 앱과 웨어러블 센서를 통해 하루 약 3,000건의 데이터를 전송하고, 이는 환자의 전신 디지털 트윈을 구축하는 데 활용된다. AI는 실시간으로 혈당 변화를 예측하고, 영양소 섭취나 수면 패턴 변경이 혈당에 미치는 영향을 시뮬레이션하여 개인 맞춤형 조언을 제공한다[10].

개인화된 치료 권고의 진화

지속 학습을 통해 디지털 트윈은 단순히 현재 상태를 모니터링하는 것을 넘어서 개인의 건강 패턴을 깊이 이해하고 예측하는 능력을 갖추게 된다. 이는 치료 권고의 개인화 수준을 크게 향상시킨다. 예를 들어, 고혈압 환자의 경우 혈압 변화에 영향을 미치는 개인별 요인들(스트레스, 수면, 식습관, 운동 등)의 패턴을 학습하여 가장 효과적인 생활 습관 개선 방안을 제시할 수 있다.

또한 지속 학습 시스템은 치료 효과를 지속적으로 모니터링하고 평가하여 치료 계획을 동적으로 조정할 수 있다. 만약 특정 치료법이 예상만큼 효과를 보이지 않는다면, AI는 이를 즉시 감지하고 대안적인 치료 방안을 제안할 수 있다. 이러한 적응적 치료 접근법은 개인의 치료 반응성을 최대화하고 부작용을 최소화하는 데 기여한다.

3. AI가 설명해 주는 건강 예측

설명 가능한 AI의 필요성과 중요성

의료 분야에서 인공지능의 활용이 확대되면서 설명 가능한 AI(Explainable AI, XAI)의 중요성이 더욱 부각되고 있다. 의료는 인간의 생명과 직결되는 분야이므로 AI의 의사결정 과정이 투명하고 이해 가능해야 한다. 환자와 의료진은 AI가 왜 특정 진단을 내렸는지, 어떤 근거로 치료를 권고하는지 명확히 알 수 있어야 한다[11].

전통적인 딥러닝 모델은 뛰어난 성능을 보이지만 '블랙박스'와 같아서 의사결정 과정을 이해하기 어렵다. 이는 의료진이 AI의 판단을 검증하고 환자에게 설명하는 데 큰 장애가 된다. 특히 생명과 관련된 중요한 의사결정에서는 단순히 정확한 결과만으로는 충분하지 않으며, 그 결과에 대한 신뢰할 수 있는 설명이 필요하다.

유럽연합의 일반개인정보보호규정은 알고리즘 의사결정에 대한 설명 요구권을 명시하고 있으며, 이는 의료 AI에도 적용된다. 따라서 헬스케어 디지털 트윈 시스템에서 XAI는 단순한 기술적 선택이 아니라 법적, 윤리적 요구사항이 되고 있다[12].

주요 XAI 기술과 의료 분야 적용

설명 가능한 AI를 구현하는 주요 기술로는 LIME(Local Interpretable Model-agnostic Explanations), SHAP(SHapley Additive exPlanations), LRP(Layer-wise Relevance Propagation) 등이 있다. 각각은 서로 다른 접근 방식으로 AI의 의사결정 과정을 설명한다[13].

LIME은 복잡한 모델의 국소적 설명을 제공하는 기법이다. 예를 들어, 의료 영상에서 암을 진단하는 AI의 경우, LIME은 이미지의 어떤 부분이 진단에 중요한 역할을 했는지 시각적으로 보여준다. 특정 영역을 마스킹하거나 변형하면서 모델의 예측이 어떻게 변하는지 관찰하여 중요한 특징을 식별한다. 이를 통해 의료진은 AI가 실제로 병변 부위를 정확히 인식했는지, 아니면 관련 없는 부분을 잘못 해석했는지 확인할 수 있다.

SHAP는 게임 이론의 섀플리 값(Shapley Value) 개념을 활용하여 각 입력 특징이 최종 예측에 기여한 정도를 정량적으로 계산한다. 헬스케어 디지털 트윈에서 SHAP는 혈압, 혈당, 체중, 운동량 등 다양한 건강 지표 중에서 특정 질병 위험 예측에 가장 크게 기여한 요인을 명확히 보여줄 수 있다. 예를 들어, 심혈관 질환 위험 예측에서 "혈압이 +15%, 콜레스테롤이 +10%, 흡연이 +8% 기여했다"는 식으로 구체적인 수치를 제공한다[14].

시각적 설명과 대화형 인터페이스

XAI의 효과적인 활용을 위해서는 설명을 시각적이고 직관적으로 제시하는 것이 중요하다. 의료진과 환자가 복잡한 수학적 계산 과정을 이해할 필요는 없지만, AI의 핵심 판단 근거는 쉽게 파악할 수 있어야 한다.

히트맵(Heatmap) 시각화는 의료 영상 분석에서 가장 널리 사용되는 설명 방법이다. AI가 X-ray나 CT 이미지에서 이상 부위를 감지했을 때, 해당 부위를 색상으로 강조하여 의료진이 AI의 판단 근거를 직관적으로 이해할 수 있게 한다. 색상의 강도는 해당 부위가 진단에 미친 영향의 크기를 나타낸다.

대화형 설명 인터페이스도 주목받고 있다. 이는 사용자가 AI에게 "왜 이런 진단을 내렸나요?", "다른 치료 옵션은 없나요?", "이 검사 결과가 왜 중요한가요?" 같은 질문을 자연어로 할 수 있게 하는 시스템이다. AI는 이러한 질문에 대해 개인화된 답변을 제공하여 더 깊은 이해를 돕는다[15].

신뢰도 지표와 불확실성 정량화

설명 가능한 AI의 또 다른 중요한 측면은 예측의 불확실성을 정량화하여 제시하는 것이다. 의료 분야에서는 100% 확실한 진단이나 예측이 어려운 경우가 많으므로, AI도 자신의 판단에 대한 신뢰도를 명시해야 한다.

베이지안 신경망(Bayesian Neural Network)이나 앙상블 방법을 통해 예측의 불확실성을 계산할 수 있다. 예를 들어, 디지털 트윈이 "30일 내 재입원 위험 75% (신뢰구간: 65~85%)"라고 예측했다면, 의료진은 이 예측의 불확실성 범위를 고려하여 더 신중한 의사결정을 내릴 수 있다. 불확실성이 높은 경우에는 추가 검사나 전문의 상담을 권고할 수도 있다[16].

개인 맞춤형 설명의 구현

헬스케어 디지털 트윈에서 설명은 단순히 일반적인 정보를 제공하는 것이 아니라 개인의 특성을 반영한 맞춤형 설명이어야 한다. 같은 질병이라도 환자의 나이, 성별, 기저질환, 생활 습관에 따라 위험 요인과 치료 방향이 달라질 수 있기 때문이다.

예를 들어, 당뇨병 관리 AI가 혈당 상승을 경고할 때, 젊은 환자에게는 "최근 운동량 감소와 스트레스 증가가 주요 원인으로 보입니다"라고 설명하고, 고령 환자에게는 "약물 복용 패턴의 변화와 수면의 질 저하가 영향을 미친 것으로 분석됩니다"라고 서로 다른 설명을 제공할 수 있다. 이러한 개인화된 설명은 환자의 이해도와 치료 순응도를 높이는 데 기여한다.

4. 통합적 시스템 아키텍처와 구현

멀티모달 데이터 융합과 처리

헬스케어 디지털 트윈은 다양한 형태의 데이터를 통합하여 처리해야 한다. 구조화된 데이터(혈압, 혈당, 체중 등), 반구조화된 데이터(의무기록, 처방전), 비구조화된 데이터(의료 영상, 음성 기록), 그리고 실시간 스트리밍 데이터(웨어러블 기기 신호) 등이 모두 포함된다.

이러한 멀티모달 데이터의 효과적인 융합을 위해서는 각 데이터 타입에 특화된 전처리와 특징 추출 과정이 필요하다. 의료 영상에는 컨볼루션 신경망(CNN), 시계열 생체 신호에는 순환 신경망(RNN), 텍스트 데이터에는 트랜스포머(Transformer) 모델을 적용하고, 이들의 출력을 융합하여 종합적인 건강 상태 평가를 수행한다[17].

실시간 처리와 엣지 컴퓨팅

디지털 트윈의 실시간성을 보장하기 위해서는 엣지 컴퓨팅[13]과 클라우드 컴퓨팅의 하이브리드 아키텍처가 필요하다. 즉각적인 응답

---

13 데이터를 중앙 데이터센터나 클라우드가 아닌, 데이터가 생성되는 현장(엣지, 예: 스마트폰, 태블릿, IoT 장치 등)에서 직접 처리하는 컴퓨팅 방식임.

이 필요한 모니터링과 알림 기능은 웨어러블 기기나 개인용 기기에서 엣지 컴퓨팅으로 처리하고, 복잡한 분석과 예측은 클라우드에서 수행한다.

예를 들어, 심박수 이상이 감지되면 웨어러블 기기에서 즉시 경고를 발생시키고, 동시에 클라우드의 디지털 트윈 시스템에 데이터를 전송하여 종합적인 분석을 수행한다. 이를 통해 응답성과 정확성을 모두 확보할 수 있다. 5G 네트워크의 발전은 이러한 실시간 데이터 전송과 처리를 더욱 원활하게 하고 있다[18].

프라이버시 보호와 보안

헬스케어 데이터의 민감성을 고려할 때 개인정보 보호와 보안은 매우 중요한 요소이다. 연합 학습(Federated Learning)과 차등 프라이버시(Differential Privacy) 기술을 통해 개인 데이터를 보호하면서도 효과적인 학습이 가능하다.

연합 학습에서는 개인의 원시 데이터를 중앙 서버로 전송하지 않고, 각 개인의 기기나 의료기관에서 로컬하게 학습을 수행한 후 모델 파라미터만 공유한다. 이를 통해 개인정보를 보호하면서도 집단 지식을 활용한 모델 개선이 가능하다. 차등 프라이버시는 데이터에 의도적인 노이즈를 추가하여 개인을 식별할 수 없게 하면서도 전체적인 패턴은 보존하는 기술이다[19].

의료진과의 협업 시스템

디지털 트윈은 의료진을 대체하는 것이 아니라 보완하는 도구로 설계되어야 한다. 의료진이 AI의 분석 결과를 검토하고 수정할 수 있는 인터페이스, 의료진의 피드백을 시스템 개선에 반영하는 메커니즘, 복잡한 사례에서 자동으로 의료진의 개입을 요청하는 기능 등이 필요하다.

분당서울대병원의 의료인공지능센터에서 개발한 시스템은 이러한 협업 모델의 좋은 사례이다. AI가 1차 스크리닝을 수행하고 의심 부위를 하이라이트하면, 의료진이 이를 검토하여 최종 진단을 내린다. 의료진의 판단과 AI의 예측이 다른 경우에는 이를 학습 데이터로 활용하여 시스템을 지속적으로 개선한다[20].

5. 미래 전망과 발전 방향

초개인화 의료 서비스

디지털 트윈과 지속 학습 기술의 발전은 궁극적으로 초개인화(Hyper-personalization) 의료 서비스를 실현할 것이다. 이는 개인의 유전자, 후생유전학, 미생물군집, 생활 환경, 행동 패턴 등을 종합적으로 고려한 완전히 개인화된 의료 서비스를 의미한다.

미래의 디지털 트윈은 단순히 질병을 진단하고 치료하는 것을 넘어서, 개인의 건강 잠재력을 최대화하는 방향으로 발전할 것이다. 예를 들어, 개인의 유전적 특성과 생활 패턴을 분석하여 가장 효과적인 운동 방법, 최적의 영양 섭취 패턴, 스트레스 관리 방법 등을 제시할 수 있을 것이다. 이는 치료 중심의 의료에서 예방과 최적화 중심의 의료로의 패러다임 전환을 의미한다.

글로벌 건강 네트워크

개별 디지털 트윈들이 네트워크를 형성하여 집단 지능을 구현할 수도 있다. 개인정보를 보호하면서도 익명화된 패턴 정보를 공유하여 새로운 질병 패턴의 조기 발견, 팬데믹 대응, 공중보건 정책 수립 등에 활용할 수 있다.

예를 들어, 새로운 변종 바이러스가 출현했을 때 전 세계 디지털 트윈 네트워크를 통해 감염 패턴, 증상 변화, 치료 반응 등을 실시간으로 분석하고 공유할 수 있다. 이를 통해 더 신속하고 효과적인 대응이 가능해질 것이다[21].

기술적 도전과 해결 방안

디지털 트윈과 지속 학습 기술의 발전에는 여전히 극복해야 할 기술적 도전들이 있다. 첫째, 계산 복잡성 문제이다. 개인의 모든 생리적 과정을 정밀하게 모델링하려면 엄청난 계산 자원이 필요하나. 양자 컴퓨팅이나 뉴로모픽 컴퓨팅[14] 같은 차세대 컴퓨팅 기술이 이러한 문제의 해결책이 될 수 있다.

---

14 인간의 뇌가 작동하는 방식을 모방하여 설계된 차세대 컴퓨팅 기술. 이 방식은 뇌의 신경(뉴런)과 시냅스 구조를 하드웨어와 소프트웨어로 구현하여, 정보를 매우 효율적이고 빠르게 처리할 수 있음.

둘째, 데이터 품질과 표준화 문제이다. 서로 다른 기기와 시스템에서 생성되는 데이터의 품질과 형식이 다르면 정확한 분석이 어렵다. 의료 데이터 표준화와 상호운용성 확보가 중요한 과제이다.

셋째, 윤리적 문제이다. AI가 개인의 건강을 예측하고 권고하는 과정에서 편향이나 차별이 발생하지 않도록 하는 것이 중요하다. 공정성(Fairness)을 보장하는 AI 알고리즘 개발과 다양한 인구집단을 포함하는 대표성 있는 학습 데이터 구축이 필요하다[22].

디지털 트윈과 지속 학습 기술의 융합은 헬스케어 분야에 혁명적 변화를 가져오고 있다. 개인의 건강 상태를 실시간으로 모니터링하고 예측하는 가상의 건강 분신이 24시간 우리의 건강을 돌보는 시대가 도래하고 있다. 이러한 시스템은 단순히 질병을 진단하고 치료하는 것을 넘어서, 개인의 건강 잠재력을 최대화하고 삶의 질을 향상시키는 포괄적인 건강 관리 서비스를 제공한다.

지속 학습 기술을 통해 AI는 끊임없이 발전하는 의학 지식과 개인의 변화하는 건강 상태를 실시간으로 반영하여 더욱 정확하고 개인화된 서비스를 제공할 수 있다. 설명 가능한 AI의 발전은 이러한 복잡한 시스템을 투명하고 신뢰할 수 있게 만들어 의료진과 환자가 AI와 효과적으로 협력할 수 있게 한다.

그러나 이러한 기술의 성공적인 도입과 활용을 위해서는 기술적 완성도 향상뿐만 아니라 법적, 윤리적, 사회적 측면의 고려가 필요하다. 개인정보 보호, 데이터 보안, 알고리즘의 공정성, 의료진과의 역할 분담 등 다양한 이슈들을 종합적으로 해결해야 한다.

미래의 헬스케어는 개인 맞춤형, 예측 기반, 예방 중심의 서비스로 발전할 것이다. 디지털 트윈과 지속 학습 기술은 이러한 변화의 핵심 동력이 될 것이며, 궁극적으로 모든 사람이 자신만의 전문 의료진을 갖는 것과 같은 수준의 개인화된 건강 관리 서비스를 받을 수 있게 할 것이다. 이는 단순한 기술적 진보를 넘어서 인류의 건강과 웰빙을 근본적으로 향상시킬 수 있는 혁신적 변화이다.

참고문헌

1. 대웅제약 뉴스룸. (2022). 헬스케어 디지털 트윈 시장 현황 및 전망. 대웅제약.
2. 메디팜스투데이. (2022). 헬스케어 '디지털 트윈' 주목⋯연평균 26.0% 성장. 메디팜스투데이.
3. 센트럴월드뉴스. (2022). 의료계 디지털 트윈, 헬스케어 분야에 어떤 도움줄까? CWN.
4. 팜뉴스. (2021). 헬스케어 업계, 차세대 기술 '디지털 트윈'이 뜬다. 팜뉴스.
5. 한국창의재단. (2022). 빠르게 성장하는 디지털 헬스케어 인공지능 시장. 창의재단.
6. 패스트캠퍼스. (2023). 의료 AI 학습 어떻게 해야 하나요? 패스트캠퍼스 미디어.
7. AI타임스. (2021). "한번 배운 건 잊지 않고 활용" [특별기획 AI 2030] ⑰ 평생학습. AI타임스.
8. 한국과학기술정보연구원. (2021). 인공지능 평생학습(Lifelong Learning) 연구 동향.
9. LG AI Research. (2020). 연속학습(Continual Learning) 연구 보고서.
10. 한국과학기술정보연구원. (2024). 인공지능의 연속적 학습 기술 동향.
11. IBM. (2025). 설명 가능한 AI(XAI)란 무엇인가요? IBM Think.
12. 삼성SDS. (2023). 생성형 AI의 등장으로 더욱 중요해진 설명 가능한 AI XAI. 삼성SDS 인사이트리포트.
13. BRIC. (2021). 의료/헬스케어 분야에서의 설명 가능 인공지능(Explainable AI) 연구 동향. 한형진, Bio리포트.
14. 한국과학기술정보연구원. (2024). 설명 가능한 인공지능(XAI): 개념, 역사, 중요성.

15. 한국과학기술정보연구원. (2024). 설명 가능한 인공지능(XAI) 주요 방법론.
16. 한국과학기술정보연구원. (2022). 설명 가능한 인공지능(XAI) 연구 동향.
17. 주니퍼 네트웍스. (2023). XAI(Explainable AI)란 무엇입니까? 주니퍼 리서치.
18. 한국과학기술정보연구원. (2025). AI 의료영상 분석 연구 동향.
19. Red Hat. (2023). 의료 인공지능: 의료 AI 진단, 의료영상 해석, 치료 개발 기술. Red Hat.
20. CIO. (2024). 의료 AI의 미래, 연구·개발·교육에서 찾다… 분당서울대병원 김세중 의료인공지능센터장. CIO.
21. 알케라. (2023). 의료 AI 혁신이 가져온 놀라운 변화. 알케라 AI.
22. Ominext. (2023). 인공지능 AI로 의료 혁신: 다섯 가지 핵심 트렌드. Ominext Korea.

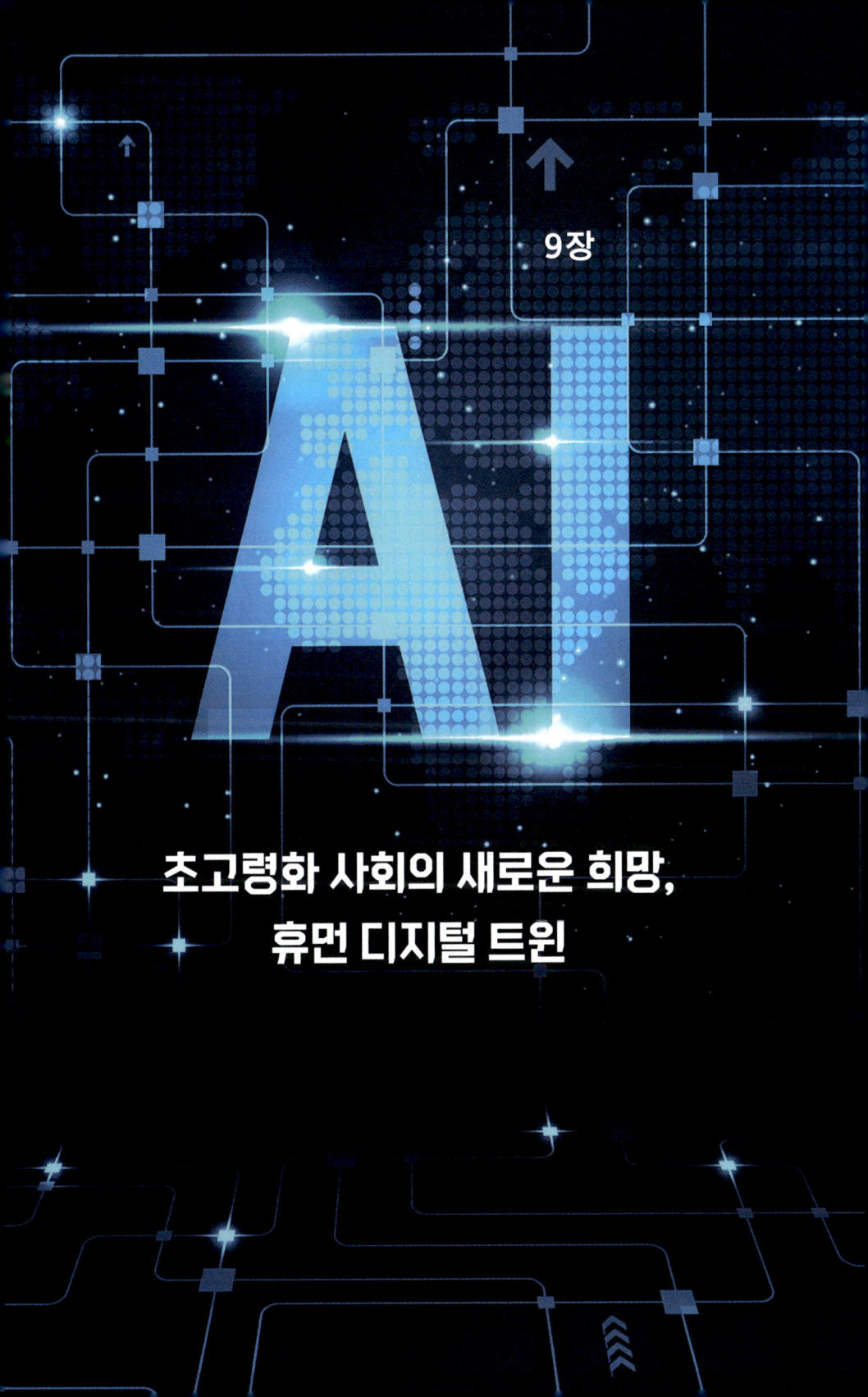

2025년, 대한민국은 초고령사회로의 진입이라는 역사적 전환점을 맞이하고 있다. 이는 단순한 인구 구조의 변화가 아니라, 사회 전반의 패러다임을 재정의하는 중대한 도전이다. 2024년 7월 기준, 65세 이상 인구는 1,000만 명을 돌파하며 전체 인구의 19.5%를 차지했으며, 2025년에는 이 비율이 20%를 초과하여 명실상부한 초고령사회로의 전환을 완성할 전망이다[1]. 이러한 고령화 속도는 세계적으로도 유례없는 수준으로, 기존의 의료 및 사회 인프라로는 감당하기 어려운 새로운 과제를 제시하고 있다.

이러한 시대적 흐름 속에서 주목받는 기술이 바로 휴먼 디지털 트윈(Human Digital Twin, HDT)이다. HDT는 개인의 생리적, 병리적, 행동적 데이터를 실시간으로 디지털 공간에 모델링하여 가상의 인간을 구현하는 혁신적인 기술이다[2]. 이 기술은 특히 대한민국의 시니어를 특정하는 K-시니어 세대의 건강 관리와 삶의 질 향상에 있어 획기적인 변화를 가져올 것으로 기대된다. HDT는 단순한 데이터 수집을 넘어, 개인 맞춤형 건강 관리, 예방적 의료, 사회적 연결성 강화 등 다차원적 솔루션을 제공하며, 초고령사회를 위기가 아닌 기회로 전환하는 핵심 열쇠가 될 것이다.

K-시니어는 단순한 노인층이 아니다. 이들은 한국 현대사의 격동기를 온몸으로 살아낸 특별한 세대다. 한국전쟁의 폐허와 극심한 빈곤을 딛고, 세계가 주목하는 경제 기적을 일궈낸 주역들이다. 흑백 TV에서 시작해 스마트폰과 5G 네트워크로 이어지는 기술 혁신의 물결, 손편지에서 SNS로 진화한 소통 방식 속에서, K-시니어들은 끊임없이 변화를 수용하고 적응해왔다. 이러한 그들의 유연성과 학습 의지는 HDT와 같은 첨단 기술의 도입에 이상적인 토양을 제공한다. 이들은 단순히 기술의 수혜자가 아니라, 기술 발전의 동반자로서 새로운 미래를 설계하는 데 적극적으로 기여할 수 있는 잠재력을 지녔다.

본 장에서는 HDT가 K-시니어 케어에 가져올 혁신적 가능성을 심도 있게 탐구한다. 초고령화 사회의 도전과 기회를 분석하고, HDT의 기술적 기반, 구체적 적용 사례, 사회적·경제적 파급효과를 종합적으로 다룬다. 이를 통해 K-시니어들이 HDT와 함께 만들어갈 새로운 미래가 단순한 기술적 진보를 넘어, 인간 중심의 따뜻한 사회로 나아가는 비전임을 제시하고자 한다.

1. 초고령화 사회: 도전과 기회

대한민국의 초고령화 현실

대한민국은 세계에서 가장 빠른 속도로 고령화가 진행되고 있다. 통계청에 따르면, 2035년에는 65세 이상 인구가 전체 인구의 30%를 넘어설 것이며, 2050년에는 40%에 이를 것으로 전망된다[3]. 이는 단순한 숫자의 증가를 넘어, 사회 구조 전반의 재편을 요구하는 중대한 변화다. 일본이나 독일과 같은 선진국들이 수십 년에 걸쳐 경험한 고령화를, 한국은 불과 20~30년 만에 압축적으로 겪고 있다. 이러한 급속한 변화는 기존 시스템의 점진적 조정을 허락하지 않으며, 즉각적이고 혁신적인 대응을 요구한다.

초고령화가 가져오는 주요 도전 과제는 다음과 같다.

1. **의료비 부담의 급증:** 고령 인구의 증가는 국가 의료비 지출의 급격한 상승으로 이어진다. 2023년 기준, 65세 이상의 의료비는

전체 의료비의 상당 부분을 차지하며, 이는 국가 재정에 중대한 부담을 초래하고 있다[4]. 만성질환의 증가와 장기 요양 수요가 더해지면서, 의료비 상승은 더욱 가속화될 전망이다.

2. **만성질환의 급증과 의료 수요 폭증:** 고령화는 당뇨병, 고혈압, 심혈관 질환, 치매 등 만성질환의 유병률을 높인다. 이러한 질환은 지속적인 관리와 빈번한 의료 개입을 요구하며, 기존 의료 인프라의 한계를 드러낸다. 특히, 치매 환자의 증가율은 2050년까지 두 배 이상으로 증가할 것으로 예상되며, 이는 사회적·경제적 부담을 가중시킬 것이다[5].

3. **독거노인 증가와 고독사 문제:** 보건복지부의 '2023 노인실태조사'에 따르면, 독거노인 비율은 2020년 19.8%에서 2023년 32.8%로 급상승했다[6]. 이로 인해 고독사(혼자 사망 후 오랜 시간 발견되지 않는 죽음)가 사회적 문제로 대두되고 있다. 고독사는 단순한 개인의 비극을 넘어, 지역사회와 복지 시스템의 공백을 드러내는 심각한 신호다. 더욱 심각한 문제는 무연고사(無緣故死)의 증가이다. 단순한 독거만이 문제가 아니라 가족과 사회와의 절연의 후유증으로 인해 발생하는 무연고사의 증가는 고령사회에서의 인간의 존엄성과 가치를 손상하는 일이 된다.

4. **경제적·인력적 부담:** 고령화는 생산가능인구의 감소와 연금 시스템의 압박을 초래한다. 경제 성장을 유지하면서 동시에 증가하는 노인 복지 수요를 충족시키는 것은 국가적 과제다. 이를 해결하기 위해서는 노동 생산성 향상과 함께, 노인 스스로 경제적·사회적 기여를 지속할 수 있는 환경 조성이 필요하다.

이러한 도전은 위기인 동시에 기회다. 특히 K-시니어 세대의 독특한 특성과 잠재력은 이러한 도전을 극복하고 새로운 가치를 창출하는 데 중요한 역할을 할 수 있다.

K-시니어 세대의 독특한 특성

K-시니어는 단순히 '나이 든 세대'로 정의할 수 없는 독보적인 집단이다. 이들은 한국전쟁의 폐허 속에서 시작해, 1960~70년대의 산업화, 1980~90년대의 민주화와 경제 도약, 2000년대 이후의 디지털 혁명을 온몸으로 경험한 세대다. 이들은 흑백 TV와 라디오로 세상과 연결되던 시절부터, 스마트폰과 유튜브로 글로벌 네트워크에 참여하는 현재까지, 끊임없는 변화의 물결을 헤쳐왔다.

K-시니어의 주요 특징은 다음과 같다.

1. **기술 수용력과 적응력:** K-시니어들은 스마트폰 보급률이 80%를 상회하는 등(65~74세 기준), 디지털 기기와 서비스에 높은 친화도를 보인다[7]. 이들은 온라인 뱅킹, 소셜 미디어, 헬스케어 앱 등을 적극 활용하며, 새로운 기술을 배우고 적용하는 데 주저하지 않는다. 이러한 특성은 HDT와 같은 첨단 기술의 도입에 있어 중요한 자산이다.
2. **경제적 잠재력:** K-시니어는 한국 경제 호황기를 거치며 상당한 자산을 축적한 세대다. 이들의 소비력은 고품질의 맞춤형 의료 및 복지 서비스에 대한 수요를 창출하며, 실버 산업의 성장 동력이 되고 있다. 특히, 건강 관리와 삶의 질 향상에 대한 투자

의지가 강해, HDT 기반 서비스의 시장 확대를 촉진한다.
3. **지적 호기심과 교육 수준:** K-시니어는 이전 세대에 비해 높은 교육 수준을 자랑하며, 건강 관리와 사회 참여에 대한 적극적인 관심을 보인다. 이들은 자신의 건강 데이터를 이해하고, 이를 기반으로 한 맞춤형 솔루션에 높은 가치를 부여한다.
4. **사회적 기여 의지:** K-시니어는 단순히 돌봄의 대상이 되기를 원하지 않는다. 이들은 자신의 경험과 지혜를 사회에 환원하고, 세대 간 연결의 매개체로서 활약하고자 한다. 더욱 국가 발전의 알파에서 오메가까지 헌신적으로 참여해 온 경력이 후세에게 모범이 될 수 있다는 자신감을 가지고 있다. HDT는 이러한 욕구를 충족시키며, K-시니어를 수동적 수혜자에서 능동적 참여자로 전환시킬 수 있다.

이러한 특성들은 K-시니어를 HDT 기술의 이상적인 파트너로 만든다. 이들의 기술적 친화도와 경제적 여력, 적극적인 태도는 HDT 도입의 성공 가능성을 높이며, 초고령사회를 혁신적으로 재구성할 수 있는 기반을 제공한다.

2. 기술적 혁신의 정수, 휴먼 디지털 트윈

휴먼 디지털 트윈의 개념과 특징

휴먼 디지털 트윈(HDT)은 개인의 생리적, 병리적, 행동적 데이터를 실시간으로 수집·분석하여 디지털 공간에 가상의 인간을 구현하는 기술이다[8]. 이는 단순한 건강 기록이나 정기 검진 데이터를 넘어, 개인의 건강 상태와 생활 패턴을 지속적으로 추적하고 예측하는 동적 시스템이다. HDT는 웨어러블 디바이스, IoT 센서, 다중 오믹스 분석(유전체, 단백체, 대사체 등)을 통합하여, 개인의 건강을 360도 입체적으로 조명한다.

HDT의 핵심 특징은 다음과 같다.

1. **실시간성(Real-time):** 웨어러블 디바이스와 센서를 통해 심박수, 혈압, 활동량, 수면 패턴 등 다양한 데이터를 실시간으로 수집·반영한다. 이를 통해 현재 건강 상태를 즉각적으로 파악할 수 있다.
2. **예측성(Predictive):** AI와 머신러닝을 활용하여 축적된 데이터를 분석, 미래의 건강 위험(예: 질병 발생 가능성, 급성 이벤트)을 예측한다. 이는 예방적 의료의 핵심 기반이 된다.
3. **개인화(Personalized):** 각 개인의 유전적 특성, 생활 습관, 환경 요인을 반영한 맞춤형 건강 관리 솔루션을 제공한다. 이는 표준화된 의료와 달리, 개개인에 최적화된 접근을 가능케 한다.
4. **통합성(Integrated):** 유전체, 단백체, 대사체, 마이크로바이옴 등 다중 오믹스 데이터를 비롯해, 활동 패턴, 식이 습관, 환경 데이터까지 종합적으로 분석한다. 이러한 통합적 접근은 건강의 복잡한 상호작용을 이해하는 데 필수적이다.

HDT는 단순히 기술적 도구를 넘어, 개인의 건강을 체계적으로 관리하고 삶의 질을 향상시키는 새로운 패러다임을 제시한다. 특히 K-시니어와 같은 고령층에게는 독립성과 자율성을 유지하면서도 안전한 건강 관리를 보장하는 이상적인 솔루션이다.

K-시니어와 HDT의 시너지

K-시니어의 특성과 HDT의 기능은 놀라운 시너지를 창출한다. 이들은 이미 스마트폰, 웨어러블 디바이스, 디지털 헬스케어 앱 등에 익숙하며, 새로운 기술을 배우고 활용하는 데 높은 의지를 보인다. 예를 들어, 2023년 기준 65세 이상 한국 노인의 70% 이상이 스마트폰을 통해 건강 관련 정보를 검색하거나 헬스케어 앱을 사용한 경험이 있다[9]. 이러한 디지털 친화도는 HDT의 웨어러블 디바이스와 앱 기반 인터페이스 도입을 용이하게 한다.

또한, K-시니어의 높은 교육 수준과 건강에 대한 관심은 HDT의 데이터 기반 인사이트를 적극적으로 활용할 가능성을 높인다. 이들은 자신의 건강 데이터를 이해하고, 이를 바탕으로 의사 결정에 참여하고자 하는 욕구가 강하다. HDT는 이러한 요구를 충족하며, K-시니어를 수동적 환자에서 자신의 건강을 주도적으로 관리하는 파트너로 전환시킨다.

경제적 측면에서도 K-시니어는 HDT 시장의 성장 동력이다. 이들의 상당한 자산과 소비력은 고품질의 맞춤형 의료 서비스에 대한 수요를 창출하며, HDT 기반 헬스케어 산업의 확장을 촉진한다. 예를 들어, 삼성, LG 등 국내 기업들이 개발한 스마트 웨어러블 디바이스는 이미 K-시니어 시장을 타겟으로 고급화 전략을 채택하고 있으며, 이는 HDT의 상용화와 밀접하게 연계된다[10].

무엇보다 K-시니어의 사회적 기여 의지는 HDT의 성공적 도입을 위한 중요한 자산이다. 이들은 단순히 기술의 수혜자가 아니라, HDT 시스템의 피드백을 제공하고, 기술의 인간적 적용을 촉진하는 동반자 역할을 할 수 있다. 이들의 경험과 지혜는 HDT가 단순한 기술적 도구를 넘어, 따뜻하고 포용적인 솔루션으로 발전하는 데 기여할 것이다.

3. K-시니어 케어에서의 HDT 적용

3.1 원격 건강 모니터링과 선제적 개입

웨어러블 디바이스를 통한 연속 모니터링

HDT의 핵심은 웨어러블 디바이스를 활용한 실시간 건강 데이터 수집이다. 스마트 링, 스마트워치, 패치형 센서 등 다양한 디바이스는 K-시니어의 생체 신호와 활동 패턴을 24시간 모니터링한다[11]. 이러한 기기들은 비침습적(non-invasive), 연속적(continuous), 수동적(passive)으로 작동하여 사용자가 별도의 조작 없이도 편리하게 사용할 수 있다.

- **스마트 링**: 삼성의 갤럭시 링과 같은 스마트 링은 손가락의 혈관이 손목보다 심박수와 혈류 측정에 유리한 위치에 있어, 높

은 정확도를 자랑한다[12]. 수면 중에도 착용이 편리하며, 배터리 수명이 약 일주일로 충전 부담이 적다. 심박수, 수면 패턴, 활동량, 스트레스 수준 등을 종합적으로 추적한다.

- **스마트워치와 패치형 센서**: 애플 워치, 핏비트, 또는 바이오센서 패치 등은 심박변이도, 혈압, 체온, 혈중산소포화도, 보행 패턴 등을 모니터링한다. 특히 패치형 센서는 피부에 부착하여 장기간 착용이 가능하며, 심전도(ECG)나 혈당 수치 같은 고급 데이터를 수집할 수 있다.

수집되는 데이터는 다음과 같다.
- **생체 신호**: 심박수, 혈압, 체온, 혈중산소포화도, 심박변이도
- **활동 데이터**: 걸음 수, 이동 거리, 소모 칼로리, 운동 강도, 수면 시간 및 질
- **환경 데이터**: 주변 온도, 습도, 공기질, 소음 수준

이러한 데이터는 HDT 시스템의 기반이 되어, K-시니어의 건강 상태를 실시간으로 반영하는 디지털 트윈을 구축한다.

AI 기반 데이터 분석과 패턴 인식

HDT는 수집된 대량의 데이터를 AI와 머신러닝 알고리즘으로 분석하여 의미 있는 인사이트를 도출한다. 시스템은 개인의 정상 패턴을 학습하고, 이를 벗어나는 이상 징후를 조기에 감지한다. 예를 들어:
- **심박수 이상**: 평소보다 심박수가 지속적으로 높거나 낮은 경우,

심혈관계 문제의 전조로 인식하고 경고를 발령한다.
- **수면 패턴 변화**: 깊은 수면 시간의 감소나 수면 중 호흡 이상이 감지되면, 수면 무호흡증이나 스트레스 관련 장애를 의심할 수 있다.
- **활동량 감소**: 일상 활동량이 급격히 줄어들면, 우울증, 근골격계 문제, 또는 기타 건강 이상의 신호로 간주된다.

AI는 다중 오믹스 데이터를 통합하여 더욱 정교한 분석을 수행한다. 유전체, 단백체, 대사체, 후성유전체 데이터를 생활 습관 및 환경 요인과 결합하여, 질병의 원인적 변화(causative changes)를 정확히 파악한다[13]. 예를 들어, 특정 유전적 변이가 고혈압 위험을 높이는 경우, 이를 식이 패턴(예: 나트륨 섭취량)과 상호작용하여 분석, 개인별 맞춤 권고를 제공한다.

3.2 선제적 의료 개입

HDT의 가장 큰 강점은 선제적(preemptive) 의료 개입을 가능케 한다는 점이다. 전통적인 의료는 증상이 나타난 후 치료하는 반응적(reactive) 접근에 의존했지만, HDT는 문제가 발생하기 전에 예방하고 대응하는 예방적(preventive) 접근을 실현한다.

구체적인 선제적 개입 사례는 다음과 같다.
- **심혈관계 이상**: 부정맥이나 심박수 이상이 감지되면, HDT는

즉시 의료진에게 알림을 전송하고, 환자에게는 호흡 조절이나 응급 상황 대처 지침을 제공한다. 예를 들어, 심박수가 비정상적으로 높아질 경우, "천천히 심호흡을 하시고, 가까운 병원으로 이동하세요"라는 메시지를 스마트폰이나 스마트워치로 전달한다.
- **혈당 관리**: 당뇨병 환자의 혈당 수치가 위험 범위에 도달하면, HDT는 자동으로 인슐린 투여량 조절을 제안하거나, 식단 변경(예: 저탄수화물 식사 권고)을 안내한다. 또한, 가족이나 담당 의사에게 실시간 데이터를 공유하여 협력적 관리를 지원한다.
- **낙상 예방**: 보행 패턴 분석을 통해 낙상 위험이 증가하면, HDT는 가족에게 알림을 보내고, "거실 카펫 제거" 또는 "보행 보조기 사용" 같은 환경 개선 방안을 제안한다. 동시에 물리치료 프로그램을 추천하여 근력을 강화한다.

이러한 선제적 개입은 건강 악화를 예방하고, 응급 상황의 빈도를 줄이며, 의료 시스템의 부담을 완화한다.

4. 고독사와 병상 사망 예방

고독사 문제의 심각성

고독사와 병상사망(bed death, 병상에 누워 사망하는 경우)은 한국 초고령화 사회의 아픈 상처 중 하나다. 독거노인 비율이 2023년 32.8%

로 급증하면서, 고독사 사건도 해마다 증가하고 있다[6]. 고독사는 단순히 개인의 죽음이 아니라, 사회적 연결망의 단절과 복지 시스템의 한계를 드러내는 비극이다. 특히, 고독사 후 시신이 며칠 또는 몇 주 뒤에야 발견되는 경우는 가족과 지역사회에 깊은 상흔을 남긴다.

서울시는 이미 스마트 플러그를 활용한 고독사 예방 서비스를 도입했다. 이 시스템은 TV나 조명 같은 가전제품의 전력 사용량 변화를 감지하여, 50시간 이상 활동이 없으면 담당자에게 알람을 보낸다[14]. 그러나 이 방식은 활동 감지의 정밀도가 낮고, 생체 신호나 건강 상태를 반영하지 못하는 한계가 있다.

HDT 기반 응급상황 감지 시스템

HDT는 고독사와 병상 사망을 예방하기 위한 정교한 솔루션을 제공한다. 생체 신호, 행동 패턴, 환경 데이터를 실시간으로 통합 분석하여, 응급 상황을 즉각 감지하고 대응한다. 주요 감지 메커니즘은 다음과 같다.

- **생체 신호 이상 감지**:
  - 심박수가 정상 범위를 벗어나거나 불규칙해질 경우(예: 심정지 의심)
  - 체온이 급격히 상승(열사병) 또는 하강(저체온증)할 경우
  - 혈압이나 혈중산소포화도가 위험 수준으로 변동할 경우

  이러한 이상은 즉시 경보를 발령하며, 119 응급센터와 연결된다.

- **행동 패턴 이상 감지**:
  - 평소 활동 시간에 움직임이 전혀 감지되지 않을 경우(예: 의식 상

실)
- ○ 화장실이나 침실에서 비정상적으로 오래 머무를 경우(예: 낙상 또는 기절)
- ○ 일상 루틴(식사, 약 복용, 외출)이 중단될 경우
- ○ 이러한 변화는 가족, 이웃, 또는 복지 담당자에게 알림으로 전달된다.

- **환경 요인 감지:**
- ○ 실내 온도가 30℃ 이상으로 상승하거나, 공기질이 악화될 경우 (예: 이산화탄소 농도 증가)
- ○ 화재나 가스 누출 같은 위험 요소가 감지되면 즉시 대피 지침을 제공한다.

예를 들어, HDT가 밤 10시 이후 12시간 동안 움직임이 없고, 심박수가 비정상적으로 낮아진 것을 감지하면, 시스템은 즉시 가족에게 전화 및 메시지로 알림을 보내고, 119에 자동 신고를 진행한다. 동시에, 사용자의 위치와 최근 건강 데이터를 응급 요원에게 공유하여 신속한 구조를 가능케 한다.

다층적 안전망 구축

HDT는 단일 감지 시스템에 의존하지 않고, 다층적 안전망을 구축하여 신뢰성을 극대화한다.

1. **1차 감지**: 웨어러블 디바이스를 통한 생체 신호 모니터링

2. **2차 분석**: 스마트 홈 센서(모션 센서, 도어 센서 등)를 통한 행동 패턴 추적
3. **3차 확인**: AI 기반 음성 시스템이 "괜찮으신가요?" 같은 안부 확인 통화를 시도
4. **4차 대응**: 가족, 이웃, 의료진, 복지 담당자에게 단계적 알림 전송

응급 상황 발생 시 대응 체계는 다음과 같이 구성된다:

- **즉시 대응**: 119 응급센터에 자동 신고, GPS 위치와 건강 데이터 (과거 병력, 복용 약물) 전송
- **가족 알림**: 등록된 가족에게 실시간 상황 업데이트 및 대응 지침 제공
- **의료진 연계**: 주치의 또는 전문의에게 상황 보고, 원격 진료 또는 현장 출동 요청
- **지역사회 연계**: 지역 복지관이나 이웃 네트워크를 통해 추가 지원 동원

이러한 다층적 시스템은 단일 기술의 한계를 보완하며, K-시니어의 안전을 최우선으로 보장한다.

지역사회와의 통합

HDT는 개별 모니터링을 넘어, 지역사회 전체의 안전망과 연계될 수 있다. 지역 보건소, 주민센터, 사회복지관과 데이터를 공유하여 고위험군 시니어에 대한 집중 관리를 가능케 한다. 예를 들어, 독거노인 중 심혈관 질환 병력이 있는 고위험군은 HDT 데이터를 통해

우선순위 관리 대상으로 지정되며, 정기적인 방문 복지 서비스나 원격 상담이 제공된다.

또한, HDT는 이웃 간 상호 돌봄 네트워크를 활성화한다. 같은 아파트 단지 내 시니어들이 HDT 플랫폼을 통해 서로의 안전 상태를 간접적으로 모니터링하고, 필요 시 도움을 요청할 수 있다. 이는 전통적인 '이웃사촌' 문화를 현대적 기술로 재해석한 모델로, 공동체적 유대감을 강화한다.

우리 사회에는 상부상조의 두레 정신이 있고, 장수 지역 오키나와에는 유이마루(風車) 전통이 있어 이웃에 관심을 가지고 서로 지키고 돌보며 더불어 살아왔다. 이러한 전통을 HDT를 활용하여 새로운 차원으로 발전시킬 수 있다. 예를 들어 어느 시니어의 활동이 24시간 이상 감지되지 않거나 건강 이상 신호가 잡히면 근처에 거주하는 이웃 시니어나 가까운 가족에게 "○○님을 확인해 주세요"라는 메시지를 전달하거나 지역의 보건센터에 연락이 가도록 할 수 있다.

5. 개인 맞춤형 건강 관리와 치매 예방

다중 오믹스 기반 개인화

HDT의 강점은 개인의 고유한 생물학적 특성을 반영한 맞춤형 건강 관리다. 다중 오믹스 데이터(유전체, 단백체, 대사체, 마이크로바이옴)를 통합 분석하여, 각 K-시니어의 질병 감수성, 대사 특성, 생활 습관을 정밀히 파악한다[15]. 주요 분석 요소는 다음과 같다.

- **유전체 분석**: 질병 관련 유전자(예: APOE 유전자와 치매 위험), 약물 반응성 유전자, 노화 관련 유전자를 식별
- **단백체 분석**: 혈액 내 단백질 프로파일, 염증 마커(CRP, IL-6), 호르몬 수치를 측정하여 전신 건강 상태 평가
- **대사체 분석**: 혈액·소변의 대사산물, 영양 결핍 여부, 독성 물질 축적을 분석
- **마이크로바이옴 분석**: 장내 미생물 구성, 면역 기능, 소화 효율을 평가

예를 들어, HDT가 특정 시니어의 유전체 분석에서 고혈압 관련 유전자를 발견하고, 대사체 분석에서 나트륨 대사 이상을 확인하면, 저염식 식단과 이뇨제 처방을 우선적으로 권고한다. 이는 표준화된 고혈압 치료와 달리, 개인의 생물학적 특성에 최적화된 접근이다.

치매 예방을 위한 통합적 접근

치매는 초고령사회에서 두려운 질병 중 하나다. 2023년 기준, 한국의 치매 환자는 약 90만 명으로 추정되며, 2050년에는 200만 명을 초과할 전망이다[5]. HDT는 치매의 조기 발견과 예방에 있어 혁신적인 도구다. 인지 기능, 뇌 건강 지표, 생활 습관을 종합적으로 모니터링하여 치매 위험을 최소화한다. 치매 예방을 위한 HDT 활용 전략은 다음과 같다.

- **인지 기능 모니터링**:

- ○ 스마트폰 사용 패턴 분석(예: 타이핑 속도 감소, 앱 사용 빈도 변화)
- ○ 일상 활동의 복잡성 평가(예: 요리나 재무 관리의 오류 증가)
- ○ 언어 사용 패턴 변화 감지(예: 단어 선택의 단순화, 대화 빈도 감소)
- ○ 정기적 디지털 테스트(기억력, 문제 해결 능력)를 통해 인지 기능 추적

- **뇌 건강 지표 추적**:
- ○ 수면의 질과 시간(깊은 수면 비율, REM 수면 지속 시간)
- ○ 뇌파 패턴 분석(웨어러블 EEG 디바이스 활용)
- ○ 뇌혈류 상태 및 혈압 변동성
- ○ 코르티솔(스트레스 호르몬) 수치 모니터링

- **생활 습관 최적화**:
- ○ 개인별 최적 운동 프로그램(예: 주 3회 30분 유산소 운동)
- ○ 뇌 건강 식단 권고(오메가-3, 항산화제 풍부 식품)
- ○ 사회적 활동 유도(커뮤니티 모임, 자원봉사 참여)
- ○ 스트레스 관리 프로그램(명상, 요가, 심리 상담 연계)

예를 들어, HDT가 한 시니어의 수면 패턴에서 깊은 수면 감소를 감지하고, 언어 사용에서 단어 반복 빈도가 증가한 것을 확인하면, 치매 초기 신호로 간주하고 신경과 전문의 상담을 권고한다. 동시에, 두뇌 자극 게임과 사회적 교류를 늘리는 프로그램을 제안하여 인지 저하를 지연시킨다.

개인화된 건강 관리 계획

HDT는 모든 데이터를 종합하여 각 K-시니어에게 최적화된 건강 관리 계획을 수립한다. 이는 단순한 일반 권고가 아니라, 생물학적·환경적 특성을 반영한 맞춤형 솔루션이다. 주요 구성 요소는 다음과 같다.

- **운동 처방**: 체력 수준, 관절 상태, 심혈관 건강을 고려한 프로그램, 예: 무릎 관절염 환자에게는 저충격 수영, 심혈관 건강이 약한 경우 걷기 위주 운동 권고
- **영양 관리**: 유전적 대사 특성, 현재 영양 상태, 만성질환 여부를 분석한 식단, 예: 고콜레스테롤 환자에게는 지중해식 식단, 비타민 D 결핍 시 보충제 권장
- **약물 관리**: 약물 반응성 유전자 분석, 약물 상호작용 확인, 복용량 최적화 예: CYP2C19 유전자 변이로 항혈전제 효과가 낮은 경우 대체 약물 제안
- **스트레스 관리**: 스트레스 패턴 분석(심박변이도, 코르티솔 수준), 이완 기법(심호흡, 명상), 심리 상담 연계

이러한 계획은 K-시니어의 독립성을 강화하고, 건강 관리에 대한 자율성을 높인다.

6. 사회적 연결성 강화

디지털 플랫폼을 통한 커뮤니티 구축

HDT는 건강 모니터링을 넘어, 사회적 연결성을 강화하는 플랫폼 역할을 한다. 고독감과 사회적 단절은 고령자의 정신 건강과 신체 건강에 부정적 영향을 미치므로, HDT는 커뮤니티 형성을 통해 이를 완화한다. 주요 커뮤니티 형태는 다음과 같다.

- **질환별 커뮤니티**: 당뇨병, 고혈압, 관절염 환자들이 경험과 관리 팁을 공유 예: 당뇨병 환자 그룹에서 저혈당 대처법을 논의
- **관심사별 그룹**: 원예, 요리, 걷기 등 공통 관심사를 중심으로 모임예: 요리 모임에서 건강 레시피를 공유하고 오프라인 쿠킹 클래스를 개최.
- **지역별 네트워크**: 같은 동네 시니어들이 온라인 채팅과 오프라인 모임 연계. 예: 아파트 단지 내 산책 그룹 결성.

이러한 플랫폼은 K-시니어의 소속감을 강화하고, 정서적 안정감을 제공한다.

가족과의 건강 정보 공유

HDT는 시니어와 가족 간의 소통을 원활하게 하는 브릿지다. 투명한 정보 공유를 통해 가족의 불안을 줄이고, 필요한 지원을 적시에 제공한다. 주요 기능은 다음과 같다.

- **건강 상태 대시보드**: 일일 건강 지표(심박수, 활동량), 약물 복용 현황, 병원 방문 기록 공유
- **응급상황 알림**: 위험 상황 발생 시 즉시 알림, 위치 정보, 대응 상황 실시간 업데이트
- **건강 목표 공유**: 운동 목표 달성(주 5,000보 걷기), 식단 관리(저염식 준수) 현황 공유

예를 들어, 자녀가 부모의 HDT 대시보드를 통해 최근 혈압 상승을 확인하면, 전화로 식단 조절을 상기시키거나 병원 방문을 제안할 수 있다.

의료진과의 지속적 소통

HDT는 시니어와 의료진 간의 끊김 없는 소통을 가능케 한다. 정기적 병원 방문만으로는 파악하기 어려운 일상 건강 변화를 실시간으로 공유하여, 정확한 진단과 치료를 지원한다. 주요 구성은 다음과 같다.

- **원격 모니터링**: 건강 상태 추적, 약물 효과·부작용 모니터링, 치료 계획 수정
- **상담 플랫폼**: 화상 진료, 채팅 상담, 응급 상황 즉시 연결, 전문의 의견 요청
- **의료 데이터 통합**: 과거 병력, 검사 결과, 다기관 진료 기록, 개인 건강 기록 관리

예를 들어, 심부전 환자의 HDT가 이뇨제 복용 후 체중 감소가 미흡한 것을 감지하면, 주치의에게 데이터를 전송하여 약물 조정을 논의한다.

사회 참여 촉진

HDT는 K-시니어의 사회적 활동 참여를 유도한다. 건강 상태와 관심사를 고려한 맞춤형 활동을 추천하고, 참여 동기를 부여한다. 주요 방안은 다음과 같다.

- **활동 추천 시스템**: 건강 상태에 맞는 프로그램(예: 저강도 요가), 관심사 기반 활동(예: 독서 모임), 단계별 참여 경로 제공
- **동기부여 시스템**: 활동 참여 포인트, 건강 개선 성과 인정, 커뮤니티 내 리더 역할 부여, 세대 간 교류 프로그램 운영

예를 들어, HDT가 한 시니어의 심혈관 건강이 안정적임을 확인하면, 지역 마라톤 대회의 2km 걷기 코스 참여를 제안하고, 완주 시 디지털 배지를 수여하여 성취감을 고취한다.

7. HDT 구현을 위한 기술적 기반

인공지능과 머신러닝

HDT의 핵심은 AI와 머신러닝 기술이다. 대량의 데이터를 의미

있는 정보로 변환하여, 개인의 건강을 분석·예측한다. 주요 적용 분야는 다음과 같다.

- **패턴 인식**: 생체 신호(심박수 변동), 행동 패턴(수면 주기), 질병 진행, 치료 반응 분석
- **예측 모델링**: 질병 발생 위험, 치료 효과, 약물 반응, 건강 악화 시점 예측
- **개인화 알고리즘**: 맞춤형 치료 계획, 최적 약물 선택, 라이프스타일 권고, 위험도 기반 관리 전략

예를 들어, 딥러닝 모델은 과거 심근경색 환자의 데이터를 학습하여, 특정 시니어의 심박변이도와 활동량 데이터를 바탕으로 심혈관 이벤트 위험을 80% 정확도로 예측한다.

사물인터넷(IoT)과 센서 기술

HDT는 다양한 IoT 디바이스와 센서를 통해 데이터를 수집한다. 주요 구성은 다음과 같다.

- **개인용 디바이스**: 스마트워치, 스마트 링, 혈압계, 혈당측정기, 체중계
- **환경 센서**: 공기질 측정기, 온도·습도 센서, 조도 센서, 소음 측정기
- **행동 인식 센서**: 모션 센서, 위치 추적 센서, 수면 모니터링 센

서, 낙상 감지 센서

예를 들어, 스마트 홈의 모션 센서는 시니어가 밤중에 화장실로 이동하는 빈도를 추적하여, 야간 빈뇨증(전립선 비대증의 신호)을 감지한다.

클라우드 컴퓨팅과 엣지 컴퓨팅

HDT는 대량 데이터 처리를 위해 강력한 컴퓨팅 인프라를 요구한다.

- **클라우드 컴퓨팅**: 대용량 데이터 저장, 복잡한 AI 모델 실행, 다중 사용자 지원, 백업·보안 관리
- **엣지 컴퓨팅**: 실시간 데이터 처리, 응급상황 즉시 대응, 네트워크 지연 최소화, 개인정보 보호 강화

예를 들어, 심정지 위험이 감지되면, 엣지 컴퓨팅이 웨어러블 디바이스에서 즉시 데이터를 분석하여 0.5초 내 알림을 발령한다.

보안과 개인정보 보호

HDT는 민감한 건강 데이터를 다루므로, 철저한 보안 체계가 필수다[16]. 주요 구성은 다음과 같다.

- **데이터 보안**: 종단간 암호화, 익명화 처리, 접근 권한 제어, 감사

로그 관리
- **시스템 보안**: 네트워크 방화벽, 인증·인가, 침입 탐지, 정기 보안 업데이트
- **개인정보 보호**: 동의 관리, 데이터 삭제권, 목적 외 사용 방지, GDPR·HIPAA 준수

　예를 들어, HDT는 사용자의 동의 없이 데이터를 제3자와 공유하지 않으며, 데이터 삭제 요청 시 24시간 내 완전 삭제를 보장한다.

8. 사회적 의미와 미래 전망

의료 패러다임의 전환

　HDT는 치료 중심에서 예방 중심 의료로의 전환을 가속화한다. 질병 발생 후 치료가 아닌, 질병을 예측하고 예방하는 것이 핵심 목표다. 이는 의료비 절감과 삶의 질 향상을 동시에 달성한다. 주요 특징은 다음과 같다.

- **조기 진단**: 무증상 단계 질병 발견, 위험 요인 제거, 진행 지연, 비용 절감
- **개인화 의료**: 유전적 특성 반영, 맞춤 약물, 부작용 최소화, 효과 극대화
- **연속적 관리**: 24시간 모니터링, 실시간 대응, 지속적 최적화, 통

합 접근

경제적 효과와 산업 생태계

HDT는 새로운 산업 생태계를 창출한다. 헬스케어, IT, 바이오, 제약 산업이 융합되어 경제 성장을 견인한다. 주요 파급효과는 다음과 같다.

- **직접 효과**: 웨어러블 디바이스 시장 확대, AI 헬스케어 솔루션 개발, 원격진료 플랫폼 성장
- **간접 효과**: 의료비 절감, 생산성 향상, 건강 수명 연장, 사회적 비용 감소
- **유발 효과**: 기술 혁신 촉진, 인력 양성, 국제 경쟁력 강화, 수출 산업화

예를 들어, HDT 기반 웨어러블 디바이스 시장은 2030년까지 연평균 15% 성장할 것으로 전망된다[17].

K-시니어 경제와 실버 산업

HDT는 실버 산업을 혁신적으로 재편한다. 기존의 수동적 복지 중심에서, 능동적·맞춤형 건강 관리로 전환한다. 변화 방향은 다음과 같다.

- **서비스 고도화**: 단순 돌봄 → 맞춤 케어, 일방적 → 상호작용, 표

준화 → 개인화, 시설 → 재택
- **기술 융합**: AI·빅데이터, IoT 스마트 환경, 로봇·자동화, VR·AR 활용
- **시장 확대**: 국내 시장 성숙, 해외 진출, 기술 수출, 글로벌 스탠다드 제시

예를 들어, HDT 기반 재택 케어 서비스는 2030년까지 국내 실버 산업 시장의 30%를 차지할 것으로 예상된다.

사회 통합과 세대 화합

HDT는 세대 간 소통과 이해를 촉진하는 매개체다. 젊은 세대는 부모의 건강을 돌보고, K-시니어는 기술 습득으로 세대 격차를 줄인다. 주요 효과는 다음과 같다.

- **소통 채널 확대**: 건강 정보 공유, 안부 확인, 공동 목표 설정, 가족 이벤트
- **상호 이해 증진**: 노년기 건강 이해, 기술 능력 인정, 경험 존중, 역할 재정의
- **협력 체계 구축**: 건강 관리 분담, 응급 대응, 목표 달성, 세대 간 멘토링

예를 들어, HDT를 통해 자녀와 부모가 함께 운동 목표를 설정하고, 달성 시 가족 모임을 계획하여 유대를 강화한다.

휴먼 디지털 트윈은 대한민국의 초고령사회에 새로운 희망의 메시지를 전한다. K-시니어는 단순히 나이 든 세대가 아니라, 혁신과 변화를 이끄는 주역이다. 이들의 도전 정신과 적응력은 HDT와 결합하여, 건강하고 활기찬 노년을 가능케 한다.

HDT는 의료비 절감, 삶의 질 향상, 새로운 산업 창출, 사회적 통합을 동시에 이루는 강력한 도구다. 이는 초고령사회를 위기가 아닌 기회로 전환하며, 대한민국을 글로벌 고령화 대응의 선도 모델로 자리매김하게 할 것이다. K-시니어의 경험과 지혜는 HDT의 발전 방향을 인간 중심으로 이끌며, 기술과 따뜻함이 공존하는 미래를 설계할 것이다.

이제 우리는 K-시니어와 함께 새로운 시대를 준비해야 한다. 그들의 도전 정신을 계승하고, 그들의 지혜를 활용하며, 그들의 건강한 노년을 지원하는 것이 우리 모두의 과제다. HDT는 이 여정의 동반자이며, K-시니어와 함께하는 미래는 그 어느 때보다 밝고 희망적이다.

참고문헌

1. 한국토지주택공사. (2024). 2025년 초고령사회 진입, 우리는 어떤 준비를 해야 할까? LH 매거진.
2. 한국전자통신연구원(ETRI). (2021). 고령화 시대 삶의 질을 개선할 '디지털 휴먼증강'이란? 바이오타임즈.
3. 저출산고령사회위원회. (2024). 급속한 고령화, 이런 문제들이 예상돼요!
4. KPMG 한국. (2024). 저출생·고령화 인구 대변혁 시대, 기업은 무엇을 준비해야 하는가?
5. 국가인권위원회. (2024). 초고령사회 노인의 권리 강화를 위한 성명.
6. 보건복지부. (2023). 2023 노인실태조사.
7. 한국정보화진흥원. (2021). 웨어러블 디바이스와 헬스케어 서비스 동향.
8. 한국방송통신전파진흥원. (2022). Digital Human 디지털 휴먼 발전 전망과 방송산업 영향.
9. 한국정보화진흥원. (2023). 고령층 디지털 기기 활용 현황 조사.
10. 한국전자통신연구원(ETRI). (2024). 스마트 웨어러블 기기 기술 동향.
11. 한국전자통신연구원(ETRI). (2024). 스마트 웨어러블 기기 기술 동향.
12. 삼성전자. (2024). 갤럭시 링 제품 소개. 삼성 공식 웹사이트.
13. Kim, J. H., et al. (2017). Multi-omics approaches in disease research: new opportunities and challenges. Genomics & Informatics, 15(2), 1-10.
14. 서울특별시. (2024). 스마트 플러그 고독사 예방 서비스. 스마트서울포털.
15. Lee, S. M., et al. (2017). Multi-omics approaches in cancer research. Journal of Cancer Research, 2017, 1-12.
16. IEEE. (2023). Privacy and Security Issues for Human Digital Twins. IEEE Conference Publication.
17. 글로벌마켓인사이트. (2024). 웨어러블 헬스케어 디바이스 시장 전망.

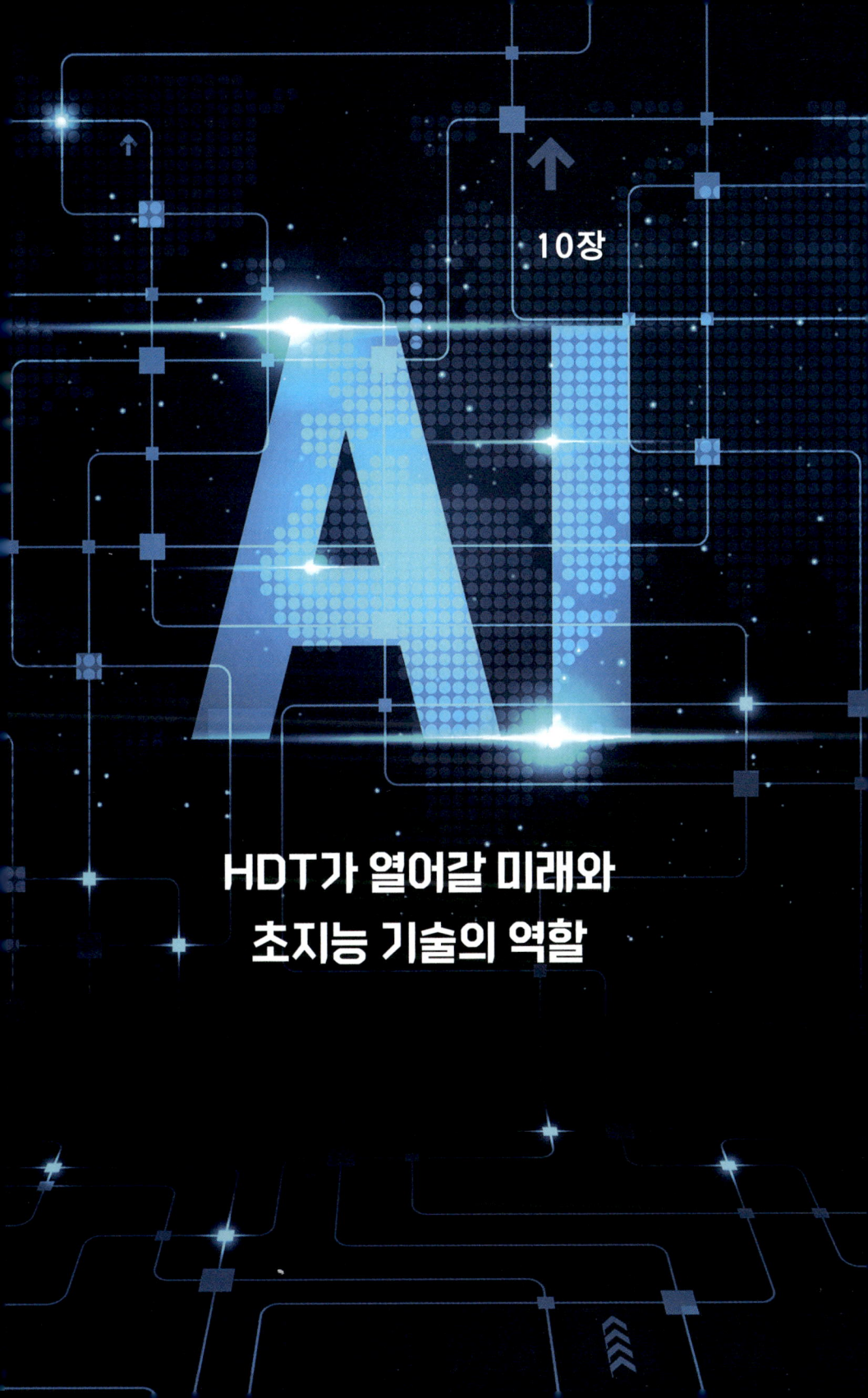

현재 우리는 의료 혁신의 전환점에 서 있다. 인간 디지털 트윈(Human Digital Twin, HDT)이라는 개념이 등장하면서, 개인화된 의료 서비스의 새로운 패러다임이 형성되고 있다[1]. HDT는 물리적 실체인 인간, 가상 모델, 그리고 이 둘 사이의 물리-가상 상호작용을 특징짓는 연결로 구성되는 세 가지 핵심 차원을 포함한다. 이 기술은 인공지능(AI)과 블록체인과 같은 다양한 도구를 활용하여 개인화된 의료 서비스를 가능하게 하는 새로운 기술로 부상하고 있다.

HDT의 구현은 제조업 및 항공 분야에서 제안된 디지털 트윈과 유사한 방식으로 예상되지만, 분자적 및 생리학적 변화가 지속적으로 일어나는 인체 구조의 복잡성으로 인해 정확한 의료 데이터 추출과 HDT 모델링이 매우 어렵다. 따라서 HDT는 다른 분야의 디지털 트윈보다 훨씬 복잡하며, 그 구현 방법은 여전히 명확하지 않아 추가적인 연구가 필요하다.

2025년 현재 HDT 연구는 여전히 초기 단계에 있으며, 범용 프레임워크, 핵심 기술, 응용 분야의 관점에서 포괄적이고 심층적인 분석이 부족한 상황이다[2]. 그러나 빅데이터의 급속한 성장과 데이터사이언스(DS) 및 인공지능(AI)의 지속적인 발전은 과학적 전문성, 필수 데이터, 강력한 사이버 기술 인프라를 제공함으로써 HDT 연구개발을 크게 가속화할 잠재력을 가지고 있다. 이러한 기술적 진보는 특히 의료 분야에서 디지털 트윈 기술의 적용 가능성을 더욱 부각시키고 있다.

디지털 트윈 기술의 의료 분야 적용 가능성은 시장 수치를 통해 명확히 드러난다. 글로벌 헬스케어 디지털 트윈 시장은 2019년 6억 달러 규모에서 연평균 26.0%씩 성장해 2025년에는 무려 24억 달러까지 확대될 것으로 전망된다.

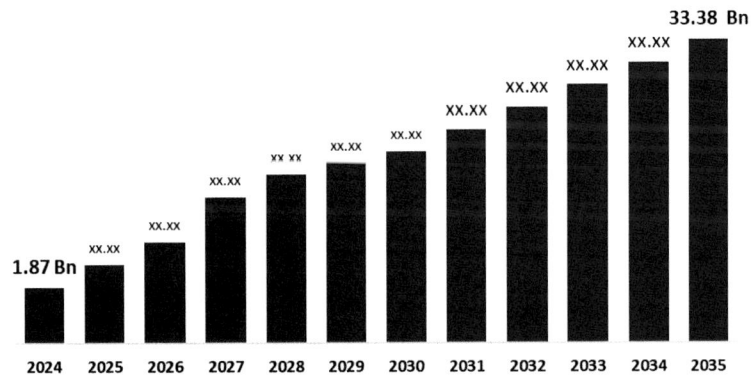

출처: Special Insights, 의료시장의 글로벌디지털트윈, Retrieved

from https://www.sphericalinsights.com/ko/reports/digital-twins-in-healthcare-market

더 광범위한 디지털 헬스케어 시장 역시 놀라운 성장세를 보이고 있다. 글로벌 디지털 헬스케어 시장은 2020년 1,520억 달러 규모이며, 이후 연평균 성장률 18.8%로 성장하여 2027년 5,090억 달러 규모에 이를 것으로 전망된다. 장기적으로는 2023년 2,609억 달러에서 2033년 1조 9,209억 달러로 성장할 것으로 예상되며, 2023~2033년 예측 기간 동안 연평균 성장률은 22.10%에 달할 것으로 예측된다[14].

전체 디지털 트윈 시장도 의료 분야의 성장에 힘입어 급속한 확장을 보이고 있다. 디지털 트윈 시장 규모는 2023년 9.9억 달러를 넘어 2024년에서 2032년까지 33%의 CAGR를 관찰할 것으로 예상되며, 의료, 운송, 건설 및 에너지 부문의 성장에 의해 구동되고 있다.

특히 미국 헬스케어 디지털 트윈 시장은 2025년에는 전체 글로벌 시장의 절반 이상(56.3%)을 차지할 것으로 전망되어, 기술적 리더십과 시장 선점의 중요성을 보여준다[14].

1. 질병 없는 세상, 혹은 질병을 관리하는 세상

HDT를 통한 예측적 의료의 실현

HDT 기술의 혁신적인 측면 중 하나는 질병의 조기 발견과 예방적 의료를 가능하게 한다는 점이다. 2030년까지 AI는 다양한 데이터 소스에 접근하여 질병의 패턴을 파악하고 치료와 돌봄을 지원할 것이다[3]. 의료 시스템은 개인의 특정 질병 위험을 예측하고 예방 조치를 제안할 수 있게 될 것이다.

아스트라제네카(AstraZeneca)의 새로운 AI 머신러닝 모델은 환자가 증상을 인식하기도 전에 특정 질병의 존재를 감지할 수 있다고 발표했다. 이러한 발전은 HDT의 핵심 능력 중 하나인 실시간 데이터 변화에 지속적으로 적응하고 미래 시나리오를 예측하는 동적 개념을 보여준다[4].

생활 습관 기반 건강 관리의 혁신

HDT는 개인의 식사, 운동 강도, 수면의 질 등 일상적인 활동을 지속적으로 모니터링하여 개인화된 건강 궤적을 추적하고 예측할 수 있다. 이는 단순히 매일 아침 체중계에 올라서는 것보다 훨씬 정교한 방식으로 건강 추세를 추적하고 개인의 건강 궤적을 예측하는 것을 의미한다.

디지털 건강 트윈은 의료 등급과 소비자 등급의 다양한 기술로부터 지속적으로 업데이트되어야 한다. 2025년까지는 이 두 등급을 구분하기 어려워질 것으로 예상되며, 기업가들이 이를 보장하고 있다. 개인은 단순히 '데이터를 원하는' 것이 아니라, 수년간 뛰어난 학술 의료 센터에서 개발된 건강 모델에 대한 모든 훌륭한 연구를 활용하여 조직화된 데이터를 원한다.

만성 질환 관리의 패러다임 변화

　HDT는 만성 질환을 앓고 있는 환자들에게 특히 혁신적인 솔루션을 제공한다. 개인화 엔진이 환자의 상태를 관리하고 정상적이고 충만한 삶으로 돌아가는 데 도움이 되는 결정을 내릴 수 있도록 지원한다. 트윈 헬스(Twin Health)가 2024년 10월에 발표한 고혈압 효과적 치료에 대한 후속 연구 결과에 따르면, 디지털 트윈 AI 플랫폼은 사용자가 혈압을 조절하고 약물 의존도를 줄이는 데 도움을 준다. 이 기술은 개인화된 접근법을 제공하고 인슐린 저항성과 염증과 같은 핵심 대사 문제를 해결한다.

　디지털 인터페이스는 환자 분류를 돕기 위해 점점 더 많이 배포되고 있다. 2024년 인사이트 보고서에서 디지털 환자 플랫폼 Huma에 대한 사례 연구는 재입원율을 30%, 환자 검토에 소요되는 시간을 최대 40% 줄일 수 있고 "의료 제공자의 업무량을 완화" 할 수 있다고 밝혔다. 이 보고서는 이러한 기술들이 "환자 경험을 극적으로 변화시킬" 수 있는 미래를 예상한다고 한다.

2. 개인 맞춤형 약의 시대

AI 기반 약물 발견의 혁명

인공지능은 전통적으로 느리고 비용이 많이 드는 약물 개발 과정을 가속화함으로써 새로운 의약품 발견에 매우 효과적임이 입증되었다. 딥러닝과 모델링 및 시뮬레이션과 같은 고급 컴퓨팅 기술을 통해 AI는 수백만 개의 잠재적 화합물을 스크리닝하고 전통적인 방법보다 훨씬 빠르게 유망한 후보를 식별할 수 있다. 이러한 능력은 COVID-19 팬데믹 동안 입증되었으며, AI 약물 발견이 효과적인 치료법과 백신을 신속하게 개발했다.

화이저(Pfizer)는 이러한 변화를 선도하는 주요 제약 회사로, 전체 약물 개발 파이프라인에 걸쳐 AI를 구현하고 있다[5]. 그들은 약물 발견과 임상 개발 문서화, 규제 승인 과정, 정밀 의학 이니셔티브에 AI를 활용한다. 템퍼스(Tempus)와 같은 AI 기반 회사와의 파트너십과 내부 ML 연구 허브를 통해 화이저는 제약 개발에 대한 엔드투엔드 AI 기반 접근법을 구축했다.

정밀 의학에서 AI의 역할

AI는 약물 유전학에 변혁적인 영향을 미치며 개인화된 의학의 패러다임 변화를 의미한다[6]. 약물 반응 예측과 치료 최적화를 향상시키는 데 초점을 맞춘 AI, 특히 머신러닝과 딥러닝 알고리즘은 유전체 데이터의 복잡성을 탐색한다. 유전적 요인과 약물 반응 사이의 복잡한 관계를 밝혀냄으로써 AI는 유전적 마커의 식별을 강화하고 포괄적인 모델 개발에 기여한다.

개인화된 의약품의 시대에 AI 알고리즘은 유전체학, 단백질체학, 임상 기록과 같은 다양한 환자 데이터셋을 분석하여 환자의 유전적 구성, 생활 양식 요인, 질병 특성을 기반으로 개별 환자에게 맞춤형 치료를 제공할 수 있다. 이는 부작용을 최소화하고 환자 결과를 개선할 수 있다.

정밀 의학은 분자 생물학을 기반으로 한 "인간 질병의 새로운 분류법" 개발을 포함하는 의료 운동으로, 인간 게놈 시퀀싱에서 얻은 지식에 의해 촉발된 의료 혁명이라고 가장 잘 설명된다. 이 분야는 이후 다중 오믹 데이터와 의료 기록, 사회/행동적 결정 요인, 환경 지식의 교차점이 영향을 받는 개인의 건강 상태, 질병 상태, 치료 옵션을 정확하게 특성화하는 방법을 인식하도록 발전했다.

개인 맞춤형 용량 조절의 미래

CURATE.AI는 개별 환자를 위한 약물 용량을 최적화하도록 설계된 선구적인 AI 기반 플랫폼이다[7]. 약물 용량(입력)과 환자 반응(출력) 사이의 관계를 매핑함으로써 각 환자의 고유한 데이터를 기반으로 개인화된 프로필을 생성한다. 이 프로필은 시간이 지남에 따라 환자의 상태가 변화함에 따라 동적으로 조정되어 최상의 치료 결과를 달성하기 위한 가장 효과적인 용량 전략을 권장한다.

전통적인 방법과 달리, 이 기술은 복잡한 생물학적 현상을 명시적으로 모델링하지 않고도 통합하여 개인화된 치료를 위한 견고하고 메커니즘 독립적인 도구로 만든다. 이러한 접근법은 개인 맞춤형 의약품이 단순히 유전적 정보에만 의존하는 것이 아니라 개인의 전체적인 생물학적 반응을 고려한다는 것을 보여준다.

진단 시 임상 팀은 두 가지 주요 질문에 직면한다: 어떤 치료법과 어떤 용량인가? 임상 시험의 결과는 임상의들이 결정을 내리는 데 사용하는 공식 프로토콜에 대한 지침과 지원의 기초를 제공한다. 그러나 개인들은 관련 임상 시험에서 보고된 반응을 일관되게 보여주지 않는다. 함께 투여되는 약물들이 서로 상호작용할 수 있는 병용 치료에서는 결정 복잡성이 증가하며, 이는 종종 그런 경우이다.

3. 미래 병원의 모습

3.1 위기를 기회로 전환하는 미래 의료 비전

2030년까지 병원은 더 이상 광범위한 질병을 다루는 하나의 큰 건물이 아니다. 대신 급성 환자와 고도로 복잡한 시술에 치료를 집중하는 반면, 덜 긴급한 사례는 소매 클리닉, 당일 수술 센터, 전문 치료 클리닉, 심지어 사람들의 집과 같은 더 작은 허브와 스포크를 통해 모니터링되고 치료된다. 이러한 위치들은 단일 디지털 인프라에 연결된다.

위기에서 배운 교훈: 한국의 의료체계 혁신 동력

2024년 2월, 한국은 전공의들의 집단 사직으로 인한 의료 공백을 경험했다. 이 사태에서 가장 큰 타격을 받은 곳은 응급실이었다. 강원 양양군의 환자가 여러 병원을 전전하며 3시간 30분 만에 치료를 받을 수 있었고, 대전에서는 환자가 8곳의 병원에서 진료를 거부당하는 등 의료전달체계의 취약성이 극명하게 드러났다.

이러한 위기는 역설적으로 의료체계 혁신의 필요성을 부각시켰다. 만일 디지털 트윈 기술로 구현된 네트워크가 이미 구축되어 있었다면, 환자 운송과 가용 의료서비스 간의 실시간 정보 교류를 통해 의료전달체계의 효율성을 극대화할 수 있었을 것이다.

지능형 명령 센터와 AI 기반 환자 분산 시스템

중앙화된 명령 센터는 실시간으로 네트워크 전반에 걸친 공급과 수요를 모니터링하기 위해 임상 및 위치 데이터를 분석한다. 악화 위험이 있는 환자를 발견하기 위해 AI를 사용하는 것 외에도, 이 네트워크는 시스템의 병목 현상을 제거하고 환자와 의료 전문가가 가장 잘 돌볼 수 있는 곳이나 가장 필요한 곳으로 안내될 수 있도록 보장할 수 있다.

특히 한국이 경험한 의정사태와 같은 인력 부족 상황에서도, 디지털 트윈 네트워크는 한정된 의료 자원을 최적으로 배분하여 환자가 적절한 치료를 받을 수 있도록 지원한다. 이는 2024년 대전의 사지마비 환자가 여러 병원을 전전했던 상황을 방지할 수 있는 핵심 기술이다.

미래의 일상

2030년 1월의 전형적인 추운 날, 독감 시즌의 절정이다. 5년 전 이맘때면 클리닉과 병원이 진료를 기다리는 아픈 사람들로 넘쳐났을 것이다. 특히 2024년 의정사태 시절처럼 응급실이 마비되고 환자들이 수십 곳의 병원을 전전하는 악몽은 이제 과거의 일이 되었다.

오늘날 임상의와 환자들은 시스템을 통해 쉽게 이동한다. 환자가 응급상황에 처하면, AI 알고리즘이 즉시 가장 적합한 의료기관을 식별하고, 디지털 트윈 시스템이 실시간으로 병상 가용성, 의료진 현황, 운송 경로를 최적화한다. 더 이상 산모가 75곳의 의료기관에서 거절당하거나 환자가 수 시간 동안 적절한 치료를 받지 못하는 일은 발생하지 않는다.

혁신의 원동력

무엇이 바뀌었는가? 연결된 치료가 현실이 되었고, 이는 세 가지 주요 요인에 의해 추진되었다:

1. **위기의 교훈**: 한국의 2024년 의정사태와 같은 의료 공백 사태가 의료시스템의 근본적 혁신 필요성을 각인시켰다.
2. **구조적 압력**: 충분한 숙련된 의료 전문가 없이 급속히 증가하고 고령화되는 인구를 돌봐야 하는 글로벌 의료 시스템에 대한 수년간의 엄청난 압력이 지속되었다.
3. **기술적 돌파**: 데이터 과학, 인공지능(AI), 그리고 디지털 트윈 기술과 같은 강력한 기술의 급속한 발전이 새로운 가능성을 열었다.

향후 고찰 과제

디지털 트윈 기반 의료 네트워크의 구현에는 여전히 심도 있는 검토가 필요한 영역들이 있다:

- **의료 인력 교육 및 적응**: 새로운 디지털 시스템에 대한 의료진의 교육과 적응 과정
- **개인정보보호와 데이터 보안**: 환자 정보의 실시간 공유에 따른 프라이버시 보호 방안
- **기술 격차 해소**: 도시와 농촌 간, 대형병원과 소규모 의료기관 간의 기술 접근성 격차
- **규제 및 법적 프레임워크**: 새로운 의료 전달 방식에 맞는 의료법 및 규제 체계 정비

한국의 의정사태는 위기였지만, 동시에 의료체계의 근본적 혁신을 위한 중요한 전환점이 되었다. 이제 우리는 더 이상 개별 병원의 역량에만 의존하지 않고, 전체 의료 생태계가 하나의 유기체처럼 작동하는 미래를 그릴 수 있게 되었다.

3.2 AI 기반 전문의 상담의 혁신

재구상된 병원에서는 일부 전문의들이 특정 진단이나 실험실 이상 소견(고혈당이나 저나트륨 등)을 찾아 병원의 데이터베이스를 탐색할 것이다[9]. 개선 기회를 발견하면 권장 사항을 제공할 것이다. 다른 경우에는 병원의가 질문에 답하거나 최상의 전략을 결정하는 데

예를 들어 심장내과 전문의의 도움이 필요하다는 것을 인식할 것이다.

그녀는 원격의료를 통해 (건물에 없을 수도 있는) 심장내과 전문의에게 연락할 것이며, 아마도 환자실에 있는 동안일 것이다. 상담은 병원의, 전문의, 환자를 포함하는 3자 화상 대화를 포함할 것이다. 현재의 이중성 - 전면적인 전통적 상담 또는 전문의로부터의 도움이 전혀 없는 것 - 은 기술을 활용하여 더 낮은 비용과 더 적은 마찰로 다양한 수준의 전문의 입력을 허용하는 더 미묘하고 유연한 모델로 대체되어야 한다.

3.3 AI 지원 임상 업무의 효율성 증대

AI 도구는 의사 방문을 개인화하고 있다[10]. 세인트 루크 대학교 보건 네트워크(St. Luke's University Health Network)의 의사들과 최고 의료 정보 책임자인 호르헤 샤이러(Jorge Scheirer) 박사는 마이크로소프트 드래곤 코파일럿(Microsoft Dragon Copilot), 의료 산업 최초의 통합 음성 AI 어시스턴트를 사용하여 컴퓨터 화면이 아닌 환자에게 완전히 집중한다.

샤이러는 예약 전에 차트를 조회하여 통찰력과 알림을 얻을 수 있으며, 시스템은 안전하게 기록, 전사, 요약하여 때로는 그가 듣지 못한 관련 댓글을 포착한다. 시스템은 그가 요청하는 모든 건강 기록이나 검증된 의료 자료를 가져오고, 올바른 의료 코드를 찾는 데 도움을 주며, 그가 검토하고 서명할 수 있도록 방문 후 노트와 의뢰서 초안을 작성한다.

아침 회의는 이제 더 많은 정보를 얻고 있다. 시카고와 그 주변의 노스웨스턴 메디슨(Northwestern Medicine)의 11개 병원에서 수술실 코디네이터부터 약국 관리자까지 모든 사람이 일일 데이터 보고서를 사용하여 더 나은, 더 효율적인 의료를 제공한다. 마이크로소프트 패브릭 플랫폼에서 호스팅되는 약 400개의 Power BI 데이터 시각화 보고서는 "건강 시스템의 상태에 대한 스냅샷"을 제공한다고 노스웨스턴의 분석 및 디지털 솔루션 부사장인 에릭 셸리(Eric Shelley)는 말한다. 이들은 응급실 방문, 예정된 수술, 환자 예약을 추적하여 자원 할당을 돕는다.

3.4 의료 영상 분석의 AI 혁신

의료 영상 분야에서 AI의 활용은 특히 주목할 만하다. 예를 들어, RAD-DINO 모델은 흉부 X선을 질병을 더 잘 식별하는 데 도움이 되도록 처리하고 정리할 수 있는 디지털 형식으로 변환한다. MedImageInsight는 의료 영상을 분류하고 정렬하는 데 도움을 주며, MedImageParse-3D는 MRI와 CT 스캔을 분석하고 해석하는 데 도움을 준다.

영국에서는 매달 약 35만 명이 구급차로 병원에 실려간다. 구급대원들이 누가 병원에 가야 하는지 아닌지를 결정하는 것은 그들의 책임이며, 항상 사용 가능한 병상이 얼마나 적은지를 인식하고 있다. 영국 북부 요크셔의 한 연구에서는 80%의 경우 AI가 병원으로 이송이 필요한 환자를 정확하게 예측할 수 있다는 것을 발견했다. AI 모델은 환자의 이동성, 맥박, 혈중 산소 수준, 흉통과 같은 요인들로 훈련되었으며, 편견 없이 반응하는 것으로 입증되었다.

프로비던스 제노믹스(Providence Genomics)의 최고 의료 책임자인 카를로 비풀코(Carlo Bifulco) 박사는 "이러한 기술들이 우리를 시각이 우리가 가진 지능의 일부가 되는 미래로 이끌어 준다"고 말한다. AI 채팅 기능을 통해 "말 그대로 의료 영상과 대화하게 될 것이다."

병원 내에서 AI 기반 예측 분석의 적용은 이미 중환자실에서 생명을 구하는 데 도움을 주고 있다. 병원 밖에서는 특정 위험 그룹을 식별하여 선제적 1차 또는 지역사회 돌봄이 병원 입원의 필요성을 줄일 수 있도록 돕고 있다. 암성 병변을 이미지에서 감지하고, 의사 노트를 분석 및 정량화하거나, 응급 치료에서 환자 흐름을 최적화할 수 있는 AI가 그 예이다.

4. 윤리적 고려와 미래의 과제

개인정보 보호와 데이터 소유권 문제

HDT의 발전과 함께 가장 중요한 윤리적 고려 사항 중 하나는 개인정보 보호와 데이터 소유권 문제다[11]. 디지털 트윈의 데이터 중심적 특성으로 인해 개발자들은 개인정보 보호에 특별한 주의를 기울

여야 한다. 그러나 개인정보는 디지털 트윈 개발자들이 개발 과정에서 신중하게 다뤄야 할 윤리적 위험 중 하나일 뿐이다.

환자 데이터는 미국의 개인정보보호법에 의해 잘 보호되고 있다고 전통적으로 여겨져 왔다[12]. 대형 의료 시스템의 데이터베이스를 인수하려는 영리 기업들의 관심 증가는 환자의 개인정보 보호에 새로운 도전을 제기한다. 또한 상업적 이익을 위해 환자 데이터를 활용할 수 있는 단체들과 환자 데이터를 공유하고 심지어 취약한 인구 집단을 표적으로 삼을 수 있다는 윤리적 우려를 제기한다.

대형 데이터베이스의 기밀성에 대한 모든 침해가 수백만 명의 환자를 착취당할 가능성에 노출시킨다는 것을 인식하는 것은 환자 데이터 공유를 관리하는 새로운 규칙을 구성하는 데 중요하다. 마찬가지로 의료 단체와 제3자 회사 간의 환자 데이터 공유로 인해 상업적 이익을 위해 착취될 수 있는 연구를 위해 환자들이 자발적이고 이타적으로 제공한 데이터의 윤리적 측면을 다뤄야 한다.

기술 접근성과 의료 형평성 문제

HDT는 사회적 평등화 요소로 작용하여 효과적인 평등화 향상 개입을 허용함으로써 상당한 사회적 혜택을 제공할 수 있는 잠재력을 가지고 있다[13]. 그러나 디지털 트윈이 모든 사람에게 접근 가능한 기술이 아닐 수 있고, 디지털 트윈 집단에서 식별된 패턴이 분할과 차별로 이어질 수 있다는 사실을 고려할 때 불평등의 동인이 될 수도 있다.

개인화된 의료, 심지어 비교적 간단한 유전자 검사조차도 재료,

장비 투자, 인력 측면에서 비용이 많이 든다. 이러한 요인들은 모든 국가의 모든 사람들에게 제공되지 않을 수 있으며, 이는 다양한 사회경제적 배경의 사람들 사이의 의료 서비스 제공 격차를 넓히는 결과를 초래할 수 있다. 반면에 더 많은 자원을 사용할 수 있도록 만드는 것은 다른 곳에서 기회 비용을 발생시킨다.

개인화된 의학 내에서 일반적으로 논의되는 것은 접근성(과정 공정성)과 그다음 의료 결과(결과 공정성)가 문제가 된다는 것이다. 단일 개인에 대한 통합적 개인 오믹스 프로필(ipop)로 유전체, 전사체, 단백질체, 대사체 및 자가항체 정보를 결합한 종적 분석의 이전 노력들은 그러한 노력의 비용을 입증했지만 임상적으로 제한된 가치를 제공했다.

규제와 법적 프레임워크의 필요성

의료에서 디지털 트윈을 활용하는 HCP(Healthcare Professionals)에게는 일반적으로 증가된 법적 책임 기준이 적용되는 중요한 파급 효과가 있다[14]. 결과적으로 디지털 트윈 기술의 채택이 지연될 것이다. 현재까지 어떤 주요 관할 구역에서도 디지털 트윈 기반 의료 기기가 승인된 것으로 알려져 있지 않다.

이는 좋을 수도 나쁠 수도 있다: 환자와 다른 이해관계자들에게 원하는 혜택이 빠르게 실현되지 않을 수 있지만, 식별된 윤리적 도전을 이해하고 행동할 수 있는 기회의 창은 더 오랫동안 열려 있을 가능성이 높다. 우리는 이 기회를 활용하여 너무 늦기 전에 적절한 규제를 마련해야 한다.

반면에 의료의 실무가 디지털 트윈을 사용하여 변화할 수 있다는 비고전적인 문제들이 있다. 루프에 의료 제공자가 없거나 그들의 역할이 변화한 상태에서 환자들의 자가 돌봄 제공이 증가하면 추가적인 위험을 초래할 수 있다. 정밀 종양학에서 AI 기반 개인화된 약물 및 세포 치료에는 새로운 규제적 사고가 필요하다는 것이 최근 논의되고 있다.

의료 전문가 교육과 훈련의 필요성

디지털 시대의 기술들을 둘러싼 규제 프레임워크에 대한 많은 논의가 있지만, 이러한 기술들을 사용하고, 이해하고, 숙달할 수 있도록 의료 전문가들을 교육하는 것에 대해서는 여전히 너무 적은 노력이 이뤄지고 있다[15]. 이것이 우리가 직면해야 할 중요한 도전 중 하나라고 본다.

의료 조직은 데이터 과학자나 데이터 엔지니어와 같이 AI의 성공적인 도입과 채택에 중요한 새로운 역할을 어떻게 개발하고 채용할 것인지 고려해야 한다. 이러한 기술에 대한 수요는 여러 산업에 걸쳐 가열되고 있으며 인재 경쟁이 치열할 것이다. 그러나 많은 젊은 데이터 전문가들이 의료 분야에서 진정한 소명을 찾으며 디지털 건강과 AI의 잠재력에 대해 흥미를 느끼고 있다.

MGI는 자동화와 AI가 미래의 업무에 어떤 영향을 미칠 가능성이 있는지 연구했다. 자동화가 부문 전반에 걸쳐 대부분의 업무에 영향을 미칠 것이지만 그 정도는 크게 다르며, 의료는 자동화의 전체적인 잠재력이 낮은 부문 중 하나라는 결론을 내렸다. 소요 시간의

35%만이 잠재적으로 자동화가 가능하며 이는 직업 유형에 따라 다르다.

HDT와 초지능 기술의 융합은 의료 분야에 선례 없는 변혁을 가져올 것이다. 질병의 조기 발견과 예방부터 개인 맞춤형 치료, 그리고 의료 시스템의 근본적인 재구성에 이르기까지, 이 기술들은 우리가 건강과 질병을 이해하고 관리하는 방식을 완전히 바꿀 것이다.

개인화된 의료 서비스의 미래는 단순히 데이터의 수집과 분석을 넘어서, 개인의 유전적 구성, 생활 습관, 환경적 요인을 종합적으로 고려한 전인적 접근법을 특징으로 한다. HDT 기술은 이러한 복잡한 상호작용을 실시간으로 모니터링하고 분석하여, 각 개인에게 최적화된 건강 관리 솔루션을 제공할 수 있는 잠재력을 가지고 있다.

미래의 병원은 현재의 중앙집중식 모델에서 벗어나 분산된 네트워크 기반의 의료 시스템으로 진화할 것이다. 이러한 변화는 의료 접근성을 향상시키고, 비용을 절감하며, 환자 중심의 치료를 실현하는 데 기여할 것이다. AI 기반의 의사결정 지원 시스템은 의료 전문가들이 더 정확하고 효율적인 진단과 치료를 제공할 수 있도록 도울 것이다.

그러나 이러한 기술적 진보와 함께 중요한 윤리적, 사회적 과제들도 대두되고 있다. 개인정보 보호, 데이터 소유권, 기술 접근성, 의료 형평성 등의 문제들은 HDT 기술의 성공적인 구현을 위해 반드시 해결되어야 할 과제들이다. 이를 위해서는 정부, 의료 시스템, 민간 기업 간의 지속적인 협력과 적절한 규제 프레임워크의 구축이 필요하다.

결국 HDT와 초지능 기술이 열어갈 미래는 기술적 혁신과 인간적 가치가 조화롭게 융합된 의료 시스템을 구현하는 것이다. 이러한 미래를 실현하기 위해서는 기술적 발전뿐만 아니라 윤리적 고려, 사회적 합의, 그리고 의료 전문가들의 교육과 훈련이 함께 이뤄져야 한다. 이를 통해 우리는 모든 사람이 혜택을 누릴 수 있는 더 건강하고 지속 가능한 의료 시스템을 구축할 수 있을 것이다.

참고문헌

1. Rahman, S. M., Khalil, I., & Yi, X. (2022). Human digital twin for personalized healthcare: vision, architecture and future directions. IEEE Network, 36(4), 48-55.
2. Wu, T., Wu, F., Redouté, J. M., & Yuce, M. R. (2024). Human digital twin: a survey. Journal of Cloud Computing, 13, Article 23.
3. Future Healthcare Collective. (2020). Here are 3 ways AI will change healthcare by 2030. World Economic Forum.
4. Sun, T., He, X., Song, X., Shu, L., & Li, Z. (2023). Digital twin for healthcare systems. Journal of Biomedical Informatics, 137, 104291.
5. Nature. (2023). How AI is accelerating drug discovery. Nature, 621, S1-S3.
6. Serrano DR, Luciano FC, Anaya BJ, Ongoren B, Kara A, Molina G, Ramirez BI, Sánchez-Guirales SA, Simon JA, Tomietto G, Rapti C, Ruiz HK, Rawat S, Kumar D, Lalatsa A. Artificial Intelligence (AI) Applications in Drug Discovery and Drug Delivery: Revolutionizing Personalized Medicine. Pharmaceutics. 2024 Oct 14;16(10):1328. doi: 10.3390/pharmaceutics16101328. PMID: 39458657; PMCID: PMC11510778.
7. Nori, L. P., et al. (2025). Revolutionizing Healthcare: The Impact of AI on Precision Medicine. International Journal of Pharmaceutical Investigation, 15(2), 334-343.
8. HealthManagement.org. (2020). Healthcare 2030: Transformation in the Next Decade.
9. HealthTech Magazine. (2025, January). An Overview of 2025 AI Trends in Healthcare. HealthTech Magazine

10. Huang, P. H., Kim, K. H., & Schermer, M. (2022). Ethical Issues of Digital Twins for Personalized Health Care Service: Preliminary Mapping Study. Journal of Medical Internet Research, 24(1), e29876.
11. Gostin, L. O., et al. (2021). Ethical Issues in Patient Data Ownership. JAMA, 325(22), 2249-2250.
12. Bruynseels, K., Santoni de Sio, F., & van den Hoven, J. (2018). Digital Twins in Health Care: Ethical Implications of an Emerging Engineering Paradigm. Frontiers in Genetics, 9, 31.
13. Mühlematter, U. J., et al. (2023). The Use and Ethics of Digital Twins in Medicine. Journal of Law, Medicine & Ethics, 51(2), 342-352.
14. Special Insights, 의료시장의 글로벌디지털트윈, Retrieved from https://www.sphericalinsights.com/ko/reports/digital-twins-in-health-care-market

에필로그

초지능 디지털 트윈, 인간의 삶을 비추는 미래의 거울

우리는 지금 전례 없는 의료 혁명의 문턱에 서 있다. 본서를 통해 논의된 '초지능 휴먼 디지털 트윈(Super-Intelligence Human Digital Twin, HDT)'은 단순한 기술적 진보를 넘어, 인간의 건강과 질병에 대한 우리의 근본적인 이해를 재정의하고 의료 서비스의 패러다임을 혁신적으로 변화시킬 잠재력을 지닌 총체적 비전이다. 21세기 의료 기술의 발전은 인간 생명 현상에 대한 이해의 지평을 확장시켰고, 특히 디지털 기술과 의료의 융합은 개별 인간의 생체 정보를 가상 공간에 구현하는 HDT라는 혁신적 패러다임을 탄생시켰다. 이는 개인 맞춤형 건강 관리의 새로운 가능성을 제시하며 의료 서비스의 근본적인 전환을 의미한다.

이러한 변화는 단순히 기술적 도구의 진화를 넘어서 인간의 삶과 죽음, 건강과 질병에 대한 철학적 관점의 전환을 요구한다. 기존의 의료 시스템이 질병이 발생한 후 치료에 집중했다면, 초지능 HDT는 질병이 발생하기 전 예방과 개인의 건강 잠재력 최적화에 중점을 둔다. 이는 의료의 패러다임을 보편적(collective) 및 반응적(reactive) 모델에서 개인적(personalized), 예측적(predictive) 및 예방적(preventive) 모델로 근본적으로 전환시키는 것을 의미한다.

초지능 HDT의 핵심 가치와 혁신적 약속

본서에서 제시된 초지능 HDT는 기존 1세대 '정보 제공형' HDT와 2세대 '모니터링 및 예측 강화형' HDT의 한계를 뛰어넘어, 진정한 의미의 '초개인화된 대화형 시뮬레이션'을 제공한다. 이러한 혁신의 핵심은 개인의 생물학적 복잡성을 온전히 포착하고 이를 지능적으로 활용할 수 있는 능력에 있다.

초지능 HDT가 구현하는 가장 혁신적인 측면은 진정한 '나'의 통합 모델 구축이다. 유전체, 후성유전체, 전사체, 단백체, 대사체, 미생물군유전체 등 다중 오믹스 데이터를 심층적으로 통합하여 개인의 '통합 오믹스 지도'를 구축한다. 특히 후성유전체는 유전체와 단백체를 연결하고 환경적 요인을 반영하는 핵심 고리로서, 개인의 생활 습관과 환경 노출이 유전자 발현에 미치는 영향을 실시간으로 추적할 수 있게 한다. 이는 마치 복잡한 교향곡의 각 악기가 조화를 이루어 완전한 음악을 만들어내듯, 인체의 다양한 생물학적 층위가 통합되어 개인만의 고유한 건강 프로파일을 구성한다.

이러한 통합적 접근을 통해 초지능 HDT는 인간의 인지적 한계를 뛰어넘는 정보 처리 능력을 갖추게 된다. 인간의 뇌가 동시에 처리할 수 있는 정보의 양과 복잡성에는 명확한 한계가 있지만, HDT는 수십만 개의 생체 지표를 동시에 모니터링하고 분석하며, 이들 간의 복잡한 상호작용을 실시간으로 파악할 수 있다. 이는 개별 의료진의 경험과 직관을 뛰어넘는 차원의 의료적 통찰력을 제공한다.

더 나아가 초지능 HDT는 미래를 예측하는 '가상 시뮬레이션' 능력을 통해 의료의 새로운 지평을 연다. 개인의 통합 오믹스 지도와 실시간 생체 데이터를 기반으로 동적 시뮬레이션을 수행하여, 특정 약물 복용이나 생활 습관 변화가 건강에 미칠 다층적 영향을 예측한다. 이는 단순한 통계적 예측을 넘어, 미래의 건강 상태를 '미리 경험'하고 최적의 조언을 제공하는 것과 같다. 예를 들어, 특정 운동 프로그램을 시작했을 때 개인의 대사 패턴이 어떻게 변화할지, 새로운 약물이 기존 치료법과 어떤 상호작용을 일으킬지를 사전에 시뮬레이션할 수 있다.

최첨단 거대 언어 모델(LLM)과의 융합은 복잡한 의료 정보를 자연어로 소통할 수 있는 혁신적인 인터페이스를 제공한다. 전문적인 의학 지식이 없는 일반인도 자신의 건강 상태에 대해 직관적으로 질문하고 맞춤형 답변을 받을 수 있게 되어, 의료 정보의 민주화를 실현한다. 이는 의료진과 환자 간의 정보 비대칭성을 크게 줄이고, 환자가 자신의 건강 관리에 더욱 능동적으로 참여할 수 있도록 돕는다.

블록체인 기반의 '안전한 개인 정보 주권' 보장 체계는 HDT 생태계의 신뢰성을 뒷받침하는 핵심 요소다. 민감한 건강 데이터가 블록체인 위에서 안전하게 관리되며, 개인이 자신의 데이터에 대한 접근 권한과 소유권을 직접 가질 수 있게 한다. 이는 개인 정보 보안과 데이터 소유권 문제를 근본적으로 해결하며, 투명하고 신뢰할 수 있는 의료 생태계를 구축한다.

이러한 초지능 HDT는 전통적인 의료 시스템이 직면한 거대한 도전들에 대한 혁신적인 해답을 제시한다. 인구 고령화, 만성 질환 증가, 의료비 상승, 의학 지식의 폭발적 증가, 환자의 의료 참여 기대 수준 증가 등의 복합적 문제들을 통합적으로 해결할 수 있는 잠재력을 지니고 있다. 특히 대한민국과 같이 급속한 고령화를 경험하는 사회에서 HDT는 시니어 케어의 혁신적 대안을 제시하며, 고령화 사회의 의료비 부담을 경감하고 노인층의 삶의 질을 향상시키는 이중 효과를 기대할 수 있게 한다.

현실적 한계와 도전 과제

그러나 본서에서 제시된 초지능 HDT의 비전에도 불구하고, 아직 해결해야 할 여러 한계점과 도전 과제가 존재한다. 이러한 문제들은 기술적, 윤리적, 사회적 차원에서 복합적으로 나타나며, HDT의 성공적 구현을 위해서는 이들에 대한 체계적인 접근이 필요하다.

가장 기본적인 도전은 데이터의 포괄성과 품질 문제다. HDT는 방대한 양의 고품질 데이터를 요구하지만, 현재 대부분의 건강 데이터는 다양한 의료 기관에 분산되어 있어 포괄적인 데이터셋을 수집하기 어렵다. 또한 웨어러블 기기 및 IoT 센서의 데이터는 정확도와 신뢰성 면에서 여전히 개선의 여지가 있다. 오믹스 데이터의 경우, 각 유형마다 서로 다른 수집, 저장, 분석 방법이 필요하며, 이들을 통합하는 표준화된 방법론이 아직 확립되지 않았다. 예를 들어, 같은 개인에게서 채취한 혈액 샘플이라도 채취 시간, 보관 방법, 분석 장비에 따라 결과가 달라질 수 있으며, 이러한 변동성을 보정하는 것은 매우 복잡한 문제다.

기술적 복잡성과 확장성 문제 또한 심각한 도전이다. 인체의 복잡한 생체 시스템을 완벽하게 시뮬레이션하고 다중 오믹스 데이터를 실시간으로 처리하는 데는 엄청난 계산 능력과 정교한 알고리즘이 필요하다. 현재의 컴퓨팅 인프라와 기술만으로는 엑사바이트 규모의 데이터를 효율적으로 처리하고 동적으로 변화하는 인체 시스템을 완벽하게 모델링하는 데 한계가 있다. 블록체인 기술 또한 트랜잭션 처리 속도와 확장성 문제에 직면해 있어, 대규모 의료 시스템에 적용하기 위해서는 추가적인 기술 발전이 요구된다.

윤리적, 법적, 사회적 문제들은 HDT 기술의 사회적 수용성을 결정하는 핵심 요소다. 개인의 모든 생체 정보가 디지털화되는 과정에서 프라이버시 보호와 데이터 소유권 문제가 핵심 이슈로 부상한다. 민감한 건강 정보의 보안과 개인의 데이터 주권 확보는 HDT 기술의 성공적 도입을 위한 필수 조건이다. 또한 HDT 기반의 예측이 개인의 보험료나 고용에 영향을 미칠 수 있다는 우려, 즉 차별의 가능성과 관련된 윤리적 딜레마를 야기할 수 있다.

예를 들어, HDT가 특정 개인에게 알츠하이머병 발병 위험이 높다고 예측했을 때, 이 정보가 고용주나 보험회사에 알려진다면 해당 개인이 불이익을 받을 수 있다. 블록체인의 불변성 특성은

GDPR(General Data Protection Regulation)[15]의 '잊혀질 권리'와 충돌할 수 있으며, 의료사고 발생 시 책임 소재를 명확히 하는 새로운 거버넌스 모델이 필요하다.

디지털 격차와 의료 불평등 문제는 HDT 기술의 포용성과 직결된다. HDT 기술의 확산 과정에서 디지털 격차로 인한 의료 불평등이 심화될 우려가 있다. 고령자나 저소득층은 기술 접근성이나 활용 능력 면에서 불이익을 받을 수 있으며, 이는 HDT가 모든 계층의 국민에게 공평하게 혜택을 제공하기 위한 정책적 접근의 필요성을 강조한다. 첨단 의료 기술이 사회적 불평등을 더욱 심화시키는 도구가 되어서는 안 된다는 점에서, 이는 매우 중요한 고려 사항이다.

AI의 '블랙박스' 문제와 신뢰성 이슈는 HDT 시스템의 임상적 활용을 위해 반드시 해결되어야 할 과제다. 현재의 딥러닝 모델은 뛰어난 성능을 보이지만, 그 의사결정 과정을 이해하기 어려운 '블랙박스' 문제를 안고 있다. 의료 분야에서는 AI의 판단 근거에 대한 명확한 설명이 필수적이므로, 설명 가능한 AI(XAI) 기술의 개발이 중요하다. 의료진과 환자가 AI의 판단을 이해하고 신뢰할 수 있어야만 실질적인 임상 적용이 가능할 것이다.

---

15 GDPR은 유럽연합(EU)이 2016년에 채택하고 2018년 5월 25일부터 시행된 세계적으로 가장 강력한 개인정보 보호 및 데이터 프라이버시 법규. 이 규정은 EU와 유럽경제지역(EEA) 내의 모든 기관뿐 아니라, EU 거주자의 개인정보를 처리하는 전 세계의 기업에도 적용됨.

미래를 향한 연구 방향과 발전 과제

초지능 HDT의 진정한 잠재력을 실현하기 위해서는 앞서 언급된 한계점들을 극복하기 위한 다각적인 연구와 노력이 필요하다. 이러한 연구 방향들은 기술적 혁신뿐만 아니라 사회적 합의와 제도적 뒷받침을 함께 요구한다.

데이터 통합 및 표준화 기술의 고도화는 가장 기본적이면서도 중요한 과제다. 이질적인 오믹스 데이터와 실시간 생체 데이터를 효율적으로 통합하고 표준화하는 기술 개발이 시급하다. HL7 FHIR(Fast Healthcare Interoperability Resources)과 같은 국제 표준을 블록체인 기반 HDT 시스템에 적극적으로 통합하여 기존 의료 시스템과의 상호 운용성을 확보해야 한다. 또한 데이터 품질을 보장하기 위한 정교한 전처리 및 검증 알고리즘 연구가 필요하다. 이는 단순히 기술적 문제를 넘어서 의료 기관 간 협력과 데이터 공유 문화의 조성도 함께 요구한다.

고성능 컴퓨팅 및 모델링 기술의 발전은 HDT 시스템의 핵심 성능을 좌우한다. 인체 생리 시스템의 복잡성을 완벽하게 모델링하고 시뮬레이션하기 위한 차세대 컴퓨팅 기술(양자 컴퓨팅, 뉴로모픽 컴퓨팅 등) 및 고급 계산 생물학 모델링 기법에 대한 투자가 필요하다. AI 모델의 확장성과 효율성을 높이는 연구, 예를 들어 레이어 2 솔루션, 샤딩, 하이브리드 블록체인 아키텍처 등도 지속적으로 탐구되어야 한다. 특히 양자 컴퓨팅 기술의 발전은 현재 불가능한 수준의 복잡한 생물학적 시뮬레이션을 가능하게 할 것으로 기대된다.

윤리적 AI 및 데이터 거버넌스 프레임워크의 구축은 HDT 기술의 사회적 수용성을 결정하는 핵심 요소다. 프라이버시 보호를 위한 연합 학습(Federated Learning) 및 차등 프라이버시(Differential Privacy) 기술 연구를 더욱 심화하고, 데이터 소유권과 관련된 법적, 윤리적 기준을 명확히 설정하는 연구가 필요하다. 의료사고 책임 소재, AI 편향성 문제 등을 해결하기 위한 사회적 합의와 함께, '잊혀질 권리'를 기술적으로 구현할 수 있는 블록체인 기반의 새로운 접근 방식에 대한 연구도 중요하다. 이는 단순한 기술적 해결책을 넘어서 사회적 가치와 개인의 권리를 보호하는 종합적 접근을 요구한다.

포용적 기술 개발 및 접근성 강화는 HDT 기술이 사회 전체에 긍정적 영향을 미치기 위한 필수 조건이다. HDT 기술의 혜택이 모든 사회 구성원에게 공평하게 돌아갈 수 있도록 기술의 접근성과 사용 편의성을 높이는 연구가 필요하다. 고령층 및 디지털 취약 계층을 위한 직관적인 인터페이스 개발, 경제적 부담을 줄이기 위한 서비스 모델 혁신(예: 기업 건강 보험과의 파트너십) 등에 대한 연구가 선행되어야 한다. 기술의 발전이 사회적 불평등을 심화시키는 것이 아니라 오히려 격차를 줄이는 방향으로 이루어져야 한다는 점에서, 이는 매우 중요한 연구 영역이다.

임상 검증 및 신뢰성 확보 연구는 HDT 시스템의 실용적 가치를 입증하는 핵심 과정이다. HDT 시스템의 예측 정확도, 재현성, 임상적 유용성에 대한 엄격하고 장기적인 임상 검증 연구가 필수적이다. '설명 가능한 AI(XAI)' 기술을 더욱 발전시켜 의료진과 환자가 AI의 판단 근거를 명확하게 이해하고 신뢰할 수 있도록 해야 한다. 이는 HDT가 실제 의료 현장에서 성공적으로 활용되기 위한 핵심적인 조건이다. 대규모 종단 연구를 통해 HDT 시스템의 장기적 효과와 안전성을 검증하는 것이 무엇보다 중요하다.

인간 중심적 미래 의료의 실현

궁극적으로 HDT 기술이 추구하는 목표는 인간의 건강한 삶과 행복이다. 기술 그 자체가 목적이 될 수는 없으며, 인간 중심적 가치를 실현하는 수단으로서 의미를 갖는다. 이러한 관점에서 초지능 HDT는 단순히 질병을 치료하는 도구를 넘어서, 개인의 잠재력을 최대한 발휘할 수 있도록 돕는 동반자 역할을 수행해야 한다.

미래의 HDT 기술은 개인의 생물학적 특성뿐만 아니라 심리적, 사회적, 환경적 요소까지 종합적으로 고려하는 전인적 접근을 통해 진정한 개인화된 의료를 실현할 것이다. 이는 의료의 범위를 질병 치료에서 건강 증진과 웰빙 최적화로 확장시키며, 예방 중심의 의료 패러다임을 구축할 것이다.

더 나아가 HDT 기술은 의료의 민주화를 통해 개인이 자신의 건강에 대한 주도권을 갖도록 돕는다. 복잡한 의학적 정보를 이해하기 쉽게 제공하고, 개인의 상황에 맞는 최적의 선택지를 제시함으로써, 모든 사람이 자신의 건강 관리에 적극적으로 참여할 수 있는 환경을 조성한다. 이는 의료진과 환자 간의 관계를 단순한 치료자-피치료자 관계에서 협력적 파트너십으로 발전시킨다.

본서가 초지능 HDT 기술의 현재와 미래를 이해하고, 각자의 삶에서 이러한 기술을 현명하게 활용할 수 있는 통찰을 얻는 데 기여하기를 바란다. 동시에 HDT 기술이 만들어갈 새로운 의료 생태계에서 모든 구성원이 혜택을 누릴 수 있는 포용적이고 지속 가능한 미래를 함께 모색해 나가기를 희망한다. 이를 위해서는 기술 개발자, 의료진, 정책 입안자, 그리고 일반 시민들 간의 지속적인 소통과 협력이 필수적이다. 본서가 이러한 대화의 출발점이 되기를 기대한다. 특히 초고령사회로 진입하면서 급증하는 시니어들이 잠재적으로 품고 있는 건강염려와 활동감소에 의한 사회적 소외감을 해결하고 당당한 노후를 맞이하는데 HDT기술이 적극적으로 활용되기를 바란다.

초지능 HDT는 단순한 기술적 혁신을 넘어, 질병으로부터 해방되고 개인의 잠재력을 최대한 발휘할 수 있는 건강한 미래를 여는 거울이 될 것이다. 이 거울 속에서 우리는 현재의 건강 상태뿐만 아니라 미래의 가능성까지 바라볼 수 있게 될 것이며, 이를 통해 더욱 풍요롭고 의미 있는 삶을 영위할 수 있을 것이다. 그러나 이러한 미래는 저절로 주어지는 것이 아니라, 우리 모두의 지혜로운 선택과 협력을 통해 만들어가야 할 과제다.